从经典到临床

《金匮要略》入门精讲

郑丰杰　王雪茜　主编

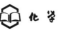

化学工业出版社

·北京·

图书在版编目（CIP）数据

《金匮要略》入门精讲 / 郑丰杰，王雪茜主编 . 一北京：化学工业出版社，2023. 8

（从经典到临床）

ISBN 978-7-122-43511-8

Ⅰ.①金… Ⅱ.①郑…②王… Ⅲ.①《金匮要略方论》-研究 Ⅳ.①R222.39

中国国家版本馆 CIP 数据核字（2023）第 087631 号

责任编辑：王新辉　赵玉欣
责任校对：李露洁
装帧设计：刘丽华

出版发行：化学工业出版社
　　　　　（北京市东城区青年湖南街 13 号　邮政编码 100011）
印　　装：大厂聚鑫印刷有限责任公司
710mm×1000mm　1/16　印张 16¼　字数 303 千字
2023 年 9 月北京第 1 版第 1 次印刷

购书咨询：　010-64518888
售后服务：　010-64518899
网　　址：　http://www.cip.com.cn
凡购买本书，如有缺损质量问题，本社销售中心负责调换。

定　　价：59.80 元　　　　　　　　版权所有　违者必究

编写人员名单

主　　编：郑丰杰　王雪茜

副主编：孙　燕　刘丹彤　闫军堂

编写人员（按姓氏笔画排序）：

王雪茜　艾艳珂　任梓林　刘丹彤

刘姝伶　闫军堂　汤　阳　孙　燕

李长香　李奥柔　罗靖涵　郑丰杰

俞彦茹　姚舜宇　袁慧敏

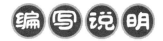

　　《金匮要略》是现存最早的一部融理法、方药于一体的杂病诊治专著，一直指导着中医临床实践，并推动着中医临床医学的进步和发展，被历代医家奉为圭臬、治疗杂病的典范，被誉为"方书之祖""医方之经"。自元代赵以德开启注解《金匮要略》至今，阐述发挥的学术著作不胜枚举，可见经典著作的学习和研究是一个漫长、系统而艰巨的工程，需要不断地继承和发扬。本着这一目的，我们立足于临床应用，用比较浅显的文字解析《金匮要略》重点条文，希望可以帮助大家更好地学习理解以及指导临床实践。兹将本书编写中的有关情况说明如下。

　　1. 原文以元代仿宋刻本《新编金匮方论》（邓珍本）为蓝本，与宋代林亿等校定、明代赵开美校刻的《金匮要略方论》参照编写。原文为繁体字竖排，本书改为简体横排，故将原文中"右×味"改为"上×味"。

　　2. "概论"主要讲述《金匮要略》的流传与内容概要、学术成就等，具有提纲挈领的作用。然后依次精讲"脏腑经络先后病脉证第一"至"妇人杂病脉证并治第二十二"共22篇的重点条文。

　　3. 各篇名称和条文顺序，在保持原文顺序大致不变的基础上，按病证进行必要的分类调整。同时将全书原文按篇分别独立编号，如第1篇第17条的条文编为"1-17"；为方便查询，将条文编号置于原文前。

　　4. 原文下按【词解】【释义】【应用】行文；【释义】包括提要、医理解读和方药配伍分析，重点阐述病因、病机、辨证要点；【应用】综合古今应用，强调辨证要点及方药加减等，以启发临床实践。

　　5. 各篇均以导读开篇，对有关病证进行简要概括；篇尾置小结，总结各篇宏纲大旨与病脉证治；对各篇中类似病证与方证，进行列表展示，以归纳总结，方便记忆，强化鉴别。

编者

目录

概　论

　　《金匮要略方论》简称《金匮要略》，是东汉时期张仲景所著《伤寒杂病论》的杂病部分，也是我国现存最早的一部论治杂病的专著。本书理论与实践相结合，形成了理法方药齐备的辨病与辨证相结合的辨证论治体系，为后世中医临床医学的发展奠定了坚实基础并产生了深远影响，被誉为"方书之祖"、治疗杂病的典范。

一、《金匮要略》的版本沿革

　　《伤寒杂病论》约成书于建安七年或八年（公元202年或公元203年），共十六卷，其中十卷论伤寒、六卷论杂病。成书不久，即因战乱而散失。约公元270年，魏晋太医令王叔和搜集、整理、编次，伤寒部分单独流行，而杂病部分历经隋唐至宋，约四百余年湮没不见，但部分内容散见于《脉经》《备急千金要方》《外台秘要》《诸病源候论》等医书。公元1057年，翰林学士王洙在馆阁蠹简中，发现3卷本《金匮玉函要略方》，上卷辨伤寒，中卷论杂病，下卷载方药及妇科疾病。后经宋臣林亿、孙奇等校订，删除已单独流行且编次较完整的《伤寒论》部分，将中、下卷内容编辑整理，并采集了各家方书中转载仲景治疗杂病的方剂，分类附于每篇之末"以广其法"，书名则去掉"玉函"二字，名为《金匮要略方论》，亦称《金匮要略》，或简称《金匮》。

二、《金匮要略》的主要内容

　　《金匮要略》全书共 25 篇。首篇 "脏腑经络先后病脉证第一" 属于总论性质，对疾病的病因病机、诊断治疗、预防等方面，以举例的形式做了原则性论述，在全书中具有纲领性意义。第 2 篇 "痉湿暍病脉证治第二" 至第 17 篇 "呕吐哕下利病脉证治第十七"，主要论述内科范围的疾病，如痉、湿、暍、百合病、狐惑、阴阳毒、疟、中风、历节、血痹、虚劳、肺痿、肺痈、咳嗽、上气、奔豚气、胸痹、心痛、腹满、寒疝、宿食、积聚、痰饮、消渴、小便不利、淋、水气、黄疸、惊悸、吐衄、下血、胸满、瘀血、呕吐、哕、下利等。第 18 篇 "疮痈肠痈浸淫病脉证并治第十八" 则专论外科疾病。第 19 篇 "趺蹶手指臂肿转筋阴狐疝蛔虫病脉证治第十九" 论述一些不便归类的病证。第 20～22 篇专论妇科病证，包括恶阻、妊娠腹痛、下血、妊娠小便难、产后痉、郁冒、大便难、产后腹痛、产后中风、产后下利、产后烦乱、热入血室、经水不利、带下、漏下、转胞、梅核气、脏躁、前阴疾病等。最后 3 篇为杂疗方和饮食禁忌，带有验方性质，后世注家多删去不载。从以上内容可以看出，《金匮要略》是一部以内科学为主，包括妇科学、外科学、儿科学、预防医学、护理学、营养学、康复学等方面内容的古代临床医学大全，兹从病因病机、诊断、辨证论治、方药运用等方面概述其主要学术成就和贡献。

三、《金匮要略》的主要学术贡献

1. 确立了杂病辨证论治体系

　　原书论述杂病的发生是脏腑经络功能失常所致，重视整体观念，如 "见肝之病，知肝传脾，当先实脾" "夫人禀五常，因风气而生长，风气虽能生万物，亦能害万物" 等。在病因、发病和病理传变方面，提出了 "千般疢难，不越三条"；根据正与邪、脏腑间的相互关系，提出了 "五脏元真通畅，人即安和"。在诊断方面，通过四诊举例，结合八纲，确立了脏腑经络辨证在杂病诊疗中的主导地位，示范性地运用了辨病与辨证相结合的辨证论治体系。全书所论各篇均冠以 "病脉证治"，强调四诊合参，建立了以病为纲、辨病与辨证相结合的杂病诊疗体系。

2. 提出了诸多杂病治略治法

原书遵循《黄帝内经》"谨守病机，各司其属"的原则，创立了诸多治略大法，如"夫诸病在脏，欲攻之，当随其所得而攻之""治风湿者，发其汗，但微微似欲出汗者，风湿俱去也""病痰饮者，当以温药和之""诸有水者，腰以下肿，当利小便；腰以上肿，当发汗乃愈"等。对于妇人产后虚热烦呕，提出"安中益气"大法，强调顾护脾胃对产妇以及哺乳期妇女的重要性。阴阳俱虚主张"建中"；冲任不固，失血而兼有瘀血，立"温经"之法。其他如扶正以祛邪、祛邪以扶正、同病异治、异病同治、塞因塞用、通因通用、上病下取、下病上取、因势利导，等等。

3. 记载了许多卓有成效的方剂

原书记载了诸多有效方剂，推动了方剂学的大力发展。在《金匮要略》前 22 篇，收录 205 首方剂，许多方剂配伍严谨、疗效显著，如瓜蒌薤白白酒汤治胸痹心痛、大黄牡丹汤治肠痈、茵陈蒿汤治黄疸、半夏厚朴汤治梅核气、甘草泻心汤治狐惑病，等等。在剂型上，有汤、丸、膏、散、酒等内服剂，又有按摩剂、栓剂、外洗剂、熏剂、滴耳剂等外用剂，丰富多彩，内外兼备。所载诸方，汗、吐、下、和、温、清、补、消等八法悉备，且"八法之中，百法备焉"。

4. 奠定了中医妇科学的基本体系

原书论妇人病三篇内容，可谓现存最早的专篇论述妇科的著作，对妇科常见病证作了精辟论述，确立的治则治法至今仍有效地指导着妇科临床。如对妊娠呕吐、妊娠腹痛、妊娠下血、妊娠小便不利和妊娠有水气的诊治等，体现了安胎、养胎是治疗妊娠疾病总的原则。对产后病指出妇人产后多虚，以亡血伤津为特点，但产后多瘀，又以虚中夹实为常见。对于产后中风、妇人乳中虚等，强调顾护脾胃，"安中益气"，充分体现了治疗产后病证，既勿忘于产后，亦勿拘泥于产后。对妇科杂病热入血室、经水不调、经闭、漏下与带下疾病等均有详细论述。总之，妇人三篇使得中医妇科学的体系基本形成，迄今仍有效地指导着临床实践。

5. 蕴含丰富的养生康复理论

原书蕴含丰富的养生康复理论，提出了诸多具体有效的方法和措施。如指出"若人能养慎，不令邪风干忤经络……无犯王法、禽兽灾伤，房室勿令竭乏，服食节其冷、热、苦、酸、辛、甘，不遗形体有衰，病则无由入其腠理""适中经络，未流传脏腑，即医治之。四肢才觉重滞，即导引、吐纳、针灸、膏摩，勿令九窍闭塞"。这种未病先防、已病早治、防其传变思想一直贯穿于始终。重视从饮食、房劳等各个方面加以调摄，如提出"凡饮食滋味，以养于生，食之有妨，反能为害，自非服药炼液，焉能不饮食乎？"。此外，还载有"禽兽鱼虫禁忌""果实菜谷禁忌"专篇，详论果实菜谷、血肉有情之品的饮食宜忌，并载有简便易行的急救治疗法则和方药。

四、《金匮要略》的学习方法

《金匮要略》是一部临床实践性很强的中医经典著作，由于本书是在宋代残旧书籍中整理出来的，更因辗转传抄，错讹脱简在所难免，也有很多有证无方、有方无证或有方无药的内容，因此在《金匮要略》的学习过程中，除了需要学好古文、注意文法、熟读背诵、前后互看、方证互测、系统归纳外，还要注重以下几点。

1. 立足脏腑经络，理解杂病证治特色

《金匮要略》以脏腑经络学说为核心，认为疾病证候的产生无外乎脏腑经络气血病理变化的反映，掌握它的辨证方法和要领，是学好《金匮要略》的关键之一。如首篇"脏腑经络先后病脉证第一"对疾病的病因病机、诊断治疗及预防等各方面均以脏腑经络为中心论述，并将这一思想贯穿在全书各篇。如论述中风病变的深浅轻重，指出在络在经、入腑入脏的区别。论水气病有风水、皮水，病位偏表偏上，与肺脾密切相关，均可用越婢汤之类治疗；正水、石水病位在里在下，与脾肾关系密切，治用温经发汗或温阳利水之法；又如葶苈大枣泻肺汤有开泄肺气、泻水逐痰的作用，既用于肺痈实热证，也用于痰涎壅塞、肺气不利的"支饮不得息"；以上均是根据脏腑经络的表里内外及病因病机、发病阶段的异同，主张同病异治或异病同治的范例。

2. 辨病辨证相结合，掌握临床诊疗模式

《伤寒杂病论》每篇多以"病脉证并治"冠名，可见辨"病脉证并治"是仲景所主张的中医临床诊疗模式。"病"是指发生、发展、变化及其病状表现都有一定的特有规律的疾病，如疟病、黄疸、消渴等。"证"是指疾病在其发展过程中不同阶段的病理概括，包括病因、病位、病性、病势等。从杂病来说，不同的病或证，

其病因、病理变化和治疗法则是不相同的。学习时应首先掌握各篇中有关疾病的一般规律和病变特点，在辨"病"的基础上，观其"脉"（脉位、主脉、兼脉等）、"证"（主症、兼症、变症、或然症等），知犯何逆（了解既往治疗过程、重新确定治疗策略），随证治之。"病脉证并治"诊疗模式是中医诊疗过程的高度概括，也是中医理、法、方、药临床思维的具体体现，应该在学习中加以重视并理解。

3. 与《伤寒论》互参，全面掌握方证内涵

著名中医学家陈慎吾教授指出："《金匮要略》与《伤寒论》为一部书。《伤寒论》是在各个阶段中有各种疾病，《金匮要略》是在各种疾病中分各个阶段。一纵一横，合而熟读，自有左右逢源之妙。"有学者统计，《金匮要略》约1/5的内容与《伤寒论》约1/4条文有密切联系，两者结合起来，将有助于全面理解文义、指导临床实践。如"呕吐哕下利病脉证治第十七"载"呕而发热者，小柴胡汤主之"。但见"呕而发热"，能否径用小柴胡汤？结合《伤寒论》中小柴胡汤证有关条文，方为全面，尤其第101条"伤寒中风，有柴胡证，但见一证便是，不必悉具"。从汤证辨证、方证相应角度概括了小柴胡汤等经方的临床应用原则和方法，因而具有普遍指导意义。

4. 参阅名家注释，理论与实践相结合

《金匮要略》是一部临床实践性很强的经典著作，学习时除了要密切联系实际，与临床实践结合起来外，还应当参阅历代有关医家的注释和内伤杂病的重要文献，以及有关应用原方的医案，以加深对条文的理解及其实践价值。例如学习胸痹心痛短气病篇内容时，其病证与现今临床冠心病在病因病机与辨证论治方面有很多相同之处，在"阳微阴弦"病机理论指导下，采用通阳宣痹的方法治疗，以瓜蒌薤白半夏汤等加减治疗，可取得满意疗效。又如大黄牡丹汤、薏苡附子败酱散治疗肠痈，黄芪建中汤治疗虚寒性消化性溃疡，甘麦大枣汤、桂枝加桂汤加减治疗神经官能症，越婢加术汤治疗急性肾炎等，疗效确切，将《金匮要略》病证论治特色与现代临床病证联系起来，无疑会加深对有关方证和理论的理解。

脏腑经络先后病脉证第一

导读

本篇原文共计17条，论述脏腑经络先后病脉证。以"脏腑经络先后病"名篇，强调杂病的发生发展存在着脏腑经络先后的不同，突出了杂病脏腑经络辨证的特色。本篇在《黄帝内经》《难经》等理论指导下，对杂病的病因病机、诊断治疗、调护预后以及疾病预防等方面，均有原则性论述，在全书中具有纲领性的意义。

一、整体观念与治未病理论

1-01 问曰：上工治未病，何也？师曰：夫治未病者，见肝之病，知肝传脾，当先实脾，四季脾王[1]不受邪，即勿补之。中工不晓相传，见肝之病，不解实脾，惟治肝也。

夫肝之病，补用酸，助用焦苦，益用甘味之药调之。酸入肝，焦苦入心，甘入脾。脾能伤肾，肾气微弱，则水不行；水不行，则心火气盛；心火气盛，则伤肺；肺被伤，则金气不行；金气不行，则肝气盛。故实脾，则肝自愈。此治肝补脾之要妙也。肝虚则用此法，实则不在用之。

经曰：虚虚实实，补不足，损有余，是其义也。余脏准此。

【词解】

[1]四季脾王:"王"通"旺"。脾属土,寄旺于四季,故云"四季脾旺"。

【释义】论杂病的治则与治未病的医学观。

本条首先指出脏腑之间存在着相互资生、互相制约的关系,一脏有病,往往影响其他脏腑,治疗时应在整体观念指导下,不仅治疗病变的脏腑,还要治疗未病的脏腑,防止疾病的传变。如见肝实的病变,应该认识到肝病最容易传至脾脏,因此在治肝的同时,要注意调补脾脏,使脾脏正气充实,不受邪侵,防止传变,这就是治未病的具体体现。相反,见肝之病,不知道调补脾脏,这就是缺乏整体观的治疗,往往不能得到满意的治疗效果。

其次,指出治病应当分清虚实,仍举肝病为例进行说明。肝病虚证的治疗,应该遵循"补用酸,助用焦苦,益用甘味之药调之"的法则。这是因为,酸入肝,肝虚当补之以本味,故补用酸;焦苦入心,心为肝之子,子能令母实,所以助用焦苦;甘味之药可以调和中气,对此《难经·十四难》提出"损其肝者缓其中"。至于肝病实证,应该泻肝顾脾,上述法则自然不再适用。"酸入肝……此治肝补脾之要妙也"句,则是引用五行生克乘侮理论,解释肝病虚证用酸补、焦苦相助、甘调治法的意义。

最后引用《素问·五常政大论》对虚实治法进行总结,强调虚证不能用泻法、实证禁用补法,避免使虚者更虚、实者更实;而是应该虚则补之、实则泻之,补其不足、损其有余。肝病遵循以上法则,心、肺、脾、肾等脏腑疾病以此类推,所以说"余脏准此"。本条所论,具有重要的临床指导意义,如肝病往往先见头昏、胁痛、胸闷、脉弦,随后逐渐出现饮食减少、便溏、神疲乏力、苔白腻等脾病症状。治疗时如果能兼顾脾脏,则有助于取得满意疗效。

1-02 夫人禀五常[1],因风气[2]而生长,风气虽能生万物,亦能害万物,如水能浮舟,亦能覆舟。若五脏元真[3]通畅,人即安和。客气邪风[4],中人多死。千般疢难[5],不越三条:一者,经络受邪入脏腑,为内所因也;二者,四肢九窍,血脉相传,壅塞不通,为外皮肤所中也;三者,房室、金刃、虫兽所伤。以此详之,病由都尽。

若人能养慎,不令邪风干忤经络,适中经络,未流传脏腑,即医治之。四肢才觉重滞,即导引、吐纳、针灸、膏摩,勿令九窍闭塞;更能无犯王法、禽兽灾伤,房室勿令竭乏,服食节其冷、热、苦、酸、辛、甘,不遗形体有衰,病则无由入其腠理。腠者,是三焦通会元真之处,为血气所注;理者,是皮肤脏腑之文理也。

【词解】

[1]五常:即木、火、土、金、水。

[2]风气：此处指自然界的气候，包括风、寒、暑、湿、燥、火六气。

[3]元真：指元气或真气。

[4]客气邪风：指能够引发疾病的不正常气候。

[5]疢（chèn）难：即疾病。

【释义】论疾病病因、疾病预防及早期治疗的重要性。

自然界正常气候可以生长万物，反常的气候也能伤害万物，如"水能浮舟，亦能覆舟"。人生长在天地间，机体生命活动与自然界的气候密切相关，如果不知道预防，反常气候就容易导致疾病的发生。若能顺应四时养生，同时注意充养五脏元真之气，使其运行通畅，可以抵御自然界不良气候的影响。

若人体正气不足，邪气往往乘虚而入，导致疾病的发生，尽管可以发生多种疾病，但从其发病途径或传变来看，归纳起来有以下三种情况：一是经络受邪，传入脏腑，邪气乘虚而入，由表入里，这属于病在内；二是体表受邪，邪气仅在血脉，气血流通不畅，四肢九窍不利，甚至壅滞闭塞，这属于病在外；三是房劳太过，或伤于兵刃，或被虫兽咬伤等，这与以上两点不同，属于不内外因。

若能善于保养、调摄、养生，避免邪气侵犯经络，可做到未病先防；如果不慎感受外邪，应该在邪气尚在经络、未传入脏腑之前，及早施治，这时候病位表浅，比较容易治疗。如果邪气中于四肢，仅仅觉得四肢沉重不适，就采用导引、吐纳、针灸、膏摩等方法，使机体气血畅行，则有利于祛邪外出，避免病邪深入，导致壅塞九窍，传入脏腑。如果能避免遭受禽兽攻击、灾伤危害，同时注意房事有节、食饮有度、起居有常、衣着适体、寒温得宜、五味调和等，这样可以保持机体形气俱盛，可抵抗邪气侵入腠理。

总之，本条论人体内部各脏腑之间是相互关联的有机整体，人与自然存在着不可分割的统一关系，从内、外两方面举例论述了整体观念的指导思想、疾病的传变规律，以及"治未病"的原则，对中医养生学说具有重要价值。

二、诊法与辨证

1-03 问曰：病人有气色见于面部，愿闻其说。师曰：鼻头色青，腹中痛，苦冷者死。鼻头色微黑者，有水气；色黄者，胸上有寒；色白者，亡血也。设微赤，非时者，死。其目正圆者，痉，不治。又色青为痛，色黑为劳，色赤为风，色黄者便难，色鲜明者有留饮。

【释义】论望面部气色诊察疾病的病位、病性并判断预后。

所谓"气色"，是指面部色泽。五脏六腑的精华，藏于内为气，见于外为色。有诸内必形于外，故病生于内在的脏腑，气不荣于外，色必外见。本条望诊辨色诊病，是以五行学说为基础，即以五脏所主五色及五脏生克关系为依据进行论述的。肝属木，其色青；心属火，其色赤；脾属土，其色黄；肺属金，其色白；肾属水，其色黑。鼻居面中，内应于脾，又称"面王"，故以鼻为代表进行面部望诊。如鼻部出现青色，青属肝之色，为肝木乘脾土，腹为脾之部位，故而腹中疼痛。原文"苦冷"，或指周身肤冷不温，或四肢厥逆，或极度怕冷，或鼻头极冷，均提示阳气衰败、阴情危重；鼻部呈现微黑色，黑为水之色，此属肾虚不能主水、脾虚不能制水，水气上泛中土，故云"鼻头色微黑者，有水气。"

色黄是指面色黄，黄为脾色，多系脾病而中焦阳虚，水聚为饮，寒饮内停于中焦，逆于胸膈，故见胸上有寒饮。面色白多因失血亡血，血虚不能上荣于面，所以说"色白者，主亡血"。亡血之人面色当白，若反现两颧微赤，又不在气候炎热的季节，这属于阴血亏虚，阴不涵阳，虚阳上浮。五脏六腑之精气皆上注于目，"目正圆"是指两眼直视不能转动，这属于脏腑精气竭绝，不能上注于目，多见于痉病。青为血脉凝滞色，不通则痛，所以色青主痛。黑为肾色，劳指虚劳病，虚劳病人肾精不藏，气血不能上荣于面，故肾色外露，所以主劳，额上黑而身黄者为女劳疸，目青面黑为黑疸。风为阳邪，多从火化，火色赤，所以面色缘缘正赤为热极生风的征兆。黄为脾色，若黄色晦暗，提示寒湿困阻；若其色鲜明，是湿热蕴结。湿邪阻滞，运化失司，故大便排出不畅。若目胞下浮肿如卧蚕，鲜明光亮，是水饮泛溢的征象，故判断为留饮或有水气。

1-04 师曰：病人语声寂然[1]，喜惊呼者，骨节间病；语声喑喑然不彻[2]者，心膈间病；语声啾啾然[3]细而长者，头中病。

【词解】

[1]寂然：指安静无声。

[2]喑喑（yīn yīn）然不彻：指声音低微而不清。

[3]啾啾（jiū jiū）然：形容声音细小而清长。

【释义】 论闻语声以辨别病位。

骨节间病，指风湿历节等以关节疼痛为主症的病证。病在关节，屈伸不利，动则阵发疼痛，痛则突然惊呼。心膈间病，指结胸、心下痞、膈间支饮等病证，由于痰饮、水饮等壅滞胸膈，气道不畅，所以声音低微而不清。头中病，多指偏头痛、巅顶痛等病证，痛在头中，如作大声则震动头部，会加剧疼痛，故患者声不敢扬，而胸膈气道正常无病，所以声音细小而清长。本文闻诊，从不同的语声辨别疾病，对中医诊断学具有指导意义。

1-05 师曰：息摇肩[1]者，心中坚[2]；息引胸中上气者，咳；息张口短气者，肺痿[3]唾沫。

【词解】

[1]息摇肩：即呼吸时抬肩。

[2]心中坚：即胸中坚满。

[3]肺痿：病名，见"肺痿肺痈咳嗽上气病脉证治第七"。

【释义】论望形态与察呼吸相结合以诊断疾病。

息，指呼吸。息摇肩，用于形容呼吸困难、两肩上耸的状态，在病情上有虚实之别。"心中坚"即胸中坚满，多因痰水等实邪壅塞在胸，肺气不利所导致，常伴有鼻翼扇动、胸闷咳喘等。"息引胸中上气者"多因痰饮阻塞气道，肺失宣降，呼吸时气上逆而为咳。"息张口短气者，肺痿唾沫"指张口呼吸，气不能续，似有喘状，若伴有咳吐涎沫，多属肺气痿弱不振，不能敷布津液，津液停聚而为涎沫，多见于肺痿病。

1-06 师曰：吸而微数，其病在中焦，实也，当下之即愈；虚者不治。在上焦者，其吸促，在下焦者，其吸远，此皆难治。呼吸动摇振振者，不治。

【释义】论望呼吸辨别病位、虚实并判断其预后。

吸而微数，即吸气浅而短促。如果因为中焦有形实邪壅塞，影响肺气肃降，治当泻下；若因中焦脾胃气虚，出现吸气短促，则为难治。气根于肾而藏于肺，病在上焦者，主要因肺虚不能主气，吸入之气不能下达于肾，气入而随即外出，故吸气短促。在下焦者主要是肾气大虚，需得吸入之气以补救之，由于肾不纳气，气欲下达而不能，故吸气深长而困难。如果呼吸时全身振振动摇，是肾气欲绝，精气不能相保的危重证，故云"不治"。

1-07 师曰：寸口脉动者，因其王时[1]而动，假令肝王色青，四时各随其色[2]。肝色青而反色白，非其时色脉，皆当病。

【词解】

[1]王时：即当令之时，色、脉相应。如春为肝之令，色青，脉弦。

[2]四时各随其色：指春青、夏赤、秋白、冬黑、长夏黄。

【释义】论色、脉与时令气候相参的诊病方法。

四时季节改变，脉象和色泽也随之发生变动，如春时脉弦、夏时脉洪、秋时脉毛、冬时脉石，此为四时之主脉。而面部气色等也会随季节发生相应变化，如春时肝旺则其色当微青，夏色微赤，秋色微白，冬色微黑。这称为色、脉与时令气候相应。若不相应，则属病态，如春时肝旺，脉弦、色青是为常。若春时色反白（秋色）、脉反毛（秋脉），是为非其时而有其色脉。总之，本条从天人相应角度，论述四时气候的变化可以影响人体的生理功能，表现于色、脉。

1-08 问曰：有未至而至[1]，有至而不至，有至而不去，有至而太过，何谓也？师曰：冬至之后，甲子[2]夜半少阳起，少阳之时阳始生，天得温和。以未得甲子，天因温和，此为未至而至也；以得甲子，而天未温和，此为至而不至也；以得甲子，而天大寒不解，此为至而不去也；以得甲子，而天温如盛夏五六月时，此为至而太过也。

【词解】

[1]未至而至：前"至"指时令，后"至"指气候。即时令未到而气候已到。

[2]甲子：是古代用天干、地支配合起来计算年月日的方法。此处指冬至后六十日第一个甲子夜半，正当雨水节气。

【释义】 论述时令气候的正常和异常变化情况。

气候是否正常，是根据气候变化与时令季节是否相应来观察的，如春温、夏热、秋凉、冬寒是自然规律。本条以"冬至之后"至"天得温和"即雨水节气为例，冬至之后的六十天，正当雨水节气，此时少阳当令，阳气始生，天气逐渐温和，此为时令与气候相应。而异常的情况有以下四种：①未到雨水节气，天已温和，为"未至而至"；②已到雨水节气，天气尚未温和，属"至而不至"；③已到雨水节气，天气仍严寒不解，属"至而不去"；④已到雨水节气，天气温热如盛夏，这是"至而太过"。以上四种都是异常气候，属于致病因素，应注意调摄，预防疾病发生。

1-09 师曰：病人脉浮者在前[1]，其病在表；浮者在后[2]，其病在里，腰痛背强不能行，必短气而极也。

【词解】

[1]前：指关前寸脉。

[2]后：指关后尺脉。

【释义】 论述同一脉象，部位不同主病亦不同。

关前寸脉，属阳主表，寸脉浮一般是病邪在表的反映；关后尺部，属阴主里，浮脉见于尺部，一般是肾精不足、虚阳外浮之象。尺脉候肾，肾藏精主骨，腰为肾之外府，其脉贯脊。肾虚精髓不充，腰脊失养，故腰痛背强、骨痿不能行走，甚至不能纳气归元，故呼吸短促、疲惫困乏，病情危重。

1-10 问曰：经云"厥阳独行"，何谓也？师曰：此为有阳无阴，故称厥阳。

【释义】 论厥阳的病机。

人体阴阳相互资生消长，处于相对平衡协调状态，而且阳是以阴为依附的。

假如阴气衰竭，阳气失去依附，阳失所藏，则独行于上，故称"厥阳独行"。文中的"有""无"二字是相对之词，并非绝对，"有阳无阴"是指阴气不足、阳气偏亢、阴阳不协调的状态。本条意在强调阴阳失衡是疾病发生的总病机，而调节阴阳，使得阴平阳秘自然就是治病的总则了。

1-11问曰：寸脉沉大而滑，沉则为实，滑则为气，实气相搏，血气入脏即死，入腑即愈，此为卒厥，何谓也？师曰：唇口青，身冷，为入脏即死；如身和，汗自出，为入腑即愈。

【释义】论卒厥的病机与预后。

"寸脉沉大而滑，沉则为实，滑则为气，实气相搏"，是从脉象阐述卒厥的病机。脉沉属阴，阴主血；滑脉属阳，阳主气；大脉属阳，主邪盛。邪在于血则血实，邪在于气则气实。寸脉沉大而滑，说明邪气充斥，气血俱病。"实气相搏"，指血实与气实相并，可以引起血气并走于上的"卒厥"。这与《素问·调经论》所载的"血之与气并走于上，则为大厥，厥则暴死，气复反则生，不反则死"的意义相同。

但入脏入腑，预后不同。若猝然昏倒，伴有唇口青、身冷等症，是血行凝滞、阳气涣散的内闭外脱证，此为入脏，病情严重；如伴有身温和、汗自出等，是营卫运行，阳气外达，邪气有外泄的征兆，此为入腑，病情好转。五脏藏而不泻，六腑泻而不藏，病邪入腑尚有出路，故云"即愈"；入脏则病邪无从外泄，故云"即死"。当然此处的入脏、入腑犹言在里、在外，即死、即愈也是相对而言。本条从脉象推测病机，并结合入脏、入腑来判断疾病的轻重和预后，对临床具有启发意义。

1-12问曰：脉脱[1]，入脏即死，入腑即愈，何谓也？师曰：非为一病，百病皆然。譬如浸淫疮[2]，从口起流向四肢者可治，从四肢流来入口者不可治；病在外者可治，入里者即死。

【词解】

[1]脉脱：指脉一时性沉伏不见，多由邪实阻遏，气血暂时不通所致。

[2]浸淫疮：是一种皮肤病，能从局部蔓延全身。

【释义】再论邪气入脏与入腑的病机及转归。

卒厥，其脉有见沉大而滑者，亦有脉乍伏而不见者，但入脏即死、入腑即愈的病机则相同，故设为问答以明之。本条重申，在脏病情重，在腑病情轻。并举浸淫疮为例，说明病由外传内者难治，由内出外者易治。因为这是一般规律，所以说"非为一病，百病皆然"。

三、病证分类与邪中规律

1-13 问曰：阳病[1]十八，何谓也？师曰：头痛，项、腰、脊、臂、脚掣痛。阴病[2]十八，何谓也？师曰：咳、上气、喘、哕、咽[3]、肠鸣、胀满、心痛、拘急。五脏病各有十八，合为九十病，人又有六微，微有十八病，合为一百八病，五劳[4]、七伤[5]、六极[6]、妇人三十六病[7]，不在其中。

清邪[8]居上，浊邪[9]居下，大邪中表，小邪中里，谷饪[10]之邪，从口入者，宿食也。五邪中人，各有法度，风中于前，寒中于暮，湿伤于下，雾伤于上，风令脉浮，寒令脉急，雾伤皮腠，湿流关节，食伤脾胃，极寒伤经，极热伤络。

【词解】

[1]阳病：指外表经络的病证。

[2]阴病：指内在脏腑的病证。

[3]咽（yè）：同"噎"，指咽中阻塞。

[4]五劳：即久视伤血、久卧伤气、久坐伤肉、久立伤骨、久行伤筋。

[5]七伤：《金匮要略》第六篇有"食伤、忧伤、饮伤、房室伤、饥伤、劳伤、经络荣卫气伤"七种。

[6]六极：指气极、血极、筋极、骨极、肌极、精极，极是极度劳损之意。

[7]妇人三十六病：《诸病源候论》所载十二癥、九痛、七害、五伤、三痼，合为三十六病。

[8]清邪：指雾露之邪。

[9]浊邪：指重浊的湿邪。

[10]谷饪：泛指饮食。

【释义】论病证的分类方法，以及邪气伤人的规律。本条可分两段理解。

"问曰：阳病十八，何谓也……妇人三十六病，不在其中。"为第一段，论疾病分类方法。阳病是指外表经络的病证，包括头、项、腰、脊、臂、脚六个部位，尤怡云："在外者有营病、卫病、营卫交病之殊，是一病而有三也，三而六之，合则为十八，故曰阳病十八也。"阴病是指内部脏腑的病证，包括咳、上气、喘、哕、咽、肠鸣、胀满、心痛、拘急九种病，每病分虚、实两种，故曰"阴病十八"。"五脏病各有十八"，故"合为九十病"；六微指六腑病，每腑有十八病，合为一百零八病。尚有五劳、七伤、六极以及妇人三十六病等，未计入上述之列，故曰"不在其中"。

"清邪居上……极热伤络。"为第二段,论邪气伤人的规律。清邪为雾露之邪,故居于上;浊邪为水湿秽浊之邪,因其重浊,故居于下。大邪为六淫之邪,多中人肌表;小邪多指七情之邪与房劳,因其无表证且不易察觉,故曰"小邪中里"。谷饪之邪,即宿食。清邪、浊邪、大邪、小邪、谷饪之邪五种邪气属性不同,侵袭人体为病各有特点,并有一定规律可循。如风为阳邪,午前属阳,故多中于午前,而令脉浮缓;寒为阴邪,午后属阴,故多中于日暮,脉见紧急。雾为轻清之邪,伤于上而留连皮腠;湿为重浊之邪,伤于下而流入关节。脾主运化,饮食不节则伤脾胃。经脉在里为阴,络脉在外为阳;寒气归阴,所以"极寒伤经",热气归阳,故曰"极热伤络"。

总之,本条是古人对五邪中人的一般规律的认识,高度概括了阴邪伤阴、阳邪伤阳之法则,对杂病的预防和治疗具有指导意义。

四、治则治法与辨治举例

1-14 问曰:病有急当救里救表者,何谓也?师曰:病,医下之,续得下利清谷[1]不止,身体疼痛者,急当救里;后身体疼痛,清便自调[2]者,急当救表也。

【词解】

[1]清谷:指大便完谷不化。

[2]清便自调:指大小便已恢复正常。

【释义】论表里同病的先后缓急治则。

一般而言,表里同病,里实者,先解表,表解后方可治里;若先攻其里,外邪易乘势内陷,造成变证。表里同病时,应当判断轻重缓急,急者先治,缓者后治。如病在表,不可轻下,若误用攻下,表证未除,反增里阳虚衰,腐熟无权而下利清谷不止。权衡表里轻重,此时以里证为急,故应先救其里。待里阳恢复,泻利得止,身体疼痛等表证仍然存在时,再行解表。

1-15 夫病痼疾,加以卒病,当先治其卒病,后乃治其痼疾也。

【释义】论痼疾加以卒病的先后治则。

痼疾指旧病、久病,卒病指急病、新病。新旧病同时存在时,治疗的原则同表里同病一样,也是根据轻重缓急来确定的。一般来说,旧病日久势缓,卒病时短为急,故而先治卒病、后治旧病。当然在治疗卒病的时候,也应该考虑痼疾,避免因治卒病而诱发或加重痼疾,如《伤寒论》载桂枝加厚朴杏子汤,治"喘家作桂枝汤，加厚朴杏子佳"，就是治疗新感兼顾旧病的例子。

1-16 师曰：五脏病各有所得[1]者愈，五脏病各有所恶[2]，各随其所不喜者为病。病者素不应食，而反暴思之，必发热也。

【词解】

[1]所得：指适合病人的饮食、居处等因素。

[2]所恶：指病人厌恶的气味、饮食、居处等。

【释义】论五脏喜恶及其调治护理原则。

五脏的所得、所恶主要指饮食居处的所宜、所忌，也包括精神情志、气候环境、季节时辰等方面，这些都和五脏的生理特性和病理特点有密切关系。从饮食五味而言，五味各有所合于五脏，五脏疾病各有所得，可以帮助脏腑功能的恢复而战胜邪气。五脏发生病变，可以选择适当的药味调治，还可以根据五脏的喜恶，掌握饮食的宜忌，注意护理调养。从精神情志言，情志变化可以影响五脏疾病的变化。从精神情志的得宜，利用情志的相互制约关系达到治疗的目的，辅助治疗。从气候环境而言，因气候环境的变迁与疾病的关系极为密切，故五脏病变在其所合适的气候环境下有利于康复。"病者素不应食，而反暴思之，必发热也"，即患者突然想吃平素不爱吃的东西，此为邪气改变了脏气而出现的反常现象，食之则伤正气而助邪气，故令发热。

本条说明，治病用药固然要适合病情，而食服居处等护理工作也是十分重要的。如不注意饮食禁忌和衣着的寒温，以及患者的饮食生活习惯和疾病的特点等，纵然用药适宜，也难收到应有疗效。因此，临床上在药物治疗的同时，根据五脏喜恶合理调护，则有利于疾病康复。

1-17 夫诸病在脏，欲攻之，当随其所得而攻之，如渴者，与猪苓汤。余皆仿此。

【释义】论治疗杂病应掌握随其所得的原则。

诸病在脏，是泛指一切在里的疾病。杂病日久，常可造成无形之邪依附痰浊、水饮、瘀血、宿食等有形病理产物而胶结不解，这就是"所得"。医者当随其所得，审证求因，辨证论治。如渴而小便不利的病证，审其原因，若为热与水结而阴伤者，可以用猪苓汤育阴清热利水，水去则热易除，渴亦随之而解。其他病证依此类推，如热与宿食相结则用大、小承气汤，热与血结可用桃核承气汤等，故曰"余皆仿此"。

小结

本篇在中医学整体观念指导下，以阴阳五行和脏腑经络学说为依据，重点论述疾病的预防、病因病机、诊断、治法和调护等，从而对全书起到指导性作用。

在疾病预防方面，提出了内养正气、外避贼风的预防思想，强调"房室勿令竭乏，服食节其冷、热、苦、酸、辛、甘"，并举肝病为例，论述了以"见肝之病，知肝传脾，当先实脾"为代表的治未病法则。

在病因病机方面，首先强调内在正气的强弱是发病与否的关键因素，提出"若五脏元真通畅，人即安和"，病则无由入其腠理。进而从"千般疢难，不越三条"归纳总结了发病途径，为后世病因学说奠定了基础。

在诊法辨证方面，对望气色、闻语声、视呼吸、问病情、察脉象等均作了示范性的论述，并强调四时相应、四诊合参。还论述了病证的分类方法，以及风、寒、湿、雾、饮食五邪伤人的一般规律。

在治疗方面，强调虚实详辨，提出"虚虚实实，补不足，损有余"；表里同病，当分缓急；痼疾卒病，当分先后；调五脏，从其所欲；并举例说明治疗杂病应当遵循"随其所得而攻之"，强化了审因辨证论治的基本原则。

痉湿暍病脉证治第二

导读

本篇原文共计 27 条，载方 11 首，论述痉、湿、暍三种病的证治。

痉病的病位在筋脉，以项背强急、口噤不开、（重者）角弓反张为主症。痉病的发生与外感风寒、津血亏虚、邪阻经络有关，本篇所论以外感风寒所致痉病为主。

湿病病位在肌肉、关节，以发热身重、骨节疼烦为主症；湿病以病因命名，有外湿和内湿之分，本篇主要论述外湿及其兼夹病证。

暍病，即伤暑，以发热身重、汗出烦渴、少气脉虚为主症；暍病发病与感受暑邪有关，每易夹湿，形成虚实夹杂证。

痉、湿、暍三病，均可由感受外邪引起，初起证候又与太阳表证相似，故合为一篇论述。

一、痉病证治

2-01 太阳病，发热无汗，反恶寒者，名曰刚痉。

2-02 太阳病，发热汗出而不恶寒，名曰柔痉。

【释义】以上两条论痉病分刚、柔两类。

两条均用"太阳病"冠首，说明痉病初起，因感受风寒之邪，痹阻筋脉，其证候与太阳病表证相类似，但太阳表证病在肌表。痉病，发热、恶寒、无汗，为表实邪闭，强直拘急较重，所以叫刚痉。《金匮玉函要略辑义》注曰："盖刚柔乃阴阳之义，阴阳乃虚实之谓，表实故称以刚，表虚故称以柔。"

2-03 太阳病，发热，脉沉而细者，名曰痉，为难治。

【释义】论痉病脉沉而细者难治。

外邪致痉，多见发热、恶寒等与太阳病相类似的证候，属于阳病，其脉当浮。脉沉主里，细主血少。痉病的主脉应是紧而弦，已经属于津液不足；若脉沉而细，提示津血两虚。感受外邪导致的痉病，理应发汗祛除表邪，但发汗容易加剧津血亏虚，故曰难治。

2-04 太阳病，发汗太多，因致痉。

2-05 夫风病，下之则痉，复发汗，必拘急。

2-06 疮家，虽身疼痛，不可发汗，汗出则痉。

【释义】此三条论误治伤津致痉。

太阳表证，理应汗解，但应遍身微似有汗出者益佳，不可令大汗淋漓。汗出太多，必然会伤津耗液，筋脉失去濡养而挛急，可发成痉病。

风为阳邪，易化热伤津，治应疏散，误下可使津液下夺，筋脉失养，易致痉病。

久患疮疡者，脓血常流，必然津血亏虚，虽有表证，也不可发虚人之汗，否则重伤津液，发为痉病。

以上三条论误治成痉，虽原发病和治法不同，但耗伤津血、筋脉失养引起痉病的机理是一致的，提示治疗痉病，应当顾护津血。

2-07 病者身热足寒，颈项强急，恶寒，时头热，面赤目赤，独头动摇，卒口噤[1]，背反张[2]者，痉病也。若发其汗者，寒湿相得，其表益虚，即恶寒甚。发其汗已，其脉如蛇。

【词解】

[1]口噤：牙关紧闭。

[2]背反张：背部筋脉拘急，出现角弓反张的症状。

【释义】论外寒内热痉病的证候与治禁。

颈项强急、恶寒为风寒外束、营卫郁闭之象；身热足寒、面赤目赤为邪郁化热、上热下寒的征象；头摇口噤、背反张为痉病特征性表现。综上可诊为痉病外寒化热。若发汗过多，风寒之邪与湿气搏结，留滞肌表，困阻阳气，加上汗后表虚，故恶寒更重。若汗出适当，邪从汗解，脉由直上下行的弦硬变为如蛇形般柔和，提示邪解而津血未亏，此属佳兆。

2-08 暴腹胀大者，为欲解。脉如故，反伏弦者，痉。

【释义】以脉、症判断痉病预后。

痉病表现为全身筋脉拘急，由背部强直演变为反张，腹部筋脉也因痉挛而凹陷如舟状。腹部若由凹陷变为胀大，可知项背反张的症状已得到缓解，这是痉病减轻的征兆。若脉象仍然紧而弦、沉伏不出者，说明筋脉强急的现象没有解除，痉病仍有可能发作。

2-09 夫痉脉，按之紧如弦，直上下行。

【释义】论痉病的主脉。

痉病因为外邪侵袭，津血亏虚，筋脉失养，不仅在证候上呈现强直拘急状，脉象也会有同样的情况，如沉取觉得似绞索般拘急、弓弦样强劲，寸关尺三部脉如同直线一样往来，提示脉管已经极度强直，毫无柔和之象，这就是痉病的主脉。

2-10 痉病有灸疮，难治。

【释义】论痉病有灸疮的预后。

灸疮，即因火灸而形成的疮疡。灸疮病人，因脓液久渍，津血本已亏虚，若再患痉病，势必血枯津伤，病情较一般痉病更为严重，所以难治。

1. 瓜蒌桂枝汤证

2-11 太阳病，其证备，身体强几几然[1]，脉反沉迟，此为痉，瓜蒌桂枝汤主之。

瓜蒌桂枝汤方

瓜蒌根二两　桂枝三两　芍药三两　甘草二两　生姜三两　大枣十二枚

上六味，以水九升，煮取三升，分温三服，取微汗。汗不出，食顷[2]，啜热粥发之。

【词解】

[1]身体强几几然：几几（jǐn jǐn），紧固拘牵不柔和貌。身体强几几然，即身体强直，俯仰转侧不能自如。

[2]食顷：指大约吃一顿饭的时间。

【释义】论柔痉的证治。

"太阳病，其证备"，指已具备太阳表证的证候，从治用桂枝剂加减来看，当属太阳中风表虚证。所不同的是从证候上又出现了身体强直、俯仰转侧不能自如，脉象不是太阳中风表虚证的浮缓，而是脉沉迟，沉属阴，迟为营血亏虚。以上脉症反映了本病营阴亏虚、筋脉失养的病理特点，治用瓜蒌桂枝汤，以瓜蒌根（天花粉）清热生津、滋养筋脉，合桂枝汤调和荣卫，以解肌祛邪。

【应用】瓜蒌桂枝汤证与桂枝加葛根汤证相比而言，彼为项背强几几，邪盛于表，故加葛根，重在解肌；此则身体强几几，津伤于里，故加瓜蒌，重在生津柔筋（表2-1）。临床可用瓜蒌桂枝汤治疗外感病出现头痛项强、发热恶风、汗出、咽干口渴等外有表邪而兼内伤津液者，或拓展用于小儿抽搐症、小儿慢惊风、癫痫、席汉综合征等，可加入益气养血或扶阳养阴之品。

表 2-1　瓜蒌桂枝汤证与桂枝加葛根汤证鉴别

方证名称	主要证候	病因病机	治则治法	方药组成
瓜蒌桂枝汤证	太阳中风证＋身体强几几然，脉沉迟	营卫不和，筋脉失养（偏在津亏）	解肌祛风，调和营卫，清热生津	瓜蒌根二两、桂枝三两、芍药三两、甘草二两、生姜三两、大枣十二枚
桂枝加葛根汤证	太阳中风证＋项背强几几	营弱卫强，经输不利（偏在邪盛）	解肌祛风，调和营卫，升津舒筋	葛根四两、芍药二两、生姜三两、炙甘草二两、大枣十二枚、桂枝二两

2. 葛根汤证

2-12 太阳病，无汗而小便反少，气上冲胸，口噤不得语，欲作刚痉，葛根汤主之。

葛根汤方

葛根四两　麻黄三两,去节　桂枝二两,去皮　芍药二两　甘草二两,炙　生姜三两　大枣十二枚

上七味，㕮咀，以水一斗，先煮麻黄、葛根，减二升，去沫，内诸药，煮取三升，去滓，温服一升，覆取微似汗，不须啜粥，余如桂枝汤法将息及禁忌。

【释义】论欲作刚痉的证治。

太阳病无汗为表实，是因风寒束表、卫闭营郁所致。一般而言，有汗则小便少，无汗则小便多。若无汗而小便反少，提示津液代谢异常。由太阳病无汗可知，是因外邪郁闭，表气不宣，肺失通调水道所致。气机升降失常，若逆而上冲，则见气上冲胸。外邪闭郁，津液亏虚，筋脉挛急，故牙关强急、口噤不能言语。此时虽未出现背反张等痉病症状，但已是发痉的先兆，故云"欲作刚痉"。为防止麻

黄汤发汗太过而致痉更重，权宜之下，用桂枝汤解肌祛风、调和营卫；加麻黄增强辛温解表的功效；加葛根以生津舒筋，兼以解表；诸药共同发挥解表散邪、滋润筋脉的功用。

【应用】葛根汤由桂枝汤加葛根、麻黄组成，适用于风寒表实、兼筋脉挛急之证，随症加减后可用于治疗结肠炎、支气管炎、三叉神经痛、肩背痛、风湿病、荨麻疹、血管神经性头痛、颞颌关节紊乱症、梨状肌综合征、颈性眩晕、肩关节周围炎、面神经麻痹、周围性面瘫、过敏性鼻炎、咀嚼肌痉挛等病证，以发热恶寒、无汗、身痛、项背强痛、舌淡苔薄白、脉浮紧等为主症，可根据病情酌加威灵仙、秦艽、羌活等。

3. 大承气汤证

2-13 痉为病，胸满口噤，卧不着席[1]，脚挛急，必齘齿[2]，可与大承气汤。

大承气汤方

大黄四两,酒洗　　厚朴半斤,炙,去皮　　枳实五枚,炙　　芒硝三合

上四味，以水一斗，先煮二物，取五升，去滓，内大黄，煮取二升，去滓，内芒硝，更上火微一二沸，分温再服，得下止服。

【词解】

[1]卧不着席：指卧时腰背不能挨着床面，用于形容角弓反张的样子。

[2]齘（xiè）齿：指上下牙齿磨切有声。

【释义】论阳明实热致痉的证治。

本条所论痉病，治用大承气汤攻下邪热，可见当属阳明实热证。足阳明胃经起于鼻旁，环口绕唇，入齿中，上至头，下达足。阳明里热炽盛，邪热上迫，劫伤阴津，筋脉失养，故拘急痉挛、口噤齘齿、角弓反张；下肢筋脉失于濡养，故而拘挛。治用大承气汤通腑泻热、釜底抽薪、急下存阴。

【应用】大承气汤为寒下代表方剂，广泛用于高热惊厥、急性单纯性肠梗阻、粘连性肠梗阻、急性胆囊炎、急性阑尾炎、急性胰腺炎、急性胃炎、急性痢疾、狂躁证，以及急性实热证，以痞、满、燥、实、坚为证候特点和病机核心。

【按语】本篇强调津血亏虚、筋脉失养是引发痉病的主要内在因素，其发病与感受风寒之邪密切有关；柔痉者治用瓜蒌桂枝汤，解肌祛风、养阴舒筋；刚痉欲作者治用葛根汤，解肌发汗、生津舒筋；热实致痉者，因阳明实热灼伤阴津所致，治用大承气汤，急下存阴，以解其痉（表2-2）。

表 2-2　痉病证治鉴别

	证候	病机	治法	方药组成
柔痉	太阳病,发热,汗出,恶风,身体强几几然,脉沉迟	营卫不和,筋脉失养	解肌祛邪,生津清热	瓜蒌桂枝汤 瓜蒌根二两、桂枝三两、芍药三两、甘草二两、生姜三两、大枣十二枚
欲作刚痉	太阳病,发热,恶寒,无汗,小便少,气上冲胸,口噤不得语	风寒束表,筋脉失养	发汗解表,生津舒筋	葛根汤 葛根四两、麻黄三两、桂枝二两、芍药二两、炙甘草二两、生姜三两、大枣十二枚
阳明实热致痉	胸满,口噤,脚挛急,卧不着席,发热口渴,大便坚,苔黄燥,脉沉实有力	阳明里实,热盛津亏	通腑泻热,急下存阴	大承气汤 酒洗大黄四两、炙厚朴半斤、炙枳实五枚、芒硝三合

二、湿病证治

2-14 太阳病,关节疼痛而烦,脉沉而细者,此名湿痹。湿痹之候,小便不利,大便反快,但当利其小便。

【释义】论湿痹的证候及治则。

湿痹是感受风寒湿邪气,尤以湿邪为重所致的病变,因湿邪流注关节、痹阻不通,故以关节沉重而疼痛为主症。本条首冠"太阳病"三字,示人湿痹病在表,初起有发热、恶寒等症。湿为阴邪,其性重浊,郁遏经脉,故脉象沉细。湿邪内阻,下趋大肠则利而溏泄;湿邪内阻,膀胱气化不利,则小便不利。治宜因势利导,利其小便,使湿邪从小便排出。这里的"但当利其小便",不可单纯理解为"利小便"的治法,而是指据证选用宣肺、健脾、温阳等治法,实现"小便通利"的治疗目标,这是治疗湿病的根本法则。

2-15 湿家之为病,一身尽疼,发热,身色如熏黄也。

【释义】论湿家的主症。

湿家，指长期患湿病的人。湿邪内盛，易感外湿，内外合邪，痹阻全身，营卫气血运行不畅，就会导致全身疼痛。湿邪困阻，日久郁而化热，变成湿热证，但湿重于热，故而出现身黄而色晦滞，如烟熏之状。

2-16 湿家，其人但头汗出，背强，欲得被覆向火。若下之早则哕，或胸满，小便不利，舌上如胎者，以丹田有热，胸上有寒，渴欲得饮而不能饮，则口燥烦也。

【释义】论湿病误下后的变证。

素患湿病之人，因湿邪郁遏阳气不能外达而上蒸，故身冷而喜欢盖被、烤火取暖，但头汗出；湿邪痹阻太阳经脉（太阳主表，背部为太阳经循行之处），故背部牵强不利。这种病证，治宜温散寒湿、畅通阳气。若误用攻下，中焦阳虚，胃气上逆则哕逆；阳虚则气化不行，湿邪内停，在上则胸满，在下而小便不利，形成上寒下热的局面。所谓"丹田有热，胸上有寒"，就是指湿病误下后出现的一种寒热错杂、上寒下热的变证。"舌上如胎"，指舌苔白滑湿润，似苔非苔，这是寒湿的特征；下热伤津，加上寒湿阻滞，所以患者虽觉口渴却不能多饮，故口燥尤甚。以上是湿家误用攻下的变证。

2-17 湿家下之，额上汗出，微喘，小便利者，死；若下利不止者，亦死。

【释义】再论湿病误下后的变证及预后。

湿邪在表，法当微汗；湿邪在里，当健脾温阳、利小便。若误认为里实而攻下，则阳气更虚，因而上越，所以额上汗出；虚阳无根，则气息微弱喘促。肾阳衰惫，阴寒内盛，则小便清长，如此形成虚阳上越而阴液下脱的局面，病情十分危重，预后不良，故曰"死"。若误下后下利不止，下元更虚，也是危候。以上两条论湿病误下的变证和危证，意在强调湿病非蕴结成热实，切记不可攻下，因为湿邪最易伤阳气，叶天士说"湿胜则阳微"，治湿邪为病重在祛除湿邪，或微发汗或利小便，但均需要顾护阳气。

2-18 风湿相搏，一身尽疼痛，法当汗出而解，值天阴雨不止，医云此可发汗，汗之病不愈者，何也？盖发其汗，汗大出者，但风气去，湿气在，是故不愈也。若治风湿者，发其汗，但微微似欲出汗者，风湿俱去也。

【释义】论风湿在表当用汗法及发汗的要点。

风湿相合外袭肌表，痹着全身筋骨、关节、肌肉，遏抑气血运行，不通则痛，故一身尽疼痛。因风湿在表，理应发汗解表，如祛风散寒除湿。假如正值阴雨连绵，外界湿气较盛，有医生认为这种情况下，需要用更大量的发汗药以解除表邪，但汗后病仍然没有痊愈，为什么呢？这是因为汗不得法，因为风为阳邪，其性轻扬善行，易于表散；湿为阴邪，其性黏滞，难以速去。若"大汗出"，风气可除但湿邪仍在。所以应用汗法外散风湿时，应该微微汗出，使湿邪缓缓排出，风湿俱去，同时还避免大汗耗伤阳气。

2-19 湿家，病身疼发热，面黄而喘，头痛，鼻塞而烦，其脉大，自能饮食，腹中和无病，病在头中寒湿，故鼻塞，内药鼻中则愈。

【释义】论寒湿伤于头部的证治。

湿家为素有寒湿之人，若感受寒湿邪气，湿阻气机，壅遏不通则身疼；湿阻阳郁则发热；湿邪困脾，脾不升清则面黄；湿郁肌表，肺气失宣，故气喘；寒湿在上，清阳不升，故头痛、鼻塞而烦。邪郁在上、在表，故脉大；寒湿伤于上部，清窍不利，其病在表，但肠胃调畅，里和无病，所以"自能饮食"。症以头痛、鼻塞为主，治疗可宣泄在上之邪，将辛香之药纳入鼻中，使寒湿宣散、肺气通利、清阳上达，诸症遂除。原文未出方，有注家主张用瓜蒂散搐鼻。

1. 麻黄加术汤证

2-20 湿家身烦疼，可与麻黄加术汤发其汗为宜，慎不可以火攻之。

麻黄加术汤方

麻黄 三两，去节　桂枝 二两，去皮　甘草 二两，炙　杏仁 七十个，去皮尖　白术 四两

上五味，以水九升，先煮麻黄，减二升，去上沫，内诸药，煮取二升半，去滓，温服八合，覆取微似汗。

【释义】论寒湿在表的证治和治禁。

久患湿病之人，若外感寒湿，寒湿之邪留滞筋骨关节，郁遏营卫气血而运行不利，则全身疼痛剧烈。因病位在表，当从汗解，方用麻黄加术汤。但不可以用火攻强迫出汗，否则容易湿郁化热，导致发黄或衄血。麻黄加术汤，以麻黄汤发汗散寒，加白术四两运脾化湿。麻黄得白术，虽发汗而不致过汗，且能并行表里之湿，这正是湿病解表微微汗出，使风湿俱去这一治法的具体应用。

【应用】现今临床多以麻黄加术汤加减治疗风寒湿杂至且寒湿偏盛的痹病、荨麻疹、慢性肾功能不全、类风湿关节炎、结节性红斑等。若湿重者可加茯苓、苍术；风邪偏胜加防风、羌活、威灵仙等；寒邪偏胜加细辛、附子；气虚加黄芪；血虚加当归、川芎等。名医许公岩师法仲景，以苍术、麻黄相伍，重用苍术，加莱菔子、桔梗，创苍麻丸，用于咳喘证属痰湿中阻者，颇有效验。

2. 麻杏苡甘汤证

2-21 病者一身尽疼，发热，日晡所[1]剧者，名风湿。此病伤于汗出当风，或

久伤取冷[2]所致也。可与麻黄杏仁薏苡甘草汤。

麻黄杏仁薏苡甘草汤方

麻黄_{去节,半两,汤泡}　甘草_{一两,炙}　薏苡仁_{半两}　杏仁_{十个,去皮尖,炒}

上锉麻豆大，每服四钱匕，水盏半，煮八分，去滓，温服，有微汗，避风。

【词解】

[1]日晡所：下午3～5时。

[2]久伤取冷：被长期贪凉所伤。

【释义】论风湿在表的病因与证治。

本条所论病证，既然名为"风湿"，则当为风湿为患。风夹湿邪，滞留肌表，营卫气血郁遏不通，故而一身疼痛而发热。风湿发热为何以"日晡所剧"？因为湿邪伤人，从阳明化热则成湿热、从太阴寒化则成寒湿。按天阳之气的消长规律，下午3～5时，日西阳气已衰，气门乃闭。但阳明为多气多血之经，经气旺盛，欲驱邪外出，正邪交争，但气门已闭，郁不得泄，故而发热更为显著。这种发热的特点是身热不扬，这是因为热在湿中。风湿在表，可以汗解，但应使其微微汗出为佳。故用麻黄杏仁薏苡甘草汤（麻杏苡甘汤）轻清宣化、祛风利湿。方中麻黄配杏仁宣利肺气、疏散风邪，薏苡仁利湿，甘草和中；本方中药物用量较轻，并水煮温服，更加有利于发挥辛凉清宣、芳化祛湿的功效。

【应用】现今临床用麻杏苡甘汤加减治疗急性风湿热、风湿性关节炎、类风湿关节炎、急性肾小球肾炎、银屑病等。可加老鹳草、秦艽、威灵仙等增强祛除风湿、强筋骨的功效，用于关节相关病变。风湿痹病初起，颈项强者加葛根、威灵仙，足膝肿痛者加防己、独活、晚蚕沙、木瓜等。本方加味可治疗疣、银屑病，且有较好疗效，方中薏苡仁为治疣专药，用量宜大。伤寒大家刘渡舟教授用其和甘露消毒丹合方加减治疗湿热咳，疗效卓著。

3. 防己黄芪汤证

2-22 风湿，脉浮，身重，汗出恶风者，防己黄芪汤主之。

防己黄芪汤方

防己_{一两}　甘草_{半两,炒}　白术_{七钱半}　黄芪_{一两一分,去芦}

上锉麻豆大，每抄五钱匕，生姜四片，大枣一枚，水盏半，煎八分，去滓，温服，良久再服。喘者加麻黄半两；胃中不和者加芍药三分；气上冲者加桂枝三分；下有陈寒者加细辛三分。服后当如虫行皮中，从腰下如冰，后坐被上，又以一被绕腰以下，温令微汗，差。

【释义】论风湿表虚证的证治。

风湿患者出现脉浮，浮主表以候风邪；湿邪留滞，故而身重。因卫气虚弱，不能顾护肌表，腠理疏松而汗出，汗出遇风则恶，这是风湿在表、卫气已虚的特点。治用防己黄芪汤益气固表除湿。方中以黄芪益气固表；防己、白术通行经络、祛风除湿；甘草、生姜、大枣调和营卫；诸药共同发挥益气固表、祛风除湿、调和营卫的功效。若喘者，加麻黄以宣肺平喘；若胃中不和者，加芍药以和营缓急；若气上冲者，加桂枝以平冲降逆；若腰冷肢凉而下有陈寒者，加细辛以散寒通阳。"服后当如虫行皮中"及"从腰下如冰"，属于湿已下行而卫阳尚无力振奋，故患者"令坐被上，又以一被绕腰以下"，意在外助以温阳，配合药物使之微微汗出以驱除湿邪。

【应用】防己黄芪汤治风湿表虚证，以身重、汗出、恶风、脉浮为主症，以其加减可用于治疗慢性肾炎、慢性肾盂肾炎、心源性水肿、风湿性关节炎、类风湿关节炎、荨麻疹等，可据症加党参、苍术、茯苓健脾运湿，加牛膝、菟丝子、淫羊藿等补肾温阳利湿，加当归尾、赤芍、红花、益母草等活血利水。

【按语】本篇所论湿病，侧重外湿，多兼风、寒、热等邪气。湿性重浊黏腻，流注关节，故症见关节疼痛而烦或一身尽痛、体重而酸疼。治疗湿病，表湿宜发汗，风湿宜微汗，寒湿宜温散；寒湿在表，用麻黄加术汤发汗利湿；风湿相合，身疼发热、日晡所剧者，用麻杏苡甘汤轻清宣化、祛风利湿；风湿兼表虚，用防己黄芪汤益气行湿（表 2-3）。

表 2-3　麻黄加术汤证、麻杏苡甘汤证和防己黄芪汤证鉴别

方证名称	证候特点	病因病机	治则治法	方药组成
麻黄加术汤证	身烦疼，恶寒，发热，无汗	寒湿束表，营卫郁滞	发汗解表，除湿解痹	麻黄三两、桂枝二两、炙甘草二两、杏仁七十个、白术四两
麻杏苡甘汤证	一身尽疼，发热，日晡所剧	风湿郁表，郁而化热	轻清宣化，祛风利湿	麻黄半两、炙甘草一两、薏苡仁半两、杏仁十个
防己黄芪汤证	身重，汗出，恶风，脉浮	风湿在表，卫虚不固	益气除湿，调和营卫	防己一两、炒甘草半两、白术七钱半、黄芪一两一分、生姜四片、大枣一枚

4. 桂枝附子汤证、白术附子汤证

2-23 伤寒八九日，风湿相搏，身体疼烦，不能自转侧，不呕不渴，脉浮虚而涩者，桂枝附子汤主之；若大便坚，小便自利者，去桂加白术汤主之。

桂枝附子汤方

桂枝四两,去皮　　生姜三两,切　　附子三枚,炮,去皮,破八片　　甘草二两,炙　　大枣十二枚,擘

上五味,以水六升,煮取二升,去滓,分温三服。

白术附子汤方

白术二两　　附子一枚半,炮,去皮　　甘草一两,炙　　生姜一两半,切　　大枣六枚

上五味,以水三升,煮取一升,去滓,分温三服。一服觉身痹,半日许再服,三服都尽,其人如冒状,勿怪,即是术、附并走皮中,逐水气,未得除故耳。

【释义】论风寒湿在表兼卫表阳虚的证治。

伤寒表证八九日不解,原因在于风、寒、湿邪痹着肌表,所以全身疼痛剧烈难忍,难以转侧。不呕,说明邪未传及少阳;不渴,否定了病变传里犯胃、化热伤津。"脉浮虚而涩","浮虚"即浮而无力;"涩"为脉道不利,为湿邪困阻。脉症合参,证属风寒湿邪痹着肌表兼卫表阳虚。治用桂枝附子汤,祛风散寒、温阳除湿。药用桂枝辛温,祛风散寒;附子温阳散寒除湿;生姜、甘草、大枣调和营卫,助正祛邪;诸药相配,意在温阳扶正,使风、寒、湿邪从表而散。

"若大便坚,小便自利者",说明湿不在里,里气调和,其实是湿邪仍留滞于肌表之意。提示服用桂枝附子汤后,易祛之风邪已基本解除,而黏腻难去之湿邪亦减轻但未消除。故此时以湿邪为主,但证候减轻,故桂枝附子汤去走表散寒的桂枝,加白术以运湿邪,而且其余药量均减半,则为白术附子汤。药后如果出现周身麻木不仁或昏冒,这是附子、白术并走皮内,正气得药力之助,欲逐水气而出所致,非病情恶化,故云"勿怪"。

5. 甘草附子汤证

2-24 风湿相搏,骨节疼烦掣痛,不得屈伸,近之则痛剧,汗出短气,小便不利,恶风不欲去衣,或身微肿者,甘草附子汤主之。

甘草附子汤方

甘草二两,炙　　白术二两　　附子二枚,炮,去皮　　桂枝四两,去皮

上四味,以水六升,煮取三升,去滓。温服一升,日三服,初服得微汗则解。能食,汗出复烦者,服五合。恐一升多者,服六、七合为妙。

【释义】论风寒湿痹兼表里阳虚的证治。

"风湿相搏",此指风、寒、湿三气互相搏结。寒性凝滞、主收引,致使气血痹阻,经脉不通,故疼痛剧烈。湿性黏腻滞着,留注关节而不行,筋脉拘挛,则肢体关节牵引疼痛,甚至难以屈伸,触碰而痛甚;风胜于肌表,营卫不和,卫阳

虚弱，卫外不固，故而汗出、恶风不欲去衣。湿邪内阻，三焦气化不利，肺气不利，故而短气；里阳虚衰，气化不利则小便不利；水湿内停，泛溢肌肤，故而身微肿。脉症合参，证属表里阳气俱虚，风寒湿邪留注关节，治用甘草附子汤，温阳散寒、祛风除湿、表里同治。

甘草附子汤重用桂枝祛风散寒，通阳化气；附子温经扶阳，散寒除湿；白术苦温，健脾运湿行水；甘草扶中；诸药配伍，振奋表里阳气，每次服药仅六七合，意在缓而行之，使风寒湿邪从微汗而解。这是因为风寒湿邪留注关节，风、寒之邪容易驱除，而湿邪黏腻难除，用峻药缓行之法，可使风、湿之邪并去而不留，本方以甘草名方，也有此意。

【应用】甘草附子汤为风寒湿痹兼表里阳虚的常用方，以肢体关节疼痛、小便少、下肢浮肿、胸闷心悸、舌暗紫苔腻等为主症。如久病瘀血内阻，可加川芎、蜈蚣、当归等活血化瘀；若腰膝酸软、重着疼痛，可加桑寄生、杜仲、牛膝、狗脊等补肾强腰、散寒除湿；若身痛较重，可加姜黄、海桐皮、麻黄、细辛等温散通络止痛。

【按语】桂枝附子汤、白术附子汤与甘草附子汤三方均有附子，都可治疗风湿在表兼阳虚的病证，但各有特点。风寒湿邪痹着于肌表，风、寒较盛而表阳虚者，用桂枝附子汤；寒、湿较重者，用白术附子汤；风寒湿邪痹着于筋骨关节，表里阳气俱虚者，用甘草附子汤温阳散寒除湿（表2-4）。

表 2-4　风寒湿邪痹着兼阳虚的三方证鉴别

方证名称	病因病机	证候特点	治则治法	方药组成
桂枝附子汤证	风寒湿在表(风、寒偏盛)，表阳已虚	关节肌肉疼痛,脉浮虚而涩,大便溏,小便不利	温阳解表,祛风除湿	桂枝四两、炮附子三枚、生姜三两、炙甘草二两、大枣十二枚
白术附子汤证	风寒湿在表(寒、湿偏盛)，表阳已虚	关节肌肉疼痛,脉浮虚而涩,大便坚,小便自利	温阳解表,健脾胜湿	白术二两、炮附子一枚半、生姜一两半、炙甘草一两、大枣六枚
甘草附子汤证	风寒湿痹，表里阳虚	骨节疼烦掣痛,不得屈伸,近之则痛剧,汗出短气,小便不利,恶风寒,或身微肿	温阳散寒,祛风除湿	炙甘草二两、白术二两、炮附子二枚、桂枝四两

三、暍病证治

2-25 太阳中暍，发热恶寒，身重而疼痛，其脉弦细芤迟。小便已，洒洒然毛耸，手足逆冷，小有劳身即热，口开，前板齿燥。若发其汗，则恶寒甚；加温针，则发热甚，数下之，则淋甚。

【释义】 论中暍的主要脉症及误治后的变证。

暑为六淫之邪，发于夏季。暑热熏蒸，迫汗外出，汗出过多伤阳，且致气阴两虚，故而恶寒，这种恶寒与《伤寒论》白虎加人参汤证所见"时时恶风""背微恶寒"的机理相同。暑多夹湿，湿郁肌腠，营卫不利，故"身重而疼痛"。气阴两虚，故脉见"弦细"或"芤迟"。太阳内合膀胱，外应皮毛，小便时阳随热泄，阳气一时虚馁，所以感觉形寒毛耸、"手足逆冷"。气阴两虚，故而稍微劳作即阳气外浮而身热；暑热灼津，阴液不足，故口开气喘。阴津亏虚口齿失润，则前板齿燥。脉症合参，证属阳热炽盛、气阴两虚。若误将"恶寒"视为表证，贸然"发其汗"，必更伤阳气而恶寒加重；误"加温针"，更助暑热，则发热加剧；若误将"口开，前板齿燥"诊为里热实证而数用攻下法，则阴亏而热盛，致使小便频数短少如"淋甚"。本条所述中暍，未出治法，有医家提出可用白虎加人参汤、王氏清暑益气汤，辛寒清热、益气生津。

1. 白虎加人参汤证

2-26 太阳中热者，暍是也。汗出恶寒，身热而渴，白虎加人参汤主之。

白虎加人参汤方

知母六两　石膏一斤,碎　甘草二两　粳米六合　人参三两

上五味，以水一斗，煮米熟汤成，去滓，温服一升，日三服。

【释义】 论伤暑热盛伤津的证治。

暍，即伤暑病。所谓"太阳中热"，即感受暑热引发的病变。因暑热熏蒸、热盛汗出多而腠理空虚，故汗出恶寒。但这种恶寒是汗出在先，因汗出而恶寒，与风寒束表、卫阳被郁，或里阳不足、失于温煦而致的恶寒（畏寒）不同。暑热伤津，故见身热而渴、欲饮水数升。治用白虎加人参汤清热解暑、益气生津。方中以白虎汤辛寒清热，加人参益气生津，共奏清热祛暑、生津益气之功。

【应用】 用白虎加人参汤治伤暑热盛津伤，可酌加沙参、麦冬、荷叶等；现今

临床常用于治疗感染性疾病、热射病等引起的高热、烦渴，糖尿病、甲状腺功能亢进症等属于气分热盛者。张锡纯以山药代方中粳米，既能补脾阴，又能防石膏过寒而伤中气，临床可参考。

2. 瓜蒂汤证

2-27 太阳中暍，身热疼重而脉微弱，此以夏月伤冷水，水行皮中所致也。一物瓜蒂汤主之。

一物瓜蒂汤方

瓜蒂二十个

上锉，以水一升，煮取五合，去滓，顿服。

【释义】论伤暑夹湿的证治。

暑热郁蒸肌表，所以身热；伤暑夹湿，湿郁肌腠，阻遏卫阳，故身体疼痛且沉重；暑热耗气伤津，故脉微弱。若因夏月贪凉饮冷，或汗出入冷水，水湿邪气侵入肌腠，郁遏阳气所引发的暑热证，可用一物瓜蒂汤行水化湿。

瓜蒂味苦性寒，《神农本草经》载其："主大水，身面四肢浮肿，下水……皆吐下之。"可见瓜蒂既能宣发上焦，又可行水化湿，本条用其治疗伤暑，意在开泄腠理、宣通阳气，以利于消除水湿而解暑。因瓜蒂苦寒有毒，临床上罕用其治疗伤暑，后世医家有提出用香薷饮治疗者，可以参考。

小结

本篇论述了痉、湿、暍三种外感六淫邪气所致的疾病，因其临床表现与太阳病有相似之处，故而也见于《伤寒论》中。

痉病以项强急、卒口噤、背反张为主症，病在筋。本篇强调外感风寒湿邪、汗下太过、津血亏虚可以导致痉病；柔痉者，治用瓜蒌桂枝汤，解肌祛风、养阴舒筋；刚痉者，治用葛根汤，解肌发汗、生津舒筋；热实致痉者，因阳明实热灼伤阴津所致，治用大承气汤，急下存阴，以解其痉。总之，治疗痉病，在祛邪的同时，顾护津血是重要原则。

湿病有外湿、内湿之分，本篇所论重在外湿，多兼风、寒、热等邪气。湿性重浊黏腻，多流注关节，故以关节疼痛而烦或一身尽痛、体重而酸疼为主症。治疗湿病，表湿宜发汗，里湿宜利小便，禁用大汗、攻下、火攻之法。风湿宜微汗，寒湿宜温散；寒湿在表，用麻黄加术汤发汗利湿；风湿相合，身疼发热、日晡所剧者，用麻杏苡甘汤，轻清宣化、清热利湿；风湿兼表虚，用防己黄芪汤，益气行湿。风寒湿邪痹着于肌表，风、寒较盛而表阳虚者，用桂枝附子汤；寒、湿较重者，用白术附子汤；风寒湿邪痹着于筋骨关节、表里阳气俱虚者，用甘草附子汤，温阳散寒除湿。

暍病，又名伤暑，因感受暑热之邪而引起，以发热身重、汗出烦渴、少气脉虚为主症。暑热炽盛，耗气伤津者，用白虎加人参汤清暑益气；若暑病夹湿，用一物瓜蒂汤，宣发上焦、行水化湿，但其疗效有待临床验证。

百合狐惑阴阳毒病证治第三

导读

本篇条文共计 15 条，载方 12 首，论述了百合、狐惑、阴阳毒三种病的证治。

第 1~9 条论百合病证治，第 1 条为百合病的总论，阐述了百合病的发病机理、脉症和转归。第 2~9 条论百合病的分型证治。百合病既可发生在伤寒热病之后，因余热未清、心肺阴虚火旺而引起；也可因情志不遂，导致阴虚内热，以精神恍惚、饮食和行动异常、口苦、尿赤、脉微数等为主症。

第 10~13 条论狐惑病的辨治。狐惑病多是湿热虫毒蕴结所引起的疾患，以目赤、咽喉和前后二阴蚀烂等为主症。

第 14、第 15 条论阴阳毒的证治。阴阳毒是阴毒病和阳毒病的总称，因感受疫毒邪气，蕴于血分而成。阴毒表现为面目青、身痛如被杖、咽喉痛等；阳毒则表现为面赤斑斑如锦文、咽痛、吐脓血等。

因以上三种疾病，虽然在病因、主症、治疗等方面各具特点，但其发病多与外感邪气有关，且均表现有不同程度的神志变化，所以将其合为一篇论述。

一、百合病证治

3-01 论曰：百合病者，百脉一宗[1]，悉致其病也。意欲食复不能食，常默默[2]，欲卧不能卧，欲行不能行，欲饮食，或有美时，或有不用闻食臭[3]时，如寒无寒，如热无热，口苦，小便赤，诸药不能治，得药则剧吐利，如有神灵者[4]，身形如和[5]，其脉微数。每溺[6]时头痛者，六十日乃愈；若溺时头不痛，淅然[7]者，四十日愈；若溺快然[8]，但头眩者，二十日愈。其证或未病而预见，或病四五日而出，或病二十日或一月微见者，各随证治之。

【词解】

[1]百脉一宗：百脉，泛指全身血脉，分之则是百脉，合之则是一宗，即人体百脉，同出一源。

[2]默默：默，静也。默默，指病人寂然不语。

[3]臭（xiù）：气味的总称。

[4]如有神灵者：指百合病诸药不能治，得药则剧吐利，具有恍惚不定、去来不可凭的特征，如同神灵所为。

[5]身形如和：指从外表上观察，患者没有明显的病态，好像没有什么病。

[6]溺（niào）：同"尿"，即小便。

[7]淅然：形容怕风、寒栗貌。

[8]快然：指排便通畅，无任何不适。

【释义】论百合病的病因、病机、症状、辨治原则和预后。

关于百合病的命名，清代医家魏荔彤认为："因百合一味而疗此疾，因得名也。"即因用百合治疗本病有较好疗效而命名，这也是古代劳动人民在和疾病长期斗争过程中总结的宝贵经验。后世注家，也有从中医学理论即"心主血脉、肺主治节而朝百脉"出发，认为心肺功能正常，则气血调和，百脉皆可得养；反之，若心肺阴虚火旺，百脉受累，证候虽百出，但均责之于心肺，故云"百脉一宗，悉致其病"。

百合病的临床表现主要是由于心肺阴虚内热引起的心神不安及饮食行为失调等症状，如意欲食复不能食、欲卧不能卧、欲行不能行、如寒无寒、如热无热等似是而非的表现。虽然使用过多种药物治疗，但效果均不理想，甚至出现服药后呕吐下利，从形体上观察则又似乎一如常人。同时，因为心肺阴虚内热导致的口苦、小便赤、脉微数等症状则始终存在。根据上述病证特点，可诊断百合病，其治疗原则也应该是针对心肺阴虚内热，以养阴清热为大法，不可妄用汗、吐、下等攻邪治疗，避免更伤气阴。当然，如果因情志内伤，心肺阴虚火旺所引起的百合病，治疗时除药物外，也需要注意心理疏导，这也是文中所讲"各随证治之"的引申。

百合病的临床表现具有不确定性，其痊愈的时间也各不相同。原文中指出以小便时有无头痛、畏寒、甚或头眩，推测痊愈的时间，这大概是基于中医学理论所提出的肺有通调水道、下输膀胱的作用，而膀胱又外应皮毛，其经脉行于脊背，上行至头项、入络脑等，根据小便时出现症状的轻重推测正气的盛衰，进而据此判断病情轻重和痊愈时间，文中所谓二十日、四十日、六十日可愈，则是大约之数，不必拘泥。

3-09 百合病见于阴者，以阳法救之；见于阳者，以阴法救之。见阳攻阴，复发其汗，此为逆；见阴攻阳，乃复下之，此亦为逆。

【释义】论百合病的治疗原则。

百合病的病机，主要是心肺阴血两虚，阴虚生热，内热反过来又可耗损气阴。其治疗原则应是补阴血之亏虚，同时清解虚热，调整阳之偏盛，即所谓"见于阳者，以阴法救之"，本篇所载百合病诸方药，皆遵循这一原则（表3-1）。如以百合地黄汤为正治方，误汗之后，用百合知母汤；误下之后，用滑石代赭汤；误吐之后，用百合鸡子汤；如百合病变渴，用百合洗方；如渴不差，用瓜蒌牡蛎散；如变发热，用百合滑石散。但阴虚之甚者，久病亦常常损及阳气，而见恶寒、神疲乏力等症，此时在治疗上又应该酌用养阳之法，即"见于阴者，以阳法救之"。总之，治疗的方法，不外用阴和阳、用阳和阴，使其阴阳平谧则病愈。如病见于阳，不予养阴以和阳，反攻其阴，则阴更伤，再用发汗的方法，伤其阳气，是错误的。同样，若病见于阴，不用扶阳的方法以和阴，而反攻其阳，使阳更伤，并伤其阴，也同样是错误的。

表 3-1　百合病证治一览表

证治分类	治则治法	主治方剂	方药组成
心肺阴虚内热	益阴清热，润养心肺	百合地黄汤	百合七枚、生地黄汁一升、泉水二升
百合误汗，津亏热盛	养阴清热，润燥除烦	百合知母汤	百合七枚、知母三两、泉水四升
百合误下，胃失和降	养阴清热，和胃降逆	滑石代赭汤	百合七枚、滑石三两、代赭石一枚、泉水四升
百合误吐，胃气失和	滋养阴液，安神和胃	百合鸡子汤	百合七枚、鸡子黄一枚、泉水二升
百合病不解，渴者	养阴清热，润燥生津	百合洗方	百合一升
百合病，渴不差者	清热生津，润燥止渴	瓜蒌牡蛎散	瓜蒌根、牡蛎等分
百合病变发热者	清润心肺，泻热利尿	百合滑石散	百合一两、滑石三两

1. 百合地黄汤证

3-05 百合病，不经吐、下、发汗，病形如初者，百合地黄汤主之。

百合地黄汤方

百合 七枚,擘　　生地黄汁 一升

上以水洗百合，渍一宿，当白沫出，去其水，更以泉水二升，煎取一升，去滓，内地黄汁，煎取一升五合，分温再服。中病，勿更服。大便常如漆。

【释义】论百合病未经汗、吐、下的正治法。

百合病由于心肺阴血两虚，阴虚内热，未经吐、下、发汗等误治，日虽久而病情如初，治当润肺养心、益阴清热，方用百合地黄汤。方中百合养肺阴，清虚热；生地黄益营凉血，滋水降火，调和血脉；泉水利小便，泻虚热。三药相合，使阴气充，热邪去，百脉调和，病可自愈。服药后大便黑色如漆，是生地黄经消化后所染，停药后即可逐渐消失。

【应用】百合地黄汤原主治心肺阴虚内热、扰乱心神所致的百合病，可拓展应用于神经官能症、癔症、自主神经功能紊乱、失眠、焦虑等神经精神类疾病以及热病的善后调理，常与酸枣仁汤、甘麦大枣汤、柴胡剂等合用。可酌加柏子仁、合欢花、夜交藤、龙骨、牡蛎等治疗失眠、焦虑、更年期综合征等；加麦冬、沙参、五味子、桔梗、桑叶、贝母治疗肺燥喘咳、放射性肺炎等；加白茅根、仙鹤草、侧柏叶、黄芩炭、生地黄炭等治疗鼻衄。

2. 百合知母汤证

3-02 百合病，发汗后者，百合知母汤主之。

百合知母汤方

百合 七枚,擘　　知母 三两,切

上先以水洗百合，渍一宿，当白沫出，去其水，更以泉水二升，煎取一升，去滓；别以泉水二升煎知母，取一升，去滓；后合和，煎取一升五合，分温再服。

【释义】论百合病误汗后的治法。

百合病本属于心肺阴虚火旺，是不能用汗法治疗的。如果医生误将"如寒无寒，如热无热"认为是表证的恶寒、发热，而用汗法治疗，汗后伤津，心血肺阴更虚，则虚热更重，故而可出现心烦、口渴等临床表现。治宜养阴清热、润燥除烦，方用百合知母汤。方中百合清心润肺，益气安神；知母清热除烦，养阴止渴；以泉水煎药，取其清热利尿、导热下行之力。三药相合，共奏清热、养阴、润燥、除烦的作用。

【应用】百合知母汤作为清热养阴的经典方剂，常与甘草泻心汤、甘麦大枣汤及酸枣仁汤等方合用，广泛应用于失眠、抑郁症、更年期综合征、低热、乳腺疾病及神经衰弱等，可有效改善患者临床症状。现代研究发现百合知母汤的有效成分主要为黄酮类和皂苷类，并已确定其最佳提取工艺是百合、知母分别加 12 倍量水浸泡 12 小时、1.5 小时，提取时间 1.5 小时，后将提取液合并浓缩。

3. 滑石代赭汤证

3-03 百合病，下之后者，滑石代赭汤主之。

滑石代赭汤方

百合_七枚,擘_　滑石_三两,碎,绵裹_　代赭石_如弹丸大一枚,碎,绵裹_

上先以水洗百合，渍一宿，当白沫出，去其水，更以泉水二升，煎取一升，去滓；别以泉水二升煎滑石、代赭，取一升，去滓；后合和，重煎，取一升五合，分温服。

【释义】论百合病误下后的证治。

百合病本属心肺阴虚内热，不可攻下。若医者将"意欲食复不能食""口苦，小便赤""脉微数"等症误认为里热实证，而应用攻下法。误下之后，一则苦寒之品损伤胃气，胃气上逆而致哕；同时，下后加重津亏内热，所以常见小便短赤而涩。治当养阴润燥、清热利尿、降逆和胃，方用滑石代赭汤。方中以百合滋润心肺，益气安神；滑石清热利尿；（代）赭石和胃降逆；伍以泉水清热利尿，引热下行。三药共奏清热、利尿、和胃之功，使心肺得以清养、胃气得以和降而病愈。

【应用】现代临床多用本方加减治疗泌尿系疾病，如肾盂肾炎、尿道炎，出现尿频、尿急、小腹作胀，甚至尿道涩痛，证属阴虚火旺、湿热下注者，还可据症酌加淡竹叶、白茅根、通草、猪苓等清热利尿。

4. 百合鸡子汤证

3-04 百合病，吐之后者，用后方主之。

百合鸡子汤方

百合_七枚,擘_　鸡子黄_一枚_

上先以水洗百合，渍一宿，当白沫出，去其水，更以泉水二升，煎取一升，去滓，内鸡子黄，搅匀，煎五分，温服。

【释义】论百合病误吐后的证治。

百合病本属心肺阴虚内热，治不可吐。若医者误将"欲饮食，或有美时，或有不用闻食臭时"误认为宿食停滞，而用吐法，虚作实治，吐后更损肺胃之阴，而且扰乱其和降之气，胃中不和而出现虚烦不安。治以百合鸡子汤，养阴润燥除烦、安神和胃。药用百合滋养肺胃之阴，清热除烦；鸡子黄养阴润燥，养心血而安神；泉水养阴泻热。

【应用】百合鸡子汤具有滋养肺胃之阴、清热、和胃除烦之功，除治疗百合病误吐不可食者外，还拓展用于心脏神经官能症、心动过速、自主神经功能紊乱、高热性疾病脱水等等见于本方证者。苦胃气阴不足者，可酌加干竹、石斛等养阴和胃；若惊悸不宁、心烦失眠、盗汗者，可加龙骨、牡蛎、浮小麦、酸枣仁等；若肢体震颤、虚风内动者，可加龟甲、鳖甲、生地黄等；对于热病阴伤，或久病精亏，气血两虚者，可合用生脉散等。

5. 百合洗方证

3-06 百合病一月不解，变成渴者，百合洗方主之。

百合洗方

上以百合一升，以水一斗，渍之一宿，以洗身。洗已，食煮饼，勿以盐豉也。

【释义】论百合病经久变渴的外治法。

百合病本以心肺阴虚内热为病理特征，病经一月不解，阴津更加亏损，虚火亢盛，在这种情况下，仅单纯内服百合地黄汤则药力不足，难以取得满意疗效，故而需要外用百合洗方，以百合渍水洗身。因肺合皮毛，以百合水外洗，"洗其外，亦可通其内"。内服外洗，共收养阴清热之效。煮饼是小麦粉通称，可益气养阴、清热止渴，百合病以其饮食调摄，可协助除热止渴，不得用盐豉佐食，是担心其味咸能耗津增热，故而禁用。

6. 瓜蒌牡蛎散证

3-07 百合病，渴不差者，用后方主之。

瓜蒌牡蛎散方

瓜蒌根　牡蛎熬,等分

上为细末，饮服方寸匕，日三服。

【释义】论百合病渴而不差的治法。

本条应与上条一起分析，即百合病经过内服百合地黄汤、百合外洗治疗以后，而其渴仍然不解，这是因为热盛耗伤津液，药不胜病，需在前法的基础上，再加用瓜蒌牡蛎散治疗。方中瓜蒌根（即天花粉）气凉性润，清解肺胃之热，生津止渴；牡蛎咸寒，引热下行，促使邪热不再上炎。二药相伍，一升一降，既能清热生津，又能收敛浮热，使津液得生，虚热得解而口渴自除。

【应用】瓜蒌牡蛎散是养阴清热的方剂，适用于阴虚内热而渴者，以口渴引饮、虚烦不得眠、手足心热、潮热盗汗、小便短赤等为辨证要点，现今临床拓展用于糖尿病、盗汗等证属肺胃津亏、虚热内生者。

7. 百合滑石散证

3-08 百合病变发热者，百合滑石散主之。

百合滑石散方

百合 _一两，炙_[1]　　　滑石 _三两_

上为散，饮服方寸匕，日三服。当微利者[2]止服，热则除。

【词解】

[1] 炙：非指今之蜜炙，而是炒、烘、晒之意。

[2] 微利：指小便通利。

【释义】论百合病变发热的治法。

百合病由于心肺阴血亏虚，虚热游走无定，所以出现如寒无寒、如热无热。若变为发热者，是经久不愈，热郁于上，气行不畅，湿郁于下，湿热相合所致，临床当见发热、口苦、脉数、尿赤等症。治以百合滑石散，滋阴清热、利湿通便。方中百合清润心肺，使其不燥；滑石清热利水，使湿热从小便排出；二药相伍，虚热得解、湿热可除，而热可解。

【应用】百合滑石散原为百合病变发热而设，现代临床可拓展用于热病后期、反复发热，以及中暑、肾盂肾炎、膀胱炎、支气管扩张症等见本方证者。若津亏发热较重，可酌加玄参、太子参、麦冬、地骨皮、白薇等。

二、狐惑病证治

1. 甘草泻心汤证

3-10 狐惑之为病，状如伤寒，默默欲眠，目不得闭，卧起不安。蚀于喉为惑，蚀于阴为狐，不欲饮食，恶闻食臭，其面目乍赤、乍黑、乍白。蚀于上部则声喝，甘草泻心汤主之。

甘草泻心汤方

甘草_四两_　黄芩　人参　干姜_各三两_　黄连_一两_　大枣_十二枚_　半夏_半升_

上七味，水一斗，煮取六升，去滓再煎，温服一升，日三服。

【释义】论狐惑病的证治。

狐惑病是由于湿热久蕴，化生虫毒所致。本病湿热蕴蒸，邪正相争，故初起可见发热、恶寒，似伤寒而非伤寒。湿热内蕴，蒸腐气血，内损心肺，上犯咽喉，腐蚀糜烂，导致声音嘶哑，此为"惑"病。若湿热下注，病及二阴，则阴部腐蚀溃烂，而叫"狐"病。湿热内蕴，脾胃运化失常，所以称不欲饮食、恶闻食臭。湿热内壅心神，所以出现默默欲眠、目不得闭，而卧起不安。湿热为病，热上蒸，导致其面目乍赤；湿上遏，出现其面目乍黑；湿热下行，营卫阻滞，气血不能上荣，则面目乍白。上蚀于喉的，治宜甘草泻心汤。方中生甘草扶正解毒；配以黄芩、黄连苦寒清热，燥湿解毒；干姜、半夏辛燥行气以化湿；人参、大枣补中健运，以运湿邪。诸药相合，共奏清热燥湿、安中解毒、扶正祛邪之功。

【应用】临床常用本方重用生甘草加牛膝、生地黄等治疗现代西医学的白塞综合征，证属湿热内蕴者。白塞综合征是一种全身性、慢性、血管炎症性疾病，主要临床表现为复发性口腔溃疡、生殖器溃疡、葡萄膜炎及皮肤损害，也可累及血管、神经系统、消化道、关节、肺、肾、附睾等。此外，本方加减尚可治胃、十二指肠溃疡及慢性胃肠炎、复发性口腔溃疡、神经衰弱、产后下利以及磺胺类、解热止痛类药物过敏导致的咽喉、外阴糜烂等。

2. 苦参汤证

3-11 蚀于下部则咽干，苦参汤洗之。

苦参汤方

苦参_一升_

以水一斗，煎取七升，去滓，熏洗，日三。

【释义】论狐惑病蚀于前阴的外治法。

狐惑病，湿热腐蚀于下，前阴蚀烂。由于足厥阴肝经绕阴器，抵少腹，上通于咽，湿热毒邪循经自下而上冲，故而不仅可见前阴部瘙痒、溃烂，还可伴有咽喉干燥，治用苦参汤，熏洗前阴患处。药用苦参清热燥湿、解毒杀虫，可治前阴虫痒溃烂。

【应用】苦参汤现代常用于治疗湿疹、疥疮或会阴肛门瘙痒、肛周脓肿及白塞综合征。用于治疗赤白带下、阴道滴虫之阴部瘙痒，可酌加黄柏、龙胆、蛇床子、生百部等；治周身风痒、疥疮顽癣，可加土茯苓、木槿皮、黄柏、赤芍、白鲜皮、地肤子、蝉蜕等。

3. 雄黄熏方证

3-12 蚀于肛者，雄黄熏之。

雄黄熏方

上一味为末，筒瓦二枚合之，烧，向肛熏之。

【释义】论狐惑病蚀于肛门的治法。

湿热生虫，蚀于后阴，作痒作痛，肛门溃烂。此证可以在内服甘草泻心汤的同时，配以雄黄熏治后阴患处，以解毒除湿、杀虫止痒。

【应用】雄黄具有燥湿解毒、杀虫止痒之功，其外用杀虫解毒历史悠久，可用于痈疽肿毒、疥癣、恶疮、湿疮等多种病证。雄黄的主要成分是二硫化砷，经过直接焙烧可生成剧毒的三氧化二砷，可经皮肤与呼吸道吸收，外用烟熏时可发生中毒，引起心、肝、肾、肺及血管等组织器官的广泛损害，甚至导致死亡，应用时需要注意。

4. 赤小豆当归散证

3-13 病者脉数，无热[1]微烦，默默但欲卧，汗出。初得之三四日，目赤如鸠[2]眼，七八日，目四眦[3]黑；若能食者，脓已成也。赤小豆当归散主之。

赤小豆当归散方

赤小豆 三升，浸，令芽出，曝干　　当归 三两

上二味，杵为散，浆水[4]服方寸匕，日三服。

【词解】

[1]无热：谓无寒热，是无表证的互词。

[2]鸠：鸟名，即斑鸠，其目珠色赤。

[3]目四眦：眦，眼角。目四眦，即两眼的内角、外角。

[4]浆水：为南阳地区粉坊制淀粉的衍生品。将豌豆或绿豆经水泡透后加水磨制，静置后淀粉沉积于底层，混悬的糊浆经发酵变酸，静置后上面清澈者即为酸浆水。

【释义】论狐惑病成脓的证治。

由于湿热内盛，困扰心神，则脉数、微烦、默默但欲卧；湿热外蒸，腠理开泄，导致汗出；湿热郁于血分，蓄热不去，随肝经上注于目，出现目赤如鸠眼的

症状；如湿热壅遏，日久不解，蒸腐血肉而化脓，出现目四眦黑；化脓之时，病势局限，对脾胃影响较轻，所以病人能食。治用赤小豆当归散，清热利湿、解毒排脓。方中赤小豆渗湿清热，解毒排脓；当归活血养血，去瘀生新；浆水清凉解热。三药同用，脓除毒解、热退湿化，清代医家尤怡谓本方为"排脓血，除湿之良剂也"。本证的化脓部位，可在喉部、阴部、肛门、眼球前房。关于初得之三四日和七八日的时间，都是约略数，可以不必拘泥，仍是以病证变化为准。

【应用】据临床报道，赤小豆当归散加减可治疗渗液性皮肤病、传染性湿疹样皮炎、接触性皮炎、急性湿疹、外阴瘙痒溃烂、脓疱疮等。若灼热潮红者，可加金银花、连翘、牡丹皮；瘙痒较重者，可加荆芥、蝉蜕、地肤子、白鲜皮；渗液较多者加苍术、牛膝、薏苡仁等；加防己、丹参、海桐皮、忍冬藤等治疗湿热痹；加败酱草、薏苡仁、牛膝等治疗赤白带下。

三、阴阳毒证治（升麻鳖甲汤证）

3-14 阳毒之为病，面赤斑斑如锦文[1]，咽喉痛，唾脓血。五日可治，七日不可治，升麻鳖甲汤主之。

升麻鳖甲汤方

升麻二两　当归一两　蜀椒炒去汗,一两　甘草二两　雄黄半两,研　鳖甲手指大一片,炙

上六味，以水四升，煮取一升，顿服之，老小再服[2]，取汗。《肘后》《千金方》：阳毒用升麻汤，无鳖甲有桂；阴毒用甘草汤，无雄黄。

3-15 阴毒之为病，面目青，身痛如被杖，咽喉痛。五日可治，七日不可治，升麻鳖甲汤去雄黄、蜀椒主之。

【词解】

[1]锦文："文"通"纹"。锦文，即有彩色花纹的丝织品，此处指患者脸部有赤色的斑纹。

[2]老小再服：老人和小孩分两次服。

【释义】以上两条论阳毒、阴毒的证治。

阴阳毒均系感染疫毒所致。阳毒者，为实热体质者感受疫毒，火毒内蕴，扰于营血，血热行于皮下，出现面赤斑斑如锦文；火毒上灼咽喉，则咽喉疼痛；火毒内蒸，肉腐成脓，而吐脓血。阴毒者，为虚寒体质者感受疫毒，疫毒痼结于里，瘀血凝滞，阻塞不通，出现面目色青暗；经脉阻塞，血流不通，所以身痛如被杖；

疫疠毒邪结于咽喉，所以咽喉疼痛。阴阳毒病势凶险，应在邪气未盛、正气不衰之时即患病早期治疗。若病久则正虚邪盛，较为难治，故云"五日可治、七日不可治"。

升麻鳖甲汤中，升麻、甘草清热解毒，可治时气疫疠的喉痛；当归、鳖甲活血凉血，散瘀排脓，养阴清热；以上四药阴阳毒均可应用。阳毒则配以雄黄辛温，散瘀解毒；蜀椒温中止痛；雄黄、蜀椒均为温热之品，可助升麻、甘草解毒之力，又能助鳖甲、当归散瘀排脓，意在以阳从阳，欲其速散。阴毒者，不用雄黄、蜀椒以防损伤阴气。

【应用】现代医家提出斑疹伤寒、烂喉痧（猩红热）、咽部化脓性感染继发败血症、红斑狼疮、流行性出血热、登革热，或某些免疫系统疾病在其发病的某一阶段、急性弥散性血管内凝血等可参考阴阳毒辨证，中医辨证属热毒血瘀者，可用升麻鳖甲汤加减治疗。若血热较重者，可酌加犀角（以水牛角代）、生地黄等；血瘀较重者，加牡丹皮、赤芍、丹参；吐血衄血者，加白茅根、生地黄、侧柏叶等。

小结

本篇论述百合、狐惑、阴阳毒三种疾病的证治。

百合病的病机是心肺阴血两虚，阴虚生热，病气游走百脉，症状百出而捉摸不定。治疗应滋养心肺阴血、清除虚热，以百合地黄汤为代表方。本病因有误治和变证的不同，因而在治疗上也有所不同。如误汗之后，用百合知母汤；误下之后，用滑石代赭汤；误吐之后，用百合鸡子汤。如百合病变渴，用百合洗方；如渴不差，用瓜蒌牡蛎散；如变发热，用百合滑石散。

狐惑病的病机是湿热生虫、腐蚀气血，治以清热解毒、化湿扶正为主。如虫蚀于上部叫作"惑"，则声哑，用甘草泻心汤治之；蚀于前阴的叫作"狐"，则因黏膜溃破，可用苦参汤洗之；蚀于后阴，用雄黄熏之；如狐惑成脓、目眦黑而能食，用赤小豆当归散，清热解毒、活血排脓。

阴阳毒的病因是感受天地疫疠毒气所致，有传染性。两者均有咽喉痛，但阳毒以面赤斑斑如锦纹、吐脓血为主症，用升麻鳖甲汤清热解毒、活血排脓；阴毒以面目色青、身痛如被杖为主症，用升麻鳖甲汤去雄黄、蜀椒，以解毒散瘀。

疟病脉证并治第四

导读

　　本篇条文共计 8 条，载方 6 首，专论疟病。疟病是一种因感受疟邪引起的以战寒壮热、休作有时为特征的疾病。本篇论述了疟病的脉象、症状、病机、分类与治法等。据寒热多少，本篇论疟病分瘅疟、温疟、牝疟三种类型，同时指出日久不愈，可形成疟母。提出汗、下、吐、温、清、消、针刺、饮食调理等治法，为后世辨治疟病奠定了基础。

一、疟病主脉与治则

　　4-01 师曰：疟脉自弦，弦数者多热；弦迟者多寒。弦小紧者下之差，弦迟者可温之，弦紧者可发汗、针灸也，浮大者可吐之，弦数者风发[1]也，以饮食消息止之[2]。

【词解】

[1]风发：指感受风邪所引起的发热。

[2]以饮食消息止之：指合适的饮食调理。

【释义】论疟病的病因和治法。

　　疟病多与风邪相关，风气通于肝，肝被称为风木之脏，故疟病多见弦脉。因患者体质不同或兼夹邪气有异，发病后存在寒多热少、热多寒少、但寒不热的区别，故在弦脉基础上，又兼见其他脉象。如偏热盛者，脉弦数，可用清法。偏寒盛者，脉弦迟，可用汗法或针灸治疗。脉弦小而紧，为病偏于里，兼有宿食积滞，可考虑用下法。若脉浮而大，主邪热在上，可用吐法。除服药、针刺以外，还可辅以导引、饮食等治疗疟病，如热多者，可配合蔗汁、梨汁等甘寒之品，养阴清热。

4-03 师曰：阴气孤绝，阳气独发，则热而少气烦冤[1]，手足热而欲呕，名曰瘅疟。若但热不寒者，邪气内藏于心，外舍分肉之间，令人消铄脱肉。

【词解】

[1]烦冤：即心中烦闷不舒。

【释义】论瘅疟的病机和证候。

瘅疟是指里热炽盛，但热不寒的一种疟病。其病机为阳热亢盛，阴液亏虚，即"阴气先绝，阳气独发"。邪热内扰心神（即"邪气内藏于心"）而"烦冤"，胃气上逆则欲呕。手足为诸阳之本，邪热侵扰肌表（即"外舍分肉之间"），故手足发热。邪热充斥表里内外，壮火食气，燔灼阴津，故而少气而肌肉消损。关于瘅疟的治疗，后世医家主张用白虎汤、白虎加人参汤、竹叶石膏汤等加减。

二、疟病证治

1. 鳖甲煎丸证

4-02 病疟，以月一日发，当以十五日愈，设不差，当月尽解；如其不差，当云何？师曰：此结为癥瘕，名曰疟母。急治之，宜鳖甲煎丸。

鳖甲煎丸方

鳖甲十二分,炙　乌扇三分,烧　黄芩三分　柴胡六分　鼠妇三分,熬　干姜三分　大黄三分　芍药五分　桂枝三分　葶苈一分,熬　石韦三分,去毛　厚朴三分　牡丹五分,去心　瞿麦二分　紫葳三分　半夏一分　人参一分　䗪虫五分,熬　阿胶三分,炙　蜂窠四分,炙　赤硝十二分　蜣螂六分,熬　桃仁二分

上二十三味，为末，取煅灶下灰一斗，清酒一斛五斗，浸灰，候酒尽一半，着鳖甲于中，煮令泛烂如胶漆，绞取汁，内诸药，煎为丸，如梧子大，空心服七丸，日三服。《千金方》用鳖甲十二片，又有海藻三分，大戟一分，䗪虫五分，无鼠妇、赤硝二味，以鳖甲煎和诸药为丸。

【释义】论疟病要因时而治及疟母的形成、治疗。

古人以五日为一候，三候为一节气（亦云一更），一年有二十四节气七十二候。人与自然相应，营卫气血随节气变更而盈亏。疟病患者若素体强盛，经过正确治疗和适当调养，可正复邪衰，而病渐愈。若疟病发于月初，经过恰当治疗与调养，十五日后应当痊愈；若未痊愈，再过十五天，机体之气再更时，正气胜邪而病解。若病者素体虚弱，或失治误治，疟病反复发作，正气日衰，疟邪假血依痰，结成痼块，聚于胁下，形成疟母，可用鳖甲煎丸，破瘀化痰、扶正消癥。

本方组方出以下两首经方加减而成，以小柴胡汤（柴胡、黄芩、人参、干姜、半夏）行气解郁、扶正祛邪；桃核承气汤（桃仁、桂枝、大黄、赤硝）破血逐瘀；在此基础上主以鳖甲软坚散结，以桃仁、牡丹皮、阿胶、芍药、紫葳（即凌霄花）活血祛瘀通滞；鼠妇（即地虱）、䗪虫、蜂窠、蜣螂消坚杀虫治疟；葶苈、石韦、瞿麦通利水道、除湿热；乌扇（即射干）、半夏、厚朴行气开结；煅灶下灰、清酒为使药，引经入血分，一收一散，加强活血消积的功效。全方寒热并用，以攻为主，兼以扶正，为治疟母的主方。

【应用】鳖甲煎丸不独专治疟母，现今临床拓展用于肝硬化、肝纤维化、非酒精性脂肪肝、高脂血症、肝血管瘤、肝癌、卵巢肿瘤、癌性肿痛等疾病，属于正虚邪恋者均可选用。但本方以驱邪为主，久病体弱者，当与补益之剂合用，扶正祛邪。

2. 白虎加桂枝汤证

4-04 温疟者，其脉如平，身无寒但热，骨节疼烦，时呕，白虎加桂枝汤主之。

白虎加桂枝汤方

知母_{六两}　甘草_{二两,炙}　石膏_{一斤}　粳米_{二合}　桂枝_{三两,去皮}

上锉，每五钱，水一盏半，煎至八分，去滓，温服，汗出愈。

【释义】论温疟的证治。

温疟即热疟。《素问·疟论》载："温疟者，得之冬中于风，寒气藏于骨髓之中，至春则阳气大发，邪气不能自出，因遇大暑，脑髓烁，肌肉消……邪气与汗皆出，此病藏于肾，其气行从内出之于外也。"提出温疟为病，为内有伏邪，至夏季感受暑热而发，具有先热后寒、热重寒轻等症，本条即是阐发《皇帝内经》有关温疟之论。"其脉如平"指温疟的脉象和平时常见的疟脉一样，多见弦数。骨节疼烦，为表寒未解。里热炽盛，胃气上逆，则时时作呕。治用白虎加桂枝汤，以白虎汤辛寒清热、兼以生津，加桂枝通阳散寒。

【应用】临床现多用白虎加桂枝汤治疗类风湿关节炎、痛风性关节炎、强直性脊柱炎、肺炎发热、乙型脑炎、小儿咳嗽等；可据症酌加苍术、秦艽等散寒除湿，加姜黄、海桐皮治上肢痛重，加牛膝、威灵仙治下肢痛重，加防己、连翘、桑枝清热通络等。

3. 蜀漆散证

4-05 疟多寒者，名曰牝疟，蜀漆散主之。

蜀漆散方

蜀漆_{洗去腥}　云母_{烧二日夜}　龙骨_{等分}

上三味，杵为散，未发前以浆水服半钱。温疟加蜀漆半分，临发时服一钱匕。一方云母作云实。

【释义】论牝疟的证治。

"牝"指雌性鸟兽，属阴，疟病发作时若寒多热少则属阴，故名牝疟。多因素体阳虚，痰饮内留，郁遏阳气，疟邪留于阴分多而阳分少，方选蜀漆散以祛痰止疟。方中以蜀漆祛痰截疟；云母甘温生发阳气以扶正，龙骨收敛扶阳、镇惊安神。方后注云"临发时服"，与《素问·刺疟篇》所云"凡治疟，先发如食顷，乃可以治，过之则失时也"一致，强调截疟方应在未发前 1～2 小时服用，具有临床意义。

【应用】蜀漆散是治疗阳虚痰阻之牝疟的基础方，临床拓展用于抑郁症、癔症、精神分裂等，以寒热交作、头痛、口中腻、脉弦或紧或沉为审证要点，可伴随胸闷脘痞、神疲体倦、全身酸困等症状。若口渴者，可加天花粉、麦冬生津止渴；痰盛者，加半夏、陈皮燥湿理气化痰；阳郁明显者，加桂枝、生姜通阳散结化痰；有瘀血者，加鳖甲、赤芍软坚凉血散瘀等。

附方

1. 牡蛎汤

4-06 牡蛎汤：治牝疟。

牡蛎_{四两，熬}　麻黄_{四两，去节}　甘草_{二两}　蜀漆_{三两}

上四味，以水八升，先煮蜀漆、麻黄，去上沫，得六升，内诸药，煮取二升，温服一升。若吐，则勿更服。

【释义】论牡蛎汤可治牝疟。

牡蛎汤即蜀漆散去云母、龙骨，加牡蛎、甘草、麻黄。蜀漆配麻黄开阴邪之固闭，配牡蛎软坚散结、敛阴助阳。甘草甘缓，调和诸药。从应用麻黄、甘草分析，本方更适用于表寒较重的牝疟，如症见头身疼痛、骨节酸痛、恶寒无汗等的表寒证。方后强调"若吐，则勿更服"，提示中病即止。

2. 柴胡去半夏加瓜蒌汤

4-07 柴胡去半夏加瓜蒌汤：治疟病发渴者，亦治劳疟。

柴胡_{八两} 人参 黄芩 甘草_{各三两} 瓜蒌根_{四两} 生姜_{二两} 大枣_{十二枚}

上七味，以水一斗二升，煮取六升，去滓，再煎，取三升，温服一升，日二服。

【释义】论柴胡去半夏加瓜蒌汤可治劳疟。

劳疟即久疟不愈，反复发作，气血虚弱，疟邪不解者。柴胡去半夏加瓜蒌汤见于《伤寒论》小柴胡汤证后加减法。伤寒邪在少阳，枢机不利，症见寒热往来。疟病寒热，也可见寒热往来，故可用小柴胡汤和解少阳、祛除疟邪。渴者为津液亏虚，故去半夏之辛温，加瓜蒌根（天花粉）甘寒清热、生津解渴；以人参、大枣、炙甘草健脾和胃、补中益气。全方攻补兼施，故而适用于久疟不愈、正虚邪实者。

3. 柴胡桂姜汤

4-08 柴胡桂姜汤：治疟寒多微有热，或但寒不热。服一剂如神。

柴胡_{半斤} 桂枝_{三两,去皮} 干姜_{二两} 瓜蒌根_{四两} 黄芩_{三两} 牡蛎_{三两,熬} 甘草_{二两,炙}

上七味，以水一斗二升，煮取六升，去滓，再煎，取三升，温服一升，日三服。初服微烦，复服汗出便愈。

【释义】论柴胡桂姜汤可治疟病寒热少者。

本方即《伤寒论》柴胡桂枝干姜汤，治少阳枢机不利，兼水饮内停；伤寒大家刘渡舟教授提出本方证核心病机为胆热脾寒，以口苦、便溏为主症。本条载其治疟病寒多热少或但寒不热，但从药物组成来看，以柴胡、黄芩和解少阳，桂枝、干姜温阳散寒，牡蛎软坚散结，瓜蒌根（天花粉）清热生津止渴，甘草调和诸药；诸药配伍，具有和解少阳、平调阴阳寒热的功效。

小结

　　本篇专论疟病，首条即对疟病作了纲领性论述，以"疟脉自弦"从脉象论病机，以战寒壮热、休作有时为主症。继而以寒热多少为依据，将疟病分为但热不寒的"瘅疟"；热多寒少的"温疟"，治用白虎加桂枝汤；寒多热少的"牝疟"，治用蜀漆散；以及疟病迁延日久，可结为"疟母"，治用鳖甲煎丸。并附有牡蛎汤、柴胡去半夏加瓜蒌汤、柴胡桂姜汤三方，补充疟病的治疗方药。

中风历节病脉证并治第五

导读

本篇共计原文 19 条，用方 12 首，论中风与历节两种病证。

中风病又名卒中，是一种以突然昏倒，继而出现口眼㖞斜、半身不遂，甚至昏迷不省人事等为主症的疾病。关于其治疗，计有侯氏黑散、风引汤、防己地黄汤、头风摩散。

历节病是指以肿痛遍历多个关节，日久关节活动障碍，身体羸瘦为主的病证。本病多系肝肾气血不足，风寒湿邪侵袭，痹阻关节所致。关于其治疗，计有桂枝芍药知母汤、乌头汤、矾石汤。

以上两病，皆与素体气血不足、风邪侵袭有关，故合为一篇论述。此外，本篇还附有《千金》三黄汤、《古今录验》续命汤、《近效方》术附汤、崔氏八味丸、《千金方》越婢加术汤等方，进一步丰富了相关证治。

一、中风病证治

5-01 夫风之为病，当半身不遂，或但臂不遂者，此为痹。脉微而数，中风使然。

【释义】论中风病的脉症及其与痹病的鉴别。

中风病以身体一侧肢体突然不能随意志运动为主要表现，故曰"夫风之为病，当半身不遂"。若肢体局部不能随意志运动，则属痹病，多系风寒湿痹阻经脉而发病（表5-1）。"脉微而数"则是通过脉象补述中风病的病机，"脉微"主气血不足，"脉数"乃邪盛有余，微数并见，强调中风病因气血亏虚，风邪外袭使然，治宜扶正祛邪。

表 5-1　中风与痹病鉴别

	病因病机	证候特点
中风	气血亏虚,外邪侵袭,由经络入于脏腑(正虚为主)	半身不遂,口眼歪斜,甚至神志不清,脉微而数
痹病	风寒湿邪痹着于肌肉或筋骨(邪实为主)	但臂不遂,关节肌肉疼痛,神志清醒,脉涩

5-02 寸口脉浮而紧，紧则为寒，浮则为虚，寒虚相搏，邪在皮肤[1]。浮者血虚，络脉空虚；贼邪不泻[2]，或左或右；邪气反缓，正气即急[3]，正气引邪，㖞僻不遂[4]。

邪在于络，肌肤不仁[5]；邪在于经，即重不胜[6]；邪入于腑，即不识人；邪入于脏，舌即难言，口吐涎。

【词解】

[1]皮肤：与下文"络脉"同义，意指受邪的病位浅表。

[2]贼邪不泻：贼邪，外邪也。贼邪不泻，即外邪稽留不去。

[3]邪气反缓，正气即急：指受邪的一侧筋脉肌肉松弛，无病的一侧反而紧张。

[4]㖞僻不遂：口眼歪斜，不能随意运动。

[5]肌肤不仁：肌肤麻木不仁。

[6]重不胜：肢体重着，不易举动。

【释义】论中风的病因病机和脉症。

寸口脉浮而紧，浮为气血不足，紧为寒邪外束，即风寒之邪乘气血络脉亏虚而侵袭，故云"寒虚相搏，邪在皮肤"，皮肤指病位表浅。营血亏虚，无力抗邪，故而邪随虚处而留着不去。受邪的一侧，因络脉闭塞，经络缓而不用，故而呈现弛缓状态，故曰"邪气反缓"；未病的一侧，经络气血运行正常，筋脉肌肉功能正常有力，因而相对表现为紧张拘急。紧张有力的一侧牵引弛缓的病侧肢体，于是出现口眼歪斜，故而中风之口眼歪斜，向左者病在右，向右者病在左。

病邪侵袭人体，有轻重深浅的不同，若病变较轻，病位在络，营卫气血不能运布于肌表，肌肤失去濡养则麻木。若病变较重，邪中经脉，气血不能运行于肢体，则肢体沉重不能自如地活动。若病情更重，邪气深入脏腑，影响脏腑功能，则可出现神志昏迷、言语困难、口中流涎等症状。本条将中风按病位深浅分为中络、中经、入腑、入脏四种轻重不同的病证，为后世将中风病分为中经络、中脏腑论治奠定了基础。

1. 侯氏黑散证

5-03 侯氏黑散：治大风，四肢烦重，心中恶寒不足者。《外台》治风癫。

菊花四十分　白术十分　细辛三分　茯苓三分　牡蛎三分　桔梗八分　防风十分　人参三分　矾石三分　黄芩五分　当归二分　干姜三分　川芎三分　牡牧三分

上十四味，杵为散，酒服方寸匕，日一服，初服二十日，温酒调服，禁一切鱼肉大蒜，常宜冷食，六十日止。即药积在腹中不下也，热食即下矣，冷食自能助药力。

【释义】论侯氏黑散的主治病证。

所谓"大风"，从本文所描述的症状及用方来看，应是以阳虚血亏为本，风邪直中脏腑，传变迅速的病证。邪阻经络，经脉痹阻，故四肢烦重。阳虚血亏，故心中恶寒不足。侯氏黑散以人参、白术、茯苓、干姜补脾益气温阳；川芎、当归养血活络；菊花、防风、桂枝、细辛祛风散邪；桔梗宣肺行气；黄芩清泻内热，兼能制姜、桂之燥热；牡蛎、矾石疏经通络，化痰燥湿；诸药合用，填补气血、祛风散邪，故适于气血不足，风邪外袭，兼中阳不足、痰浊内停之大风证。

【应用】侯氏黑散体现了补虚化痰、养血活血、祛风除湿、散瘀活络的治法，对临床有广泛的实用价值，后世的人参再造丸、活络丹均是据侯氏黑散化裁而成。脑卒中（俗称中风，包括脑出血、脑栓塞、中风后遗症）或高血压等病，证属气血内虚，风痰内壅，入中经络，阻滞脏腑气机者，可加减选用本方。

5-04 寸口脉迟而缓，迟则为寒，缓则为虚；荣缓则为亡血[1]，卫缓则为中风。邪气中经，则身痒而瘾疹[2]；心气不足，邪气入中，则胸满而短气。

【词解】

[1]亡血：此处作血虚解。

[2]瘾疹：即风疹。常突然发病，表现为皮肤上出现麻粒或豆瓣大小的疹块，时隐时现，瘙痒难忍。

【释义】论中风和瘾疹的发病机制。

寸口脉"迟而缓"，迟脉主风寒外袭，缓为营卫气血亏虚。营卫气血不足，表气不固，则易为风寒之邪所中，导致中风病，这一病机与第2条相同，均为"内虚邪中"。若病轻者，可导致风疹，因风邪欲外泄而不能，故而肌肤瘙痒。胸为心肺所居，心主血属营，肺主气属卫，风邪外袭，营卫不和，病及心肺，气机不利，故而胸闷、短气。本条所论营卫亏虚所致的瘾疹，可选桂枝加芍药生姜各一两人参三两新加汤、荆防四物汤等加减治疗。

2. 风引汤证

5-05 风引汤：除热瘫痫。

大黄　干姜　龙骨各四两　桂枝三两　甘草　牡蛎各二两　寒水石　滑石　赤石脂　白石脂　紫石英　石膏各六两

上十二味，杵，粗筛，以韦囊[1]盛之，取三指撮，井花水[2]三升，煮三沸，温服一升。治大人风引，少小惊痫瘈疭[3]，日数十发，医所不疗，除热方。巢氏云：脚气宜风引汤。

【词解】

[1]韦囊：古代用皮革制成的药袋。

[2]井花水：指清晨最先汲取的井水。

[3]惊痫瘈疭：惊痫，即惊风或癫痫；瘈疭指动风抽搐。

【释义】论风引汤的主治病证。

方后注言风引汤可治大人风引、少小惊痫瘈疭，从其药物组成来看，所谓风引即热瘫痫，应为热盛生风，肝风内动导致的四肢抽搐、角弓反张一类的病证，其中包括小儿惊风、成人半身不遂等。方中生石膏、寒水石、滑石辛咸寒，以清泻风化之火；紫石英、赤石脂、白石脂、龙骨、牡蛎重镇潜阳息风；桂枝、干姜辛温运脾，反佐以制诸石之寒；大黄苦寒泻热；甘草、井花水能和中益气、调和诸药，以顾护脾胃之气。诸药合用，能清热泻火、平肝息风、镇静安神。

【应用】风引汤临床用于阳热炽盛，气血上逆引起的中风、瘫痪、癫痫、惊风等。若兼痰湿内盛，可加二陈汤、白芥子、菖蒲等；痰热壅盛可加礞石、胆南星、海浮石、天竺黄等；瘀血阻滞可加丹参、三七粉、川芎等；肝热炽盛重加石决明、钩藤、益母草等。方中因矿物类药较多，应在煎汤前捣碎、粗筛，若能配伍粳米或山药同煮，可有利于发挥其药物功效。

3. 防己地黄汤证

5-06 防己地黄汤：治病如狂状，妄行，独语不休，无寒热，其脉浮。

防己一钱　桂枝三钱　防风三钱　甘草二钱

上四味，以酒一杯，渍之一宿，绞取汁，生地黄二斤，哎咀，蒸之如斗米饭久，以铜器盛其汁，更绞地黄汁，和，分再服。

【释义】论防己地黄汤的主治病证。

防己地黄汤重用生地黄二斤，取其凉血养血、滋阴息风之功；防风、防己疏风祛邪；桂枝、甘草温通血脉。本方寓祛风药于养血之中，含养血以息风之意，并有辛散通利、滋中有行之特点，与炙甘草汤组方特点类似。主治素体血虚，感受风邪所致的病证。因风为阳邪，阴血亏虚又易虚热内生，风火相煽，邪热内扰心神，故而狂躁妄行、独语不休。脉浮而无寒热，说明病不在表，是血虚而热邪外浮，治用防己地黄汤滋阴养血、清热祛风。

【应用】防己地黄汤是主治阴虚郁热性精神失常类疾病的代表方剂。若阴虚血热甚者加人参、知母；躁狂不宁者加龙骨、牡蛎，痰热者加鲜竹沥、天竺黄等；神志不清加远志、石菖蒲等。综合白合地黄汤组方可知，除桂枝、甘草温通心阳外，重用生地黄养血滋阴亦是仲景治疗神志疾病的特色。

4. 头风摩散证

5-07 头风摩散方

大附子 一枚,炮　　盐 等分

上二味为散，沐了，以方寸匕，已摩疢上，令药力行。

【释义】论头风摩散的主治病证。

头风，是发作性头痛头眩之类的病患；摩，即涂搽外敷。头风摩散取辛热之附子，祛风散寒止痛；与盐同用，以盐之咸寒软坚，引药入血分而通经脉，祛风通络。根据其药物组成，可知头风摩散适用于风寒外袭，痹阻经脉所致的头痛、头眩；因病在局部，故用外治法，取效更捷。

【应用】头风摩散为治疗头风的外治代表方，适用于证属气血两亏、风寒凝滞、经络拘挛者。应用时药末要研细，避免反复搓摩损伤局部皮肤，同时应热敷，使药物易于渗透，发挥疗效。

二、历节病证治

5-08 寸口脉沉而弱，沉即主骨，弱即主筋，沉即为肾，弱即为肝。汗出入水中，如水伤心[1]。历节黄汗出[2]，故日历节。

【词解】

[1]如水伤心：因心主血脉，如水伤心指水湿内侵伤及血脉。

[2]历节黄汗出：指关节痛处溢出黄水如汗。

【释义】论历节病的病因病机。

"寸口脉沉而弱，沉即主骨，弱即主筋，沉即为肾，弱即为肝"句，用互文见义的写作手法，说明肝肾精血亏虚，筋骨失养，为历节病的内因。汗出则腠理开泄，若此时遇冒雨涉水，或久居湿地，水湿乘虚内浸，浸淫筋骨，留滞关节，以致关节肿大疼痛。寒湿郁久化热，湿热熏蒸则溢出黄汗。本条所论肝肾不足、筋骨虚弱为历节病的核心机制，故其治疗首先要调补肝肾，同时祛风散寒除湿，后世的独活寄生汤、三痹汤等皆据此成方。

5-09 趺阳脉浮而滑，滑则谷气实，浮则汗自出。

【释义】论胃有蕴热、易于汗出的历节病。

趺阳脉即足背冲阳穴处，主候脾胃。趺阳脉滑为脾胃蕴热，故曰"滑则谷气实"。趺阳脉浮，为里热外越、熏蒸，津液外泄，故"浮则汗自出"。结合上条历节病的成因，当有"汗出当风"或"汗出入水中"等，可发为历节病。

5-10 少阴脉浮而弱，弱则血不足，浮则为风，风血相搏，即疼痛如掣。

【释义】论阴血亏虚、风邪外袭之历节病的病因病机。

少阴脉指足少阴太溪脉，主候肾。肾主藏精，少阴脉弱，则提示肾精不足；脉浮提示感受风邪。由于肾精气血先虚，风邪乘虚侵入血脉，导致经脉痹阻，血行不畅，筋骨失养，故关节疼痛如掣、不能屈伸。

5-11 盛人[1]脉涩小，短气，自汗出，历节痛，不可屈伸，此皆饮酒汗出当风所致。

【词解】

[1]盛人：形体肥胖而身体虚弱之人。

【释义】论形盛气衰、酒后汗出当风所致历节病。

身体肥胖之人多形盛而气虚，外有余而内不足，故其脉涩小。气虚不足，腠理不固，故而汗出、短气。卫虚汗出，腠理空虚，易致外风侵袭。况盛人阳气不足，湿本有余，又因饮酒当风，则风与湿相搏，痹阻经脉关节，遂致历节病。

5-13 味酸则伤筋，筋伤则缓，名曰泄；咸则伤骨，骨伤则痿，名曰枯。枯泄相搏，名曰断泄。荣气不通，卫不独行，荣卫俱微，三焦无所御，四属断绝[1]，身体羸瘦，独足肿大，黄汗出，胫冷。假令发热，便为历节也。

【词解】

[1]四属断绝：四肢得不到气血营养。

【释义】论过食酸咸饮食，内伤肝肾，可导致历节病，并与黄汗病鉴别。

五味养人，但若偏嗜太过，则又可伤人。如酸味本能补肝，过食酸却反伤肝。肝主筋而藏血，肝伤则筋伤血不藏，筋脉弛缓不用，此为"泄"。咸味本能补肾，过食咸却反伤肾。肾主骨而生髓，肾伤则骨弱髓枯，骨伤故痿弱不能行立，此为"枯"。过食酸咸，损伤肝肾，筋骨失养而痿软不用，此即"枯泄相搏，名曰断泄"。

肝肾气血亏虚，四肢失去濡养，日渐消瘦，此为"四属断绝"。决渎失职，湿浊下注，则两脚肿大。此时若小腿冷，不发热，遍身出黄汗而无痛楚，则为黄汗病；若小腿不冷，发热，关节痛，即便有黄汗，但仅在关节痛处，则为历节病。

1. 桂枝芍药知母汤证

5-12 诸肢节疼痛，身体魁羸[1]，脚肿如脱[2]，头眩短气，温温[3]欲吐，桂枝芍药知母汤主之。

桂枝芍药知母汤方

桂枝四两　芍药三两　甘草二两　麻黄二两　生姜五两　白术五两　知母四两　防风四两

附子二两,炮

上九味，以水七升，煮取二升，温服七合，日三服。

【词解】

[1]魁羸：形容关节肿大变形。

[2]脚肿如脱：形容两脚肿胀，且又麻木不仁，似乎要和身体脱离一般。

[3]温温：作"蕴蕴"解，指心中郁郁不舒。

【释义】论风湿历节的证治。

据前第8~11条所论，历节病多因肝肾精血亏虚，营卫气血不足，汗出腠理空疏，外受风寒湿邪所致。风寒之邪流注于筋脉关节，气血不行，故肢节疼痛肿大；病久不解，气血日亏，故身体逐渐消瘦。湿邪痹阻，流注下焦，故两脚肿胀、麻木不仁，如同与身体相脱离，不能随意活动。风湿上犯，蒙蔽清窍，则头昏目眩。湿阻中焦，清阳不升，故中气虚而短气。浊邪阻胃，胃失和降，故温温欲吐。病起于风寒湿邪外袭，痹阻筋脉关节，日渐化热伤阴。治宜祛风除湿、温经散寒，佐以滋阴清热，方用桂枝芍药知母汤。

桂枝芍药知母汤为麻黄汤、桂枝汤、甘草附子汤合方加减而成，方中桂枝、麻黄祛风通阳；附子辛热，散寒除湿，通经止痛；白术、防风除湿祛风；芍药、知母养阴清热；生姜祛风和胃止呕；甘草和胃调中；诸药相配，既有麻黄、桂枝、附子祛风散寒，防风、白术并除表里之湿，又有寒凉之知母、芍药扶正益阴，如此则使得辛温诸品无化燥伤阴之弊，寒凉之药物无助邪伤阳之虞。

【应用】桂枝芍药知母汤为清热、散寒、祛湿、祛风、通络、活血、补虚之方，适合于风湿相搏，郁遏日久，化热伤阴，阳气因风湿痹阻而不通，筋脉失养而关节不利的病证。还可拓展应用于类风湿关节炎、结节性红斑、坐骨神经痛、肩关节周围炎、强直性脊柱炎、痛风等，可据症加鸡血藤、当归、生黄芪、党参等补气活血，加乳香、没药、桑枝、忍冬藤、伸筋草、络石藤等活络止痛，甚或加乌梢蛇、蜈蚣、土鳖虫等虫类药搜风止痛。

2. 乌头汤证

5-13 病历节不可屈伸，疼痛，乌头汤主之。

乌头汤方：治脚气疼痛，不可屈伸。

麻黄　芍药　黄芪_{各三两}　甘草_{三两,炙}　川乌_{五枚,㕮咀,以蜜二升,煎取一升,即出乌头}

上五味，㕮咀四味，以水三升，煮取一升，去滓，内蜜煎中，更煎之，服七合。不知，尽服之。

【释义】论寒湿历节的证治。

寒湿留滞关节，筋脉气血运行不畅，故身体多处关节剧烈疼痛，甚至屈伸不利；此外，还常见关节冷痛沉重、遇寒加重、得温痛减，脉沉紧，舌胖嫩暗等。治用乌头汤温经散寒，除湿宣痹止痛。方中川乌温经散寒，除湿止痛；麻黄辛温散寒，通阳发表；芍药、甘草酸甘柔筋，缓急止痛；黄芪温分肉，益气固卫除湿。煎药纳入蜂蜜，既能缓解川乌毒性，又协助甘草缓解诸药的燥烈之性。

【应用】乌头汤温经散寒、除湿止痛，现今临床拓展用于治疗风湿或类风湿关节炎、强直性脊柱炎、坐骨神经痛、肩关节周围炎等证属寒湿内盛、痹阻经脉关节者。若痛剧寒甚，可加细辛、干姜、威灵仙；湿重者，加苍术、羌活、独活等；病久气血瘀滞者加当归、川芎、蜈蚣等。方中川乌为温阳散寒止痛要药，但其性峻猛有毒，煎煮时宜加生姜、蜂蜜等同煎，且从小剂量开始，减少毒副作用。

【按语】桂枝芍药知母汤主治风湿历节，以关节肿痛、发热为主；乌头汤证为寒湿历节，以关节疼痛不可屈伸、遇冷加重为主（表5-2）。

表 5-2　风湿历节与寒湿历节鉴别

病证名称	证候特点	病因病机	治则治法	方药组成
风湿历节	肢节疼痛,身体魁羸,脚肿如脱,头眩短气,蕴蕴欲吐	风湿流注筋骨关节,化热伤阴	祛风除湿,温经散寒,清热养阴	桂枝芍药知母汤(桂枝、芍药、甘草、麻黄、生姜、白术、知母、防风、附子)
寒湿历节	肢节剧烈疼痛不可屈伸,痛处不移,遇冷加重	寒湿留滞关节,损伤阳气	温经散寒,除湿宣痹	乌头汤(麻黄、芍药、黄芪、甘草、川乌、蜂蜜)

3. 矾石汤证

5-14 矾石汤：治脚气冲心。

矾石二两

上一味，以浆水一斗五升，煎三五沸，浸脚良。

【释义】论矾石汤的主治病证。

脚气，是指水湿之邪下注所致的腿脚肿胀重痛之病，以腿脚肿胀重痛，且或软弱无力、麻木不仁为特点，严重者可出现心悸、胸闷、气憋等症，这是因为湿气上冲心肺引起，称之为脚气冲心。矾石即白矾、明矾，味酸性寒，有除湿收敛、清热解毒之功，以浆水煎煮，温洗浸脚，有导湿下行的作用，故可治脚气攻心。

附方

1.《古今录验》续命汤

5-15《古今录验》续命汤：治中风痱，身体不能自收持，口不能言，冒昧不知痛处，或拘急不得转侧。姚云：与大续命同，兼治妇人产后出血者及老人小儿。

麻黄　桂枝　当归　人参　石膏　干姜　甘草各三两　川芎一两　杏仁四十枚

上九味，以水一斗，煮取四升，温服一升，当小汗，薄覆脊，凭几坐，汗出则愈；不汗，更服。无所禁，勿当风。并治但伏不得卧，咳逆上气，面目浮肿。

【释义】论《古今录验》续命汤的主治病证。

中风痱，指中风偏枯。因气血虚衰，风邪入中脏腑，清窍室塞，故口不能言语、冒昧不知痛处；风邪入中，经脉痹阻，故身体不能自收持，甚或拘急不得转侧。治用《古今录验》续命汤，祛风散寒、益气养血。方中以麻黄汤祛风散寒，通阳行痹；石膏清泄内热；人参、干姜益气温中；当归、川芎养血调营；诸药相伍，具有补益气血、祛风散寒的功效，适用于气血两虚兼风寒之中风痱，现今临床拓展用于急性脑梗死、急性缺血性脑卒中、多发性硬化症、急性脊髓炎等的治疗。

2.《千金》三黄汤

5-16《千金》三黄汤：治中风，手足拘急，百节疼痛，烦热心乱，恶寒，经日不欲饮食。

麻黄五分　独活四分　细辛二分　黄芪二分　黄芩三分

上五味，以水六升，煮取二升，分温三服，一服小汗，二服大汗。心热加大黄二分；腹满加枳实一枚；气逆加人参三分；悸加牡蛎三分；渴加瓜蒌根三分；先有寒，加附子一枚。

【释义】 论《千金》三黄汤的主治病证。

《千金》三黄汤以麻黄、独活、细辛祛风散寒，引诸药直达关节，通络止痛；黄芪益气固表；黄芩清泄里热。根据药物功效分析，其主治的中风病证，当属卫气不足，风寒侵袭经脉，痹阻气血，营卫不和，故症见恶寒、手足拘急、肢节疼痛、不欲饮食；病久郁而化热，热扰心神，故烦热心乱。方后指出，一服小汗，二服大汗，说明服本方重在发表祛邪，并附加减法：若胃肠实热积聚，加大黄以通腑泻热；腹满者，加枳实行气除胀；气虚上逆则加人参补中益气；悸者加牡蛎潜阳安神；口渴者加天花粉养阴生津；素有寒者，加附子一枚以温阳散寒。

3.《近效方》术附汤

5-17《近效方》术附汤：治风虚头重眩，苦极，不知食味，暖肌补中，益精气。

白术二两　附子一枚半,炮,去皮　甘草一两,炙

上三味，锉，每五钱匕，姜五片，枣一枚，水盏半，煎七分，去滓，温服。

【释义】 论《近效方》术附汤的主治病证。

本方与白术附子汤药物相同，唯生姜、大枣分量稍异。药用炮附子温阳散寒，白术健脾运湿；术、附相配，"并走皮中逐水气"；生姜、大枣、炙甘草调和营卫；诸药相伍，具有温肾健脾、散寒除湿、调和营卫的功效，适用于脾肾阳虚、寒湿痹阻证。脾肾阳虚，水湿不化，蒙蔽清阳，故而头重昏眩，痛苦之极。运化失职，寒湿内盛，故饮食乏味。现今临床用本方治疗坐骨神经痛、多囊卵巢综合征、腰椎间盘突出症、慢性心功能不全、骨关节炎等证属寒湿痹阻者。

4. 崔氏八味丸

5-18 崔氏八味丸：治脚气上入，少腹不仁。

干地黄八两　山茱萸　薯蓣各四两　泽泻　茯苓　牡丹皮各三两　桂枝　附子炮,各一两

上八味，末之，炼蜜和丸，梧子大。酒下十五丸，日再服。

【释义】 论崔氏八味丸的主治病证。

崔氏八味丸，即《金匮》肾气丸，其中地黄、山茱萸、薯蓣（即山药）养血

填精，以滋补肾阴；茯苓、泽泻健脾利湿，以化湿浊，使前药滋而不腻；牡丹皮养血行血，兼清虚热；桂枝、附子温补肾阳，取阴中求阳之义，以助气化，肾气恢复，水湿得化，则脚气可除。除脚气入腹外，还可治疗肾虚虚劳、消渴、痰饮病、妊娠转胞等病证。

5.《千金方》越婢加术汤

5-19《千金方》越婢加术汤：治肉极[1]热，则身体津脱，腠理开，汗大泄，厉风气[2]，下焦脚弱。

麻黄六两　　石膏半斤　　生姜三两　　甘草二两　　白术四两　　大枣十五枚

上六味，以水六升，先煮麻黄，去上沫，内诸药，煮取三升，分温三服。恶风加附子一枚，炮。

【词解】

[1]肉极：指肌肉极端消瘦。

[2]厉风气：证候名，一说指麻风病。

【释义】论《千金方》越婢加术汤的主治病证。

本方即水气病脉证并治篇所载的越婢加术汤，药用麻黄辛温发表、散寒湿邪，白术健脾除肌肉水湿，两者相伍，并行表里之湿；石膏清解郁热；生姜、大枣、甘草调和营卫。诸药合用，具有散寒除湿、清解郁热的功效。以方测证，可以推测本方所治疗的肉极，当属于脾失健运、水湿内停，兼风寒外袭、郁而化热者。现今临床拓展用于治疗急性湿疹、肾炎综合征、急性肾小球肾炎、风湿热痹等。

小结

本篇论述中风和历节两种病的病因病机与辨证论治。

中风病以气血亏虚，感受风邪，痹阻经脉，甚或直入脏腑而发病。根据病情轻重分为中经络、中脏腑，前者以肌肤不仁、即重不胜、半身不遂、口眼歪斜为主症；后者以不识人、舌即难言、口吐涎等为主症。本篇虽未出主治方剂，但附有侯氏黑散、风引汤、防己地黄汤，可随症加减选用。

历节病以肝肾精血亏虚、筋骨虚弱为内因，加上汗出入水中、饮酒汗出当风等外因，风寒湿痹阻关节而为病，以关节疼痛肿大甚至变形、身体魁羸为主症。其证治有偏于风湿蕴热的桂枝芍药知母汤和偏于寒湿的乌头汤。

血痹虚劳病脉证并治第六

导读

本篇共计原文 21 条，载方 11 首，论血痹和虚劳的辨证论治。

血痹以肢体局部麻木或轻微疼痛为主症，多因气血不足，感受外邪，血行阻滞而发病，治宜黄芪桂枝五物汤。

虚劳包括气虚、血虚、阴虚、阳虚和阴阳两虚等；概言之，凡劳伤所致的慢性衰弱疾患，皆称为虚劳。计有桂枝加龙骨牡蛎汤、天雄散、小建中汤、黄芪建中汤、八味肾气丸、薯蓣丸、酸枣仁汤、大黄䗪虫丸等方证，为后世诊治虚劳病提供了借鉴。

一、血痹病证治（黄芪桂枝五物汤证）

6-01 问曰：血痹病从何得之？师曰：夫尊荣人[1]，骨弱肌肤盛，重因疲劳汗出，卧不时动摇，加被微风，遂得之。但以脉自微涩，在寸口关上小紧，宜针引阳气[2]，令脉和，紧去则愈。

【词解】

[1]尊荣人：指好逸恶劳、养尊处优的人。

[2]针引阳气：指用针刺方法以引动卫阳，发挥防御和祛邪的作用。

【释义】论血痹的病因病机、脉象和治法。

平素养尊处优之人，肌肉虽然丰盛，其实则精气亏虚，肌腠疏松，筋骨柔弱，因而抵抗外邪的能力薄弱。这种体质的人，稍事劳动则容易疲劳汗出，腠理开泄，极易感受风邪；或者因为睡眠中辗转动摇，衣被不严，虽感受微风，也足以引起血行闭阻，导致血痹的发生。

血痹为病，可以通过脉象辨别。微为卫阳虚弱，涩为血行涩滞，提示营卫气血亏虚；紧主风寒，寸口关上紧，是说感受风寒之邪，邪轻病浅，故小紧脉只表现在寸口、关上。这种轻型的血痹病，可用针刺引动卫阳之气的方法治疗，令阳气通畅，则血脉也随之通行，此即"气行则血行"之意，由此则风邪得以从外而解。强调治疗血痹不能仅仅祛邪，而是要以通行气血为本，这对临床实践具有指导意义。

6-02 血痹，阴阳俱微，寸口关上微，尺中小紧，外证身体不仁[1]，如风痹[2]状，黄芪桂枝五物汤主之。

黄芪桂枝五物汤方

黄芪 三两　　芍药 三两　　桂枝 三两　　生姜 六两　　大枣 十二枚

上五味，以水六升，煮取二升，温服七合，日三服。一方有人参。

【词解】

[1]身体不仁：指肌肤感觉迟钝，麻木不觉痛痒。

[2]风痹：痹病的一种，以肌肉麻木和疼痛为主要临床表现。

【释义】论血痹病重证的证治。

血痹病乃气血亏虚于内，外受风寒之邪，致使阳气痹阻不通，血行不畅而为病。"阴阳俱微"即营卫气血俱不足，"寸口关上微"主阳气不足；"尺中小紧"主寒且感邪较重、较深，故小紧脉出现在尺中。阳气痹阻，血行不畅，肌肤失荣，故感觉肌肤麻木不仁，严重时亦可有疼痛感，故云"如风痹状"。此时若仅治以针引阳气，则力有不及，故用黄芪桂枝五物汤，益气和营、通阳行痹。

黄芪桂枝五物汤即桂枝汤去甘草，倍生姜，加黄芪组成。方中黄芪甘温益气；桂枝温通经脉；重用生姜以助桂枝走表散邪，兼通脉络；芍药和营理血；大枣、生姜调和营卫。本方温补通行并用，共奏益气养血、通阳行痹之功。

【应用】黄芪桂枝五物汤具有补气养血、温通血脉、调畅营卫的功效，凡证属气虚血滞、营卫不和者，皆可选用，如糖尿病周围神经病变、末梢神经炎、产后血痹身痛、雷诺病、脑血管意外后遗症、多发性神经炎、低血钾性周期性麻痹、面神经麻痹、老年性皮肤瘙痒症、多汗症等。下肢痛加杜仲、牛膝、木瓜；上肢痛加防风、秦艽、羌活；腰痛重加独活、桑寄生、川断、牛膝；汗出多者加麻黄根、浮小麦、煅牡蛎等；血瘀较重者，加当归、川芎、鸡血藤等。

二、虚劳病证治

6-03 夫男子平人[1]，脉大[2]为劳，极虚亦为劳。

【词解】

[1]平人：《难经》谓之"脉病形不病"者，即外形如常、内脏气血虚损之人。

[2]脉大：指脉形阔大，但按之无力。

【释义】 论虚劳病的主脉。

肾为先天之本，主藏精，精气耗损是导致虚劳的主要原因，本篇很多条文表明"男子"，用意在于因房劳过度，内伤精血，但并非指虚劳病唯男子所独有。"平人"是指从外形看来好像无病，实则内脏气血已经亏损。大脉有虚实之分，脉阔大而有力属实，脉大而无力则属虚，本条以"大脉"作为虚劳病的纲脉，自然指的是大而无力的脉象。"极虚"之脉，是轻取觉软、重按无力，且脉来迟缓，也是主精气内损。大脉与极虚脉虽然形态不同，但皆主精气内伤、虚弱劳损，故可视为虚劳病的主脉。

6-04 男子面色薄者，主渴及亡血，卒喘悸，脉浮者，里虚也。

【释义】 论阴血不足的脉症。

《素问·五脏生成篇》云："心之合脉也，其荣色也。"若阴血亏损，不能上荣于面，则面色淡白无华。津血同源，血虚者则津亦不足，故而口渴。"亡血"指失血，即血虚之意。血虚不能养心，故心悸。血以载气，血损及气，气虚则喘；这种心悸、气喘往往发生在稍事动作之后，坐卧得缓，故曰"卒喘悸"。阴血不足，阳气外越，气散于外，故脉浮而无力，故云"脉浮者，里虚也"。总之，本条强调应四诊合参以诊断虚劳病。

6-05 男子脉虚沉弦[1]，无寒热，短气里急[2]，小便不利，面色白，时目瞑[3]，兼衄，少腹满，此为劳使之然。

【词解】

[1]脉虚沉弦：沉取虚软兼有涩滞无力的脉象，主气血两虚。

[2]里急：腹中拘急，似痛非痛，似胀非胀。

[3]目瞑：两眼昏花。

【释义】 论气血两虚的虚劳脉症。

虚劳病见到沉取虚软并带弦而无力的脉象，又无外感寒热的症状，是气血两虚的征象。肾为先天之本，内藏元阳。肾气虚不能纳气则气短；阳虚失温，故腹中拘急；肾气不足，膀胱气化不利，故小便不利、少腹胀满；血亏不荣，则面色白；肝血不足，目失濡养，故两眼昏花；气虚不能摄血则衄。凡此脉症，皆因虚劳所致，与外感无关，故而强调"劳使之然"。

6-06 劳之为病，其脉浮大，手足烦[1]，春夏剧，秋冬瘥，阴寒[2]精自出，酸削不能行。

【词解】

[1]手足烦：指手足烦热。

[2]阴寒：阴，指前阴。阴寒即前阴寒冷。

【释义】论虚劳病情与季节有关。

虚劳病见脉浮大无力，主真阴不足、虚阳外浮。阴虚生内热，故手足烦热。肾阴亏虚，久则肾气必亏，精关不固，阳虚阴不能内守，故而遗精或滑精。肾藏精主骨，肾精亏耗，不能充养骨髓肌肉，故两腿肌肉消瘦、酸痛无力。此种病证本属阴虚阳亢，春夏为阳，阳气外浮则阴愈虚，故病加重；秋冬为阴，金水相生，阴得时令之助，可使阳气内藏，故病减轻。

6-07 男子脉浮弱而涩，为无子，精气清冷。

【释义】论精气衰少的虚劳无子证。

脉浮而无力，同时兼往来不利，主阴阳气血两虚。男子见脉浮弱而涩，则为精血衰少且阳气虚；真阳亏虚，故精气清冷，不能授胎，故曰"无子"。

1. 桂枝加龙骨牡蛎汤证

6-08 夫失精家，少腹弦急，阴头寒，目眩，发落，脉极虚芤迟，为清谷、亡血、失精。脉得诸芤动微紧，男子失精，女子梦交，桂枝加龙骨牡蛎汤主之。

桂枝加龙骨牡蛎汤方：《小品》云：虚羸浮热汗出者，除桂，加白薇、附子各三分，故曰二加龙骨汤。

桂枝　芍药　生姜各三两　甘草二两　大枣十二枚　龙骨　牡蛎各三两

上七味，以水七升，煮取三升，分温三服。

【释义】论阴阳两虚失精的证治。

素有遗精的患者，若由梦引起，即所谓梦遗，多由相火妄动，扰动精室所致。若无梦亦遗，谓之滑精。所谓"失精家"，指久患遗精，精液耗损太过，势必殃及肾阳，肾阳亏虚，失于温煦，故少腹弦急、阴头寒。精血衰少，不能上荣头目，故目眩；发为血之余，精血亏损，故而发落。脉极虚谓脉极虚弱无力，脉芤谓浮大中空无根，脉迟谓迟缓无神，三者皆属虚劳脉象，不仅见于失精家，亦主下利清谷或亡血。

脉芤动，即脉浮大中空无力，主阴血亏虚、心神不敛；脉微紧，主阳虚里寒；两脉并举，强调阴阳两虚是男子失精、女子梦交的病机，并非指四种脉象一定同时出现。治用桂枝加龙骨牡蛎汤，调和阴阳、潜镇摄纳。取桂枝汤调和阴阳，加龙骨、牡蛎潜阳入阴、固摄止遗，使虚阳不致上浮，阴阳既济，心神交通则诸症可愈。

【应用】桂枝加龙骨牡蛎汤为调补阴阳的代表方剂，可加减治疗证属阴阳两虚的多种疾病，如睡眠障碍、神经官能症、自主神经功能紊乱、更年期综合征、房性早搏、抑郁症、疲劳综合征、焦虑症、紧张性头痛、冠状动脉粥样硬化性心脏病、脱发、耳鸣、帕金森病等，可加黄芪、白术、党参、当归、川芎等补气养血，加酸枣仁、远志、茯神、浮小麦等养心安神，加菟丝子、芡实、枸杞子补肾涩精。

2. 天雄散方证

6-09 天雄散方

天雄三两，炮　白术八两　桂枝六两　龙骨三两

上四味，杵为散，酒服半钱匕，日三服，不知，稍增之。

【释义】论天雄散的方药组成。

本方以天雄补命门之火而固先天之本，配以桂枝温通血脉、鼓舞心肾阳气；白术健脾以助运化；龙骨收敛浮阳、固摄阴精以节其流；诸药相伍，具有补阳益气、固精止遗的功效。

【应用】据临床报道，天雄散加减可治疗阳痿、失精、弱精、阴缩、腰膝冷痛等证属脾肾阳虚者。

6-10 男子平人，脉虚弱细微者，喜盗汗也。

【释义】论虚劳盗汗的脉症。

"男子平人"，寓指房劳过度，内伤精血，脉病形不病者。脉见虚弱细微，为阴阳气血两虚之象；阳虚不固，阴虚不守，故而容易发生盗汗。治可选用桂枝加龙骨牡蛎汤，或《小品方》二加龙骨汤（即桂枝加龙牡汤去桂枝，加附子、白薇）。证属阴虚火旺者，可用当归六黄汤治疗。

6-11 人年五六十，其病脉大者，痹侠背行[1]，若肠鸣、马刀侠瘿[2]者，皆为劳得之。

【词解】

[1]痹侠背行：痹，麻木不仁；"侠"与"夹"同。即脊柱两侧有麻木感。

[2]马刀侠瘿：结核生于腋下、形如马刀的名为"马刀"；生于颈旁如贯珠的名为"侠瘿"。

【释义】论虚劳病的几种证候。

《素问·阴阳应象大论》曰："年五十，体重，耳目不聪明矣；年六十，阴痿，气大衰，九窍不利，下虚上实，涕泣俱出矣。"指出人年五六十岁，精气内衰，经脉失养，故而脉虚大无力，脊背两侧有麻木的感觉，若脾虚肠寒，则腹中肠鸣，若阴虚内热，灼津为痰，痰火搏结，则患马刀侠瘿。以上三种病证，虽有虚寒、虚热、夹痰的不同，但皆始于虚劳，故曰"皆为劳得之"。

6-12 脉沉小迟，名脱气[1]，其人疾行则喘喝[2]，手足逆寒，腹满，甚则溏泄，食不消化也。

【词解】

[1]脱气：指阳气虚衰。

[2]喘喝（hè）：指气喘有声。

【释义】论虚劳病脾肾阳虚的脉症。

脉沉小迟，沉主里，小主虚，迟主寒，三者并见，提示脾肾阳气俱虚。肾阳虚惫，不能纳气归根，故快步行走或稍事活动则气喘吁吁，此为"脱气"。肾阳虚衰，外不能温煦四肢，故手足逆冷；肾阳不能温暖脾土，则脾阳亦衰，脾虚水谷失运，所以腹中胀满、大便溏泄、饮食不能消化。

6-13 脉弦而大，弦则为减，大则为芤，减则为寒，芤则为虚，虚寒相搏，此名为革。妇人则半产[1]漏下[2]，男子则亡血失精。

【词解】

[1]半产：即小产。

[2]漏下：指非经期而阴道出血，淋漓不断。

【释义】论虚劳病精血亏损的脉症。

弦脉状如弓弦，按之不移；大脉波幅洪大，按之有力；而革脉浮取似弦，按之力减，故曰"弦则为减"；革脉虽大，但外大中空，类似芤脉，故曰"大则为芤"；虽弦但重按无力，即为虚弦，主阳气衰减，故曰"减则为寒"；革脉之象则为弦减大芤，如按鼓皮，既有精血亏损，又有阳虚不足，故曰"虚寒相搏，此名为革"。因此，临床妇人见革脉多主漏下或半产；男子见革脉为亡血或失精。

3. 小建中汤证

6-14 虚劳里急，悸，衄，腹中痛，梦失精，四肢酸疼，手足烦热，咽干口燥，小建中汤主之。

小建中汤方

桂枝三两，去皮　甘草三两，炙　大枣十二枚　芍药六两　生姜三两　胶饴一升

上六味，以水七升，煮取三升，去滓，内胶饴，更上微火消解，温服一升，日三服。呕家不可用建中汤，以甜故也。

【释义】论阴阳两虚的虚劳证治。

本条所论的虚劳脉症大体可分为两类：一是里急、腹中痛，为里虚寒之象；二是悸、衄、手足烦热、咽干口燥，为阴虚火旺之象。以上诸症，反映出本条所论述的虚劳属阴阳两虚证。这是因为人体阴阳是相互维系的，虚劳病的发展，往往阴损及阳、阳损及阴，最终导致阴阳两虚。在阴阳两虚的情况下，补阴则碍阳，补阳常损阴，此时可以从脾胃入手，建立中气以调和阴阳。因脾胃为营卫气血生化之源，若脾胃虚衰，势必造成气血亏虚，进而发展成阴阳两虚。

小建中汤由桂枝汤倍芍药加饴糖组成。方以桂枝汤调和营卫、调和气血；倍芍药则滋养脾营、缓急止痛；重用饴糖甘温益气、养血建中、缓急止痛。全方温中补虚、调和阴阳、调和营卫，其目的在于建立中气，调补脾胃，使中气立，化生气血，运布全身，从阴引阳，从阳引阴，最终使阴阳得以协调，寒热之证因而得除。

【应用】小建中汤是治疗虚劳病阴阳两虚、寒热错杂证的主要方剂。临床用于脾胃虚弱的各类腹中疼痛，如肠易激综合征、慢性胃炎、消化性溃疡、非溃疡性消化不良、再生障碍性贫血、溶血性贫血、缺铁性贫血等证属脾胃虚弱、气血两亏者。可据症加干姜、高良姜、香附等温中药物，海螵蛸、吴茱萸、煅瓦楞子等制酸止痛药物，当归、黄芪、党参等补气血药物，以及白及、血竭等止血药，以增强小建中汤温中补虚止痛的功效，兼以治疗溃疡。

4. 黄芪建中汤证

6-15 虚劳里急，诸不足，黄芪建中汤主之。于小建中汤内加黄芪一两半，余依上法。气短胸满者，加生姜；腹满者，去枣，加茯苓一两半；及疗肺虚损不足，补气加半夏三两。

【释义】论虚劳里急诸不足的黄芪建中汤证。

"虚劳里急"，即指上条"里急、悸、衄、腹中痛、梦失精、四肢酸疼、手足

烦热，咽干口燥"诸症。诸不足，指气血阴阳俱不足，概括了本证的病机。从其治疗用小建中汤加黄芪来看，黄芪建中汤证较小建中汤证为重，尤以气虚为甚，临床可见少气懒言、自汗、身体倦怠、恶风、脉虚而大等症。

【应用】黄芪建中汤临床上可治疗以脾气虚衰为主的多种虚劳病证。名医秦伯未善用黄芪建中汤加减治疗消化性溃疡证属中焦虚寒者，主张以炮姜代生姜温中散寒，少用炙甘草、饴糖以避免壅滞气机，可加当归、阿胶、党参等补益气血，加紫苏梗、乌药散寒理气，加姜半夏、陈皮燥湿化痰，加青皮、郁金等疏肝解郁。

5. 八味肾气丸证

6-16 虚劳腰痛，少腹拘急，小便不利者，八味肾气丸主之。

【释义】论肾阴阳两虚虚劳腰痛的证治。

腰为肾之外府，肾虚多表现为腰部酸疼、劳累后加重。本条既言虚劳腰痛，说明当属肾虚证。肾与膀胱相表里，膀胱的气化依赖三焦的通调，特别是肾的气化作用。肾虚气化失常，失于温煦，故而小便不利、少腹拘急。治用八味肾气丸，温阳化气行水。

八味肾气丸即六味地黄丸加附子、肉桂组成，取六味地黄丸补肾阴、滋化源；加附子、肉桂振奋肾阳，意在"微微生火，以生肾气"。这种组方配伍方法就是遵照《黄帝内经》"阴中求阳"及"少火生气"的理论。

【应用】肾气丸为补肾的祖方，凡肾气不足之病证，以及其他诸脏久病及肾，或肾虚日久累及他脏所致病变，均可以本方加减变通治疗，如高血压、肝硬化、慢性支气管炎、哮喘、肾炎性水肿、糖尿病、月经不调、不孕症等。后世在其基础上发展出两类补肾方药：温补肾阳方，如右归丸、右归饮等；滋补肾阴方，如六味地黄丸、左归丸、左归饮，以及杞菊地黄丸、知柏地黄丸、七味都气丸、麦味地黄丸、耳聋左慈丸、滋水清肝饮等。

6. 薯蓣丸证

6-17 虚劳诸不足，风气百疾，薯蓣丸主之。

薯蓣丸方

薯蓣三十分 当归 桂枝 曲 干地黄 豆黄卷各十分 甘草二十八分 人参七分 川芎 芍药 白术 麦门冬 杏仁各六分 柴胡 桔梗 茯苓各五分 阿胶七分 干姜三分 白蔹二分 防风六分 大枣百枚为膏

上二十一味，末之，炼蜜和丸，如弹子大，空腹酒服一丸，一百丸为剂。

【释义】论虚劳诸不足兼患风气的治法。

本条"虚劳诸不足",指气血阴阳俱不足,与"黄芪建中汤证"的"诸不足"重在脾的虚劳略有差别。本证因气血阴阳俱不足,常见面白神疲、体瘦乏力、喘息声微、心悸眩晕、纳呆、脉虚弱细微或浮大无力等不足证候。虚劳病人气血虚损,容易被病邪所侵袭,风为百病之长,故云"风气百疾"。治疗这种正虚夹邪证,既不能仅仅补其正虚,也不可单纯祛邪,因为纯补往往有滞邪的弊端,祛邪则有耗伤正气的副作用,故采用扶正祛邪之法,寓祛邪于扶正之中,薯蓣丸即为此类病证所设。

因营卫气血的化生有赖于脾胃之健运,欲使气血营卫生化有源,就必须调补脾胃。薯蓣丸中重用薯蓣(即山药)健脾益气;人参、白术、茯苓、甘草、干姜、大枣健脾益气;四物汤(当归、川芎、干地黄、芍药)加麦冬、阿胶养血滋阴;柴胡、桂枝、防风祛风散邪;桔梗、杏仁、白蔹利肺开郁;神曲、豆黄卷开胃运脾,使得诸药补而不腻。全方不寒不热,不燥不滑,扶正不助邪,炼蜜为丸,久服缓缓发挥疗效,酒服可助药势。

【按语】薯蓣丸证揭示中医治病两大原则:一则重视调补脾胃,培植后天之本,使气血生化有源;二则凡正虚邪恋病,皆应以扶正祛邪为大法。现今临床用薯蓣丸治疗慢性疲劳综合征、癌症术后、神经系统退行性病变、血管性痴呆、慢性肾功能衰竭、慢性肺源性心脏病、白细胞减少症等慢性疾患,以及过敏体质调养。后世许多补气、补血、气血双补之方,如四君子汤、四物汤、八珍汤、十全大补汤、人参养荣汤等扶正祛邪之方,皆从此方化裁而成。

7. 酸枣仁汤证

6-18 虚劳虚烦不得眠,酸枣仁汤主之。

酸枣仁汤方

酸枣仁二升　甘草一两　知母二两　茯苓二两　川芎二两 《深师》有生姜二两。

上五味,以水八升,煮酸枣仁,得六升,内诸药,煮取三升,分温三服。

【释义】论虚劳病心肝血虚失眠的证治。

所谓"虚烦",《医学统旨》提出"心中扰乱,郁郁而不宁也"。肝之阴血亏虚,血不养心,心血不足,阴虚内热,心神不安,故不得眠;夜不得眠则心中烦扰,或心悸、眩晕、口干等。治宜酸枣仁汤养阴清热除烦、宁心安神。酸枣仁汤体现了仲景"补用酸,助用焦苦,益用甘味之药调之"之肝虚证治则。方中酸枣仁味甘酸性平,酸入肝,养肝阴、益心血;茯苓安神宁心;川芎疏肝调血;知母苦寒,清热除烦;甘草调和诸药;全方共奏补肝养血、安神宁心之功。

【应用】酸枣仁汤为治疗神经衰弱、室性早搏、忧郁症、焦虑性神经症、更年期综合征、惊恐症、甲状腺功能亢进性失眠等病证的常用有效方剂，但需要注意中医辨证归属于肝血不足、虚热扰心者，方为适宜。应用本方时应注意酸枣仁重用并先煎或打粉冲服，以便更好地发挥其宁心安神、养肝除烦之功；若内热明显，可去川芎，加黄连、栀子等；痰热较重者，可与温胆汤合用；为增强疗效，可在临睡前半小时左右服用。

8. 大黄䗪虫丸证

6-19 五劳[1]，虚极羸瘦[2]，腹满不能饮食，食伤、忧伤、饮伤、房室伤、饥伤、劳伤、经络荣卫气伤，内有干血[3]，肌肤甲错，两目黯黑。缓中补虚，大黄䗪虫丸主之。

大黄䗪虫丸方

大黄十分,蒸　　黄芩二两　　甘草三两　　桃仁一升　　杏仁一升　　芍药四两　　干地黄十两

干漆一两　　虻虫一升　　水蛭百枚　　蛴螬一升　　䗪虫半升

上十二味，末之，炼蜜和丸，小豆大，酒饮服五丸，日三服。

【词解】

[1]五劳：即《素问·宣明五气篇》"久视伤血，久卧伤气，久坐伤肉，久立伤骨，久行伤筋"。

[2]虚极羸瘦：指因劳而正气虚极，身体消瘦。

[3]干血：指瘀血日久者。

【释义】论虚劳内有干血之大黄䗪虫丸证。

由于"五劳"过度、饮食失节、情志失度、房事不节、劳倦太过、饥饱不均等，导致脏腑亏虚，故"虚极羸瘦，腹满不能饮食"。"七伤"中，食伤、忧伤、饮伤、房事（室）伤、饥伤、劳伤属因，经络荣（营）卫气伤是结果。脏腑虚损，功能必然失调，以致营卫气血不足，经络气血运行受阻，从而产生瘀血，瘀血日久者即所谓"干血"。瘀血内停，新血不生，肌肤失养，故粗糙如鳞甲状；精血不荣于目，故两目黯黑。证乃因虚致瘀，瘀阻致虚，瘀血不除，新血不生。治以大黄䗪虫丸，缓中补虚、祛瘀生新。

方中大黄、䗪虫、桃仁、虻虫、水蛭、蛴螬、干漆活血化瘀以攻邪；芍药、地黄养血补虚润燥；杏仁理气；黄芩清热；甘草、白蜜益气和中。本方虽有大队破血逐瘀之品，但配伍有补益阴血之品，兼有补虚之功，更以蜜和丸，峻药缓用，使瘀血去，新血生，气血渐复，故曰"缓中补虚"。酒饮服，取其温通活血活络之功。临床有"血凝于隧络，非虫类搜剔难除"之说，本方集多种虫类药于一炉，对后世虫类药应用有一定启发。

【应用】大黄䗪虫丸主治虚劳兼夹干血之证，以虚极羸瘦、腹满不能饮食、内有干血、肌肤甲错、两目黯黑等症为辨证要点。此方具有很强的破血逐瘀作用，常用于治疗良性肿瘤、肝脾肿大、肝硬化、妇女瘀血经闭、腹部手术后粘连疼痛、高脂血症、脑血栓、脂肪肝、血栓闭塞性脉管炎等有瘀血征象者。但本方究属补虚破瘀之品，活血逐瘀药力峻猛，补虚扶正之效较弱，运用时需加注意，以免导致峻猛伤正。

【按语】虚劳八方证的鉴别见表 6-1。

表 6-1　虚劳八方证一览表

方证名称	证候特点	病因病机	治则治法	方药组成
桂枝加龙骨牡蛎汤证	脉芤动微紧，男子失精，女子梦交	阴阳失和	调和阴阳，固精止遗	桂枝、芍药、生姜、大枣、甘草、龙骨、牡蛎
天雄散方证	少腹弦急，阴头寒，清谷，亡血	脾肾阳虚失精	温补脾肾，固精止遗	天雄、白术、桂枝、龙骨
小建中汤证	虚劳里急，悸，衄，腹中痛，梦失精，四肢酸疼，手足烦热，咽干口燥	脾胃虚损，气血亏虚	温补脾胃，化生气血	桂枝、芍药、生姜、甘草、大枣、胶饴(饴糖)
黄芪建中汤证	虚劳里急，诸不足	脾胃虚衰，气血亏虚	温补脾胃，益气补中	小建中汤＋黄芪
八味肾气丸证	虚劳腰痛，少腹拘急，小便不利	肾阴阳两虚	益阴助阳，宣行气化	熟地黄、山药、山茱萸、牡丹皮、泽泻、茯苓、附子、肉桂
薯蓣丸证	虚劳诸不足，风气百疾	脾胃气血亏虚，风邪外袭	健脾益气，养血祛风	薯蓣(山药)、人参、白术、茯苓、甘草、干姜、大枣、当归、川芎、干地黄、芍药、麦冬、阿胶、桔梗、杏仁、白蔹、柴胡、桂枝、防风、神曲、豆黄卷
酸枣仁汤证	虚劳虚烦不得眠，舌红，脉细数，潮热，惊悸，盗汗，眩晕	心肝血虚，虚热内扰	养血宁心，清热除烦	酸枣仁、甘草、知母、茯苓、川芎

方证名称	证候特点	病因病机	治则治法	方药组成
大黄䗪虫丸证	虚劳羸瘦,腹满不能饮食,内有干血,肌肤甲错,两目黯黑,舌有瘀斑或瘀点	肝血亏虚,瘀血阻滞	缓祛瘀血,兼以补虚	大黄、黄芩、甘草、桃仁、杏仁、芍药、干地黄、干漆、虻虫、水蛭、蛴螬、䗪虫

附方

1.《千金翼》炙甘草汤

6-20 附《千金翼》炙甘草汤:一云复脉汤。

治虚劳不足,汗出而闷,脉结悸,行动如常,不出百日,危急者十一日死。

甘草四两,炙　桂枝　生姜各三两　麦门冬半升　麻仁半升　人参　阿胶各二两

大枣三十枚　生地黄一斤

上九味,以酒七升,水八升,先煮八味,取三升,去滓,内胶消尽,温服一升,日三服。

【释义】论《千金翼》炙甘草汤的主治病证。

炙甘草汤,又名复脉汤,《伤寒论》用其治疗"伤寒脉结代,心动悸",本篇用其治疗虚劳病,症见汗出而胸闷、脉结代、心悸等,其病机为阴阳气血不足。方中炙甘草补中益气,使气血生化有源;生地黄、麦冬、阿胶、火麻仁、大枣、人参补气益阴养血;桂枝振奋心阳,配生姜温通血脉;以清酒煎煮,疏通经络血脉。诸药相伍,共同发挥养血补气、通阳复脉的功效。频发期前收缩、心绞痛、心肌炎等证属气血两虚、脉律不整者,可用本方加减治疗。

2.《肘后》獭肝散

6-21《肘后》獭肝散:治冷劳,又主鬼疰,一门相染。

獭肝一具

炙干末之,水服方寸匕,日三服。

【释义】论獭肝散的主治病证。

冷劳，即寒性虚劳病；"鬼疰，一门相染"指病邪交相染易，一人病死，一人复得，因此病隐匿难见，似鬼神作祟，故名"鬼疰"，属传染性疾病。獭肝，即水獭的肝脏，味甘咸性平，《名医别录》《药性论》《古今医统正脉全书》等载其具有"止久嗽""治上气咳嗽，劳损疾""专杀瘵虫"等功效，可见獭肝具有补养、宁嗽之功，故本条提出用其治疗寒性虚劳病，因其同时具有杀虫之功，故而用于鬼疰病。

小结

本篇论述了血痹和虚劳病的病因病机与证治。

血痹的发病主要是气血不足，感受外邪，使阳气不畅，血行痹阻，以肢体局部麻木或轻微疼痛为主症；治疗的法则是通阳行痹，病证较轻的可用针刺疗法，重者可用黄芪桂枝五物汤。

虚劳是指由多种原因所引起的以脏腑亏损、气血阴阳不足为主要病机的慢性衰弱性病证的总称，可分为气虚、血虚、阴虚、阳虚、阴阳两虚等证型。在治疗方药上，虚劳失精、阴阳失调者，用桂枝加龙骨牡蛎汤；脾肾阳虚失精者，用天雄散；虚劳里急、脾胃阴阳两虚者，用小建中汤；虚劳里急诸不足、脾气虚衰者，用黄芪建中汤；肾阴阳两虚、虚劳腰痛者，用八味肾气丸；虚劳诸不足、风气百疾者用薯蓣丸；虚劳虚烦、心肝血虚不得眠者，用酸枣仁汤；五劳极虚、内有干血者，用大黄䗪虫丸；虚劳不足、脉结心悸者，用《千金翼》炙甘草汤；冷劳、鬼疰者，用《肘后》獭肝散。

本篇创制的很多方剂均为后世治疗虚劳的常用方剂，如补脾之建中汤、补肾之肾气丸、扶正祛邪的薯蓣丸、养肝宁心的酸枣仁汤、化瘀生新的大黄䗪虫丸、滋阴通阳的炙甘草汤等，一直有效地指导着临床实践。

肺痿肺痈咳嗽上气病脉证治第七

导读

本篇论肺痿、肺痈、咳嗽上气的辨证论治，原文共计21条，载方16首。

肺痿以咳嗽、咳吐涎沫为主症，是肺脏气津不足，肺叶枯萎的病变。肺痿有寒热之分：热性肺痿病因为肺热气燥，津伤不布；寒性肺痿病因则是肺寒津凝，气不布津。

肺痈以咳嗽胸痛、吐脓液浊痰为主症，是火毒之邪，由气而血伤肺成痈，多属实证。

咳嗽上气，即是咳嗽气喘，亦有虚证实证之分。肺胀是饮邪填塞肺中，以咳喘上逆、不能平卧、喉中或有痰鸣声为特点。

肺痿、肺痈、咳嗽上气三种病证都关系于肺，轻者使肺气不利而发生咳嗽；重者由气及血，而发生胸痛、咳吐脓血，故合为一篇讨论。

一、肺痿证治

7-01 问曰：热在上焦者，因咳为肺痿。肺痿之病，从何得之？师曰：或从汗出，或从呕吐，或从消渴，小便利数，或从便难，又被快药[1]下利，重亡津液，故得之。

问曰：寸口脉数，其人咳，口中反有浊唾涎沫者何？师曰：为肺痿之病。若口中辟辟燥[2]，咳即胸中隐隐痛，脉反滑数，此为肺痈，咳唾脓血。脉数虚者为肺痿，数实者为肺痈。

【词解】

[1]快药：指峻下药。

[2]辟辟燥：形容口中干燥，津液极少。

【释义】 论虚热肺痿的成因，以及肺痿和肺痈的脉症与鉴别。

肺痿是肺脏干枯痿弱，犹如草木萎而不荣一般，故以"痿"命名。本病以虚热为多见，因肺为娇脏，喜润恶燥，若因上焦热盛，肺脏被热邪灼伤，气逆而咳，久则发展成肺痿。如汗出过多、频繁呕吐、消渴而小便频数、大便燥结而峻猛攻下等，都可以导致津液亏虚，津伤则阴虚生内热，虚热灼伤肺脏，从而形成本病。

寸口脉候上焦，数脉主热；寸口脉数，主"热在上焦"。热灼肺脏，气机不利，因而作咳。上焦热盛，有虚实之分。若阴虚内热，肺叶枯萎，一般应干咳无痰；若反见咳吐浊唾涎沫，这是因为肺气痿弱，通调失司，不能输布津液，停蓄在肺反被热邪熏灼，因此变成稠痰白浊，随肺气上逆而咳出，这是虚热肺痿的特征。若感觉口中干燥、津液极少，咳嗽时胸中隐隐作痛，甚至咳吐脓血，脉象滑数，这是邪热壅肺，郁久成痈，热壅脓溃所致肺痈。

肺痿与肺痈的病变均在肺，性质均属热，但肺痿一般是阴虚有热、枯萎不荣、其脉数而虚，肺痈则是实热邪盛、壅塞不通、其脉数而实。病情一虚一实，迥然不同。

1. 甘草干姜汤证

7-05 肺痿吐涎沫而不咳者，其人不渴，必遗尿，小便数，所以然者，以上虚不能制下故也。此为肺中冷，必眩，多涎唾，甘草干姜汤以温之。若服汤已渴者，属消渴。

甘草干姜汤方

甘草四两，炙　　干姜二两，炮

上㕮咀，以水三升，煮取一升五合，去滓，分温再服。

【释义】 论虚寒肺痿的证治。

肺痿系肺气痿弱不用，以口中反有浊唾涎沫为主症，有虚热与虚寒之分。虚热肺痿，如本篇首条所论；本条提出"此为肺中冷""上虚不能制下"，显然为虚寒肺痿。肺主气司呼吸，主宣发肃降，若肺中虚冷，气失宣降，津液不能宣发，停滞于肺，故频吐涎沫、口不渴。上焦虚冷，治节失常，导致水液下趋，故而遗尿或小便频数。肺气虚寒，痿废不用，清阳不升，故而头眩。治用甘草干姜汤温阳益气。药用补中益气的炙甘草倍于温阳散寒的干姜，体现了补益肺气为主，并温脾阳以复肺气，即培土生金之法。

【应用】甘草干姜汤为理中汤之半，本篇用其主治虚寒肺痿，其核心病机属于中阳虚乏，现今临床作为辛甘化阳、温中散寒的基本方，可加味用以治疗老年性慢性支气管炎、眩晕、咳喘、胃痛、腹痛、呕吐、泄泻、过敏性鼻炎等，证属中焦虚寒者。咳喘配伍半夏、茯苓、细辛等；遗尿加益智、桑螵蛸等；胃脘嘈杂、吞酸可合用左金丸。

2. 麦门冬汤证

7-10 大逆上气，咽喉不利，止逆下气者，麦门冬汤主之。

麦门冬汤方

麦门冬七升　半夏一升　人参二两　甘草二两　粳米三合　大枣十二枚

上六味，以水一斗二升，煮取六升，温服一升，日三夜一服。

【释义】述虚热咳逆的证治。

虚热肺痿由肺胃阴津亏虚，虚火上炎，致使肺气上逆，故咳喘；肺胃津伤，虚热熏灼，津不上承，故咽喉干燥、痰黏咳吐不爽。此外，一般还应见到口干欲得凉润、舌红少苔、脉象虚数等脉症。治用麦门冬汤养阴清热，止逆下气。本方重用麦（门）冬，滋阴润肺、清降虚火；半夏下气化痰，与大量清润麦冬相伍，化痰湿和胃降逆而不燥烈，同时使麦冬润而不腻；人参、粳米、甘草、大枣健脾益气，培土生金；诸药共同发挥养阴清热、降逆下气的作用，故而适用于肺胃津伤、虚火上炎所致的肺痿以及咳嗽上气。

【应用】麦门冬汤主治肺胃阴虚所致的病证，清代医家喻嘉言指出："此胃中津液枯燥，虚火上炎之证，麦门冬汤乃治本之良法也。"方中麦冬剂量宜大，可用至30～90克，与半夏的用量比例为7∶1。临床以其加减治疗慢性咽炎、慢性支气管炎、百日咳、肺结核、硅沉着病、慢性胃炎、胃及十二指肠溃疡等属肺胃阴虚、虚火上炎者，可减少鼻咽癌、肺癌、喉癌、食管癌放射治疗后出现的口干、咽干、舌红少苔等副作用。

二、肺痈证治

7-02 问曰：病咳逆，脉之，何以知此为肺痈？当有脓血，吐之则死，其脉何类？师曰：寸口脉微而数，微则为风，数则为热；微则汗出，数则恶寒。风中于卫，呼气不入；热过于荣，吸而不出。风伤皮毛，热伤血脉。风舍于肺，其人则咳，口干喘满，咽燥不渴，时唾浊沫，时时振寒。热之所过，血为之凝滞，蓄结痈脓，吐如米粥。始萌可救，脓成则死。

【释义】论肺痈的病因、病机、脉症和预后。

本条首先提出肺痈如何诊断，即病有"咳逆"，若为肺痈，则"当有脓血"。随后设问"其脉何类"，引出肺痈的病变过程，大致可分为表证期、酿脓期和溃脓期三个阶段。

肺痈表证期：即"风伤皮毛"阶段。由于风热侵袭肺卫，肺卫不利，症见恶寒发热、汗出、咽喉干燥作痒、咳嗽、脉浮数等症。此时病位轻浅，病邪易于外驱，久则热入于营，故曰"风中于卫，呼气不入；热过于荣，吸而不出"。"风伤皮毛，热伤血脉"提示风热邪气外袭，初在肺卫，久则热入营血。

肺痈酿脓期：即"风舍于肺"阶段。由于风热壅肺，肺气不利，气不布津，痰涎内结，瘀热酿脓，症见咳嗽、喘满、咽燥、胸痛、咳吐腥臭痰、时时振寒、脉滑数或数实。

肺痈溃脓期：即"吐如米粥"阶段。由于邪热入肺，壅结不散，血脉凝滞，腐溃气血，酿为痈脓。症见咳吐脓血、形如米粥、腥臭异常、脉滑数等。至于"脓成则死"则不可拘泥，结合"始萌可救"理解，其意重在启示医者对肺痈应及早治疗，待到脓成再治，则比较困难，预后也差。

1. 葶苈大枣泻肺汤证

7-11 肺痈，喘不得卧，葶苈大枣泻肺汤主之。

葶苈大枣泻肺汤方

葶苈 熬令黄色，捣丸如弹丸大   大枣十二枚

上先以水三升，煮枣取二升，去枣，内葶苈，煮取一升，顿服。

【释义】述肺痈实证喘甚的证治。

肺痈因邪热壅塞于肺，灼津为痰，痰浊壅遏，肺气壅滞，故气喘不能平卧。治用葶苈大枣泻肺汤，急泻肺中邪实。方中葶苈子苦寒，其性滑利，善开肺气之壅闭而止喘。恐其峻猛而伤正气，以大枣甘温补中、缓和药性。

【应用】葶苈大枣泻肺汤为泻肺峻剂，适用于肺痈酿脓阶段早期，热壅较甚，形气俱实者。现代临床可用于治疗渗出性胸膜炎、心包炎、心包积液、肺源性心脏病心力衰竭、风湿性心脏病心力衰竭、肺动脉高压、肺脓疡等证属邪实壅滞、气机阻遏、喘息不能平卧者。

2. 桔梗汤证

7-12 咳而胸满，振寒脉数，咽干不渴，时出浊唾腥臭[1]，久久吐脓如米粥者，为肺痈，桔梗汤主之。

桔梗汤方：亦治血痹。

桔梗一两　甘草二两

上二味，以水三升，煮取一升，分温再服，则吐脓血也。

【词解】

[1]浊唾腥臭：吐出脓痰，气味腥臭。

【释义】论肺痈脓成咳吐脓血证治。

风热犯肺，肺气不利，故咳而胸满。邪热壅肺，正邪交争，故振寒脉数；热入营血，故咽干口渴；热毒炽盛，肉腐酿成痈脓，则时出浊唾腥臭，吐如米粥之状。治用桔梗汤清热解毒、祛痰排脓。方中桔梗开提肺气、祛痰排脓；生甘草清热解毒、益气生肌。

【应用】桔梗汤在《伤寒论》中用于治疗少阴客热咽痛证，本篇用其治疗肺痈脓溃，以咳嗽、咳吐脓血，或咽痛、痰稠色黄等为主症。排脓解毒是肺痈溃脓期的主要治疗原则，桔梗汤作为排脓的主方，药少力薄，临床常加鱼腥草、桃仁、瓜蒌、金荞麦、金银花、薏苡仁等清热解毒排脓之品，以增强疗效。

三、咳嗽上气证治

7-03 上气[1]面浮肿，肩息[2]，其脉浮大，不治，又加利尤甚。

【词解】

[1]上气：指气逆而喘。

[2]肩息：指呼吸时两肩上耸，是呼吸极端困难的特征性表现之一。

【释义】论正虚欲脱上气的特点及预后。

上气有虚、实之分，一般而言，邪实壅肺，气逆于上，若邪去气降，病当缓解或痊愈。本条论上气，却提出"不治"，显然属于正虚危重证，因肾气虚衰，不能纳气于下，加上肺脏虚衰，故而呼吸困难，以至于张口抬肩。肺肾俱虚，故脉浮大无根。若再下利，则阴津亏于下，阳气脱于上，阴阳有离决之势，病情更加凶险。

7-04 上气喘而躁者，属肺胀[1]，欲作风水[2]，发汗则愈。

【词解】

[1]肺胀：病名。指咳嗽上气病中，内外合邪，邪实气闭，肺气胀满的病证。

[2]风水：病名。指肺气壅阻，水道通调失职，水液泛溢肌表，以肌肤水肿为特征的一种水气病。

【释义】 论邪实气壅上逆的证候特点与预后。

本条论上气病，提出"发汗则愈"，说明本证是外有实邪、肺气闭郁所致。综合本篇论述"肺胀"病，由越婢加半夏汤证、小青龙加石膏汤证来看，都是肺气闭郁、里饮夹热。可见，肺胀是咳嗽上气病中，外寒风寒，内有水饮，兼夹郁热，导致肺失宣降、气机壅阻的病变；因肺气壅实，不能通调水道，下输膀胱，以致水气溢于肌表，可转为风水。此时如果应用发汗宣肺透表的方法治疗，使得肺之宣降恢复，则疾病可愈。

1. 射干麻黄汤证

7-06 咳而上气，喉中水鸡声[1]，射干麻黄汤主之。

射干麻黄汤方

射干 十三枚，一法三两　　麻黄 四两　　生姜 四两　　细辛　紫菀　款冬花 各三两　　五味子 半升

大枣 七枚　　半夏 大者，洗，八枚。一法半升

上九味，以水一斗二升，先煮麻黄两沸，去上沫，内诸药，煮取三升，分温三服。

【词解】

[1]水鸡声：水鸡即田鸡，俗称蛙。水鸡声，形容喉间痰鸣声连连不绝，好像田鸡的鸣叫声。

【释义】 论寒饮郁肺咳嗽上气的证治。

"咳而上气"，包括咳嗽、气逆而喘。"喉中水鸡声"的形成，多是因为气道中有较多清稀的痰液受到呼吸气流冲击而产生的。再结合治疗所用的方药，射干麻黄汤重在温肺化饮。由此判断本条所论的病变属于寒饮蕴肺、肺气上逆。药用射干消痰开结、降逆止咳；麻黄宣肺平喘；生姜、细辛散寒行水；款冬花、紫菀、半夏温肺化饮、下气化痰；五味子收敛肺气，防止麻、辛、姜、夏诸辛散药物耗散肺气；大枣安中，与生姜同用，能调和胃气。诸药共同发挥散寒化饮、温肺降逆的功效，适用于肺胀咳逆上气而寒痰饮多者。

【应用】 射干麻黄汤是治疗寒哮的祖方，"喉中水鸡声"可以视为哮喘发作时非常形象的证候特征。除咳而上气、喉中有水鸡声外，本证常见胸膈满闷、不能

平卧、舌苔白滑、脉浮弦滑或浮紧等脉症。临床常用本方治疗过敏性哮喘、慢性支气管哮喘、支气管肺炎、小儿外感咳嗽、百日咳等见咳喘喉中有痰鸣音，证属寒饮蕴肺者。但本方为治标之法，待寒散饮除，宜遵照"在上治肺，在下治肾；发时治上，平时治下"的原则，健脾益气或补肾纳气治其本。

2. 皂荚丸证

7-07 咳逆上气，时时吐浊[1]，但坐不得眠，皂荚丸主之。

皂荚丸方

皂荚八两，刮去皮，用酥炙

上一味，末之，蜜丸梧子大，以枣膏和汤服三丸，日三夜一服。

【词解】

[1] 吐浊：吐出稠黏的浊痰。

【释义】论痰浊壅肺咳嗽上气的证治。

曰"咳逆上气"，当属咳嗽上气病。以频频吐出稠黏的浊痰、端坐呼吸为主要证候，提示痰浊黏稠、量多，肺气壅塞的特点。皂荚丸仅用皂荚一味，味辛入肺，祛痰之力峻猛，可涤痰开闭。因为其皂荚药性慓悍，故用酥炙，与蜂蜜一起制成丸药，再用枣膏调服，既能缓和其峻烈之性，又兼顾脾胃。每服梧子大丸三丸，日三夜一服，昼夜给药，是为了使药力持续，尽早将浊痰驱除，以利肺气。

【应用】皂荚丸为消胶痰、涤肠腑的专方猛药，主治急性支气管炎、顽固性哮喘、肺心病、肺痈、喉风、中风等证属痰涎壅塞、形气俱实者。以咳喘痰多、稠黏如胶、但坐不得眠、咳唾不爽、胸满或痛连胸胁、大便难、脉滑苔黏等为主症。皂荚有小毒，内服易引起呕吐、腹泻，故采用"酥炙""蜜丸"等以减轻其不良反应。

3. 厚朴麻黄汤证、泽漆汤证

7-08 咳而脉浮者，厚朴麻黄汤主之。

厚朴麻黄汤方

厚朴五两　麻黄四两　石膏如鸡子大　杏仁半升　半夏半升　干姜二两　细辛二两　小麦一升　五味子半升

上九味，以水一斗二升，先煮小麦熟，去滓，内诸药，煮取三升，温服一升，日三服。

7-09 脉沉者[1]，泽漆汤主之。

泽漆汤方

半夏半斤　紫参五两,一作紫菀　　泽漆三斤,以东流水五斗,煮取一斗五升　　生姜五两　白前五两　甘草

黄芩　人参　桂枝各三两

上九味，㕮咀，内泽漆汁中，煮取五升，温服五合，至夜尽。

【词解】

[1] 脉沉者：《衍义》《论注》等在此句之前，均有"咳而"两字。

【释义】 论上气咳喘的两种异治。

以上两条叙症简略，仅从脉象的浮沉上确定治法。一般来说，脉浮主表，脉沉主里，咳而脉浮是病近于表，治用厚朴麻黄汤。厚朴麻黄汤用厚朴除满下气，寓有肺病治肠之义；麻黄、杏仁升降相因，恢复肺气宣降之功；细辛、干姜温化寒饮；半夏降逆化痰；五味子收敛肺气，以防麻黄、细辛、半夏、干姜过于辛燥而耗散肺气；石膏辛凉，宣泄肺中郁热以除烦；小麦养正安中护胃；诸药共同发挥降逆化饮、宣肺止咳平喘的功效。

咳而脉沉主病位在里，也主水气内停。治用泽漆汤，使病从里解。方中泽漆味苦性寒，消痰逐水；紫参活血止血通利，与泽漆相配可活血逐水消肿；生姜、半夏、桂枝化饮降气；白前平喘止咳；人参、甘草益气扶正，培土生金；水饮久留，郁而化热，故用黄芩苦寒燥湿清热。诸药共同发挥逐水通阳、止咳平喘的功效。

【应用】 厚朴麻黄汤常用于急性支气管炎、支气管哮喘、上呼吸道感染等，以咳嗽喘逆、胸满烦躁、咽喉不利、痰声漉漉、倚息不能平卧、脉浮苔滑等为主症，病位偏表、偏上者。泽漆汤多用于治疗肺气肿、肺心病、细菌性胸膜炎、结核性胸膜炎、胸腔积液及肺部癌肿等病位偏里、偏下者，以咳嗽、喘逆、胸中有水气引胁痛、脉沉苔滑等为主症。

【按语】 上气咳喘病在表里的证治鉴别见表 7-1。

表 7-1　厚朴麻黄汤证与泽漆汤证鉴别

方证名称	证候特点	病因病机	治则治法	方药组成
厚朴麻黄汤证	咳喘,胸闷,烦躁,脉浮	寒饮夹热上迫(偏表)	散饮降逆,止咳平喘	厚朴、麻黄、石膏、杏仁、半夏、干姜、细辛、小麦、五味子
泽漆汤证	咳嗽,胸胁引痛,脉沉	寒饮夹热上迫(偏里)	逐水通阳,止咳平喘	泽漆、紫参、半夏、生姜、白前、甘草、黄芩、人参、桂枝

4. 越婢加半夏汤证

7-13 咳而上气，此为肺胀，其人喘，目如脱状，脉浮大者，越婢加半夏汤主之。

越婢加半夏汤方

麻黄六两　石膏半斤　生姜三两　大枣十五枚　甘草二两　半夏半升

上六味，以水六升，先煮麻黄，去上沫，内诸药，煮取三升，分温三服。

【释义】论饮热郁肺致咳嗽上气的证治。

本条所论"咳而上气"，又属"肺胀"，提示本病系内外合邪，壅塞上焦，肺气胀满的实证。因素有水饮，复感受外来风寒邪气，外邪引动内饮，水饮射肺，肺失宣降，故咳嗽、气喘、胸中胀闷。肺气不宣，饮热迫肺，欲鼓窍外出，故而目睛胀突，犹如脱出之状。脉浮主病位在表，脉大主热亦主邪实。证属寒闭于表、饮热壅逆。治用越婢加半夏汤宣肺泄热、降逆平喘。方中麻黄宣肺平喘、石膏辛寒以散郁热，石膏用量大于麻黄，提示内热重于外寒。以半夏、生姜降逆化痰除饮，甘草、大枣安中调和诸药。诸药相配，从而使表邪得以宣散，里饮得以温化，内热得以清散，肺气肃降功能恢复正常。

【应用】越婢加半夏汤常用治支气管哮喘、支气管炎、肺气肿等病急性发作，而证属饮热迫肺者，以咳嗽、气喘、两目胀突、口渴或面目浮肿等为主症；临床可根据具体情况加减应用，若痰热内盛、胶黏不易咳出者，加鱼腥草、瓜蒌、海蛤粉、海浮石等；痰鸣喘息、不得平卧，加射干、葶苈子等；痰热壅结、腹满便秘者，加大黄、芒硝等；热邪伤津、口舌干燥者，可加天花粉、知母、芦根等。

5. 小青龙加石膏汤证

7-14 肺胀，咳而上气，烦躁而喘，脉浮者，心下有水，小青龙加石膏汤主之。

小青龙加石膏汤方

麻黄　芍药　桂枝　细辛　甘草　干姜各三两　五味子　半夏各半升　石膏二两

上九味，以水一斗，先煮麻黄，去上沫，内诸药，煮取三升。强人服一升，羸者减之，日三服，小儿服四合。

【释义】论外寒内饮而夹热之咳嗽上气的证治。

脉浮主病位在表；"心下有水"即水饮停于胃脘。外邪、内饮相互搏结，水饮渍肺，肺气上逆则作咳，肺气不宣则作喘。风寒外束，饮邪犯肺，使肺失宣发肃降，所以咳嗽气喘；饮聚郁而化热，故而烦躁。证属外寒内饮，兼饮郁化热，治用小青龙加石膏汤，解表化饮，兼清热除烦。小青龙汤本为发表蠲饮之方，主治表寒里饮；因夹有郁热，故加生石膏辛寒清热。

【应用】本篇所论肺胀上气咳喘证，多以水饮为主，内外合邪。如射干麻黄汤证是寒饮郁肺，厚朴麻黄汤证是饮邪上迫，越婢加半夏汤证是饮热互结、热甚于饮，小青龙加石膏汤证是外寒内饮、饮甚于热（表7-2）。以上四方，均用麻黄，取其发泄肺中郁饮，以治咳喘，协石膏则散热，协桂枝则发表。临床可根据表里寒热程度不同，灵活选用，并随症加减。

表7-2　射干麻黄汤证、越婢加半夏汤证、小青龙加石膏汤证、厚朴麻黄汤证鉴别

方证名称	证候特点	病因病机	治法	方药组成
射干麻黄汤证	咳喘，喉中水鸡声，苔白滑，脉浮紧	寒饮郁肺，肺失宣降	散寒宣肺降逆化痰	射干十三枚、麻黄四两、生姜四两、细辛三两、紫菀三两、款冬花三两、五味子半升、大枣七枚、半夏大者八枚
越婢加半夏汤证	喘咳气急，目如脱状，脉浮大	饮热郁肺（偏表，热甚于饮）	宣肺泄热化饮降逆	麻黄六两、石膏半斤、生姜三两、大枣十五枚、甘草二两、半夏半升
小青龙加石膏汤证	咳喘，烦躁，脉浮，伴发热、恶寒等表证	外寒内饮夹热（饮甚于热）	解表化饮清热除烦	麻黄三两、芍药三两、桂枝三两、细辛三两、甘草三两、干姜三两、五味子半升、半夏半升、石膏二两
厚朴麻黄汤证	咳喘，胸闷，脉浮	寒饮夹热上迫（偏表）	散饮降逆止咳平喘	厚朴五两、麻黄四两、石膏如鸡子大、杏仁半升、半夏半升、干姜二两、细辛二两、小麦一升、五味子半升

6. 葶苈大枣泻肺汤证

7-21 肺痈，胸满胀，一身面目浮肿，鼻塞清涕出，不闻香臭酸辛，咳逆上气，喘鸣迫塞，葶苈大枣泻肺汤主之。方见上，三日一剂，可至三四剂，此先服小青龙汤一剂，乃进。小青龙汤方见咳嗽门中。

【释义】论葶苈大枣泻肺汤的证治。

本条虽然以"肺痈"冠首，但所载症状与肺痈相去甚远；用辛温发表兼化内饮的小青龙汤治肺痈，于病机显然不合。故而后世注家提出本条的"痈"字，当作"壅"解为妥，即壅塞之义。方后云先服小青龙汤一剂，再进葶苈大枣泻肺汤，目的在于先解其表，后下其水饮。葶苈大枣泻肺汤可泻水逐饮、开泄肺气，故而可用于治疗一身面目浮肿、胸满胀、咳逆上气、喘鸣迫塞的实证。

附方

1.《外台》炙甘草汤

7-15《外台》炙甘草汤：治肺痿涎唾多，心中温温液液[1]者。

【词解】

[1]温温液液：温温作蕴蕴解，即郁郁不舒。温温液液，指郁郁不舒、泛泛欲吐。

【释义】论《外台》炙甘草汤的证治。

炙甘草汤为桂枝汤去芍药加人参、地黄、阿胶、火麻仁、麦冬而成，其功效重在生津润燥，兼益气养阴，故可治虚热津伤的肺痿。肺气痿弱、气不布津，聚而成涎，逆于上，故见涎唾多；虚热与涎沫为患，内扰于胃，故郁郁不舒、泛泛欲吐。

2.《千金》甘草汤

7-16《千金》甘草汤
甘草
上一味，以水三升，煮减半，分温三服。

【释义】论《千金》甘草汤方。

《千金》甘草汤，药用一味甘草生用，可清热解毒、益气润燥。《备急千金要方》载其"治肺痿涎唾多出血，心中温温液液"，适用于虚热肺痿、病情较轻者。

3.《千金》生姜甘草汤

7-17《千金》生姜甘草汤：治肺痿，咳唾涎沫不止，咽燥而渴。

生姜 五两　　人参 三两　　甘草 四两　　大枣 十五枚

上四味，以水七升，煮取三升，分温三服。

【释义】论《千金》生姜甘草汤的证治。

《千金》生姜甘草汤中，重用生姜，以温散水饮；人参、甘草、大枣补脾益气。由此可见，本方适用于虚寒肺痿病情较轻者。

4.《千金》桂枝去芍药加皂荚汤

7-18《千金》桂枝去芍药加皂荚汤：治肺痿，吐涎沫。

桂枝　生姜各三两　甘草二两　大枣十枚　皂荚一枚,去皮子,炙焦

上五味，以水七升，微微火煮取三升，分温三服。

【释义】论桂枝去芍药加皂荚汤的证治。

桂枝去芍药加皂荚汤以桂枝汤去芍药，旨在振奋胸阳；加皂荚消痰涎。故而本方适用于虚寒肺痿痰涎壅盛者。

5.《外台》桔梗白散

7-19《外台》桔梗白散：治咳而胸满，振寒脉数，咽干不渴，时出浊唾腥臭，久久吐脓如米粥者，为肺痈。

桔梗　贝母各三分　巴豆一分,去皮,熬,研如脂

上三味，为散，强人饮服半钱匕，羸者减之。病在膈上者吐脓血，膈下者泻出，若下多不止，饮冷水一杯则定。

【释义】论《外台》桔梗白散的证治。

方中桔梗开肺排脓，贝母清热化痰散结，巴豆峻猛攻下、泻肺排脓。《伤寒论》名之三物白散，用治寒实结胸证。本篇用其治肺痈，当属肺痈脓成而正气不虚、寒热并见而偏于寒者。

6.《千金》苇茎汤

7-20《千金》苇茎汤：治咳有微热，烦满，胸中甲错，是为肺痈。

苇茎二升　薏苡仁半升　桃仁五十枚　瓜瓣半升

上四味，以水一斗，先煮苇茎，得五升，去滓，内诸药，煮取二升，服一升，再服，当吐如脓。

【释义】论《千金》苇茎汤的证治。

方中苇茎清肺泄热；薏苡仁、冬瓜仁（瓜瓣）下气排脓，善消内痈；桃仁活血祛瘀。诸药相伍，具有清肺化痰、活血排脓的功效。适用于肺痈脓已成的病变，

以胸痛、咳嗽、吐腥臭痰或吐脓血、胸中隐隐作痛等为主症。常据症加鱼腥草、蒲公英、紫花地丁、金银花、连翘等以增强清热解毒之功，促痈脓消散；加桔梗、甘草、前胡、贝母等以增强化痰排脓之效；加蜜百部、百合、枇杷叶、川贝母以润肺止咳平喘。

小结

本篇论肺痿、肺痈、咳嗽上气三种病证的病因病机与辨证治疗。

肺痿是肺脏气津不足，肺叶枯萎的病变，证有虚寒和虚热之分。虚寒肺痿，治用甘草干姜汤温阳化饮；肺胃津伤之虚热肺痿，治用麦门冬汤润肺养阴、益气生津；此外，《外台》炙甘草汤、《千金》甘草汤、《千金》桂枝去芍药加皂荚汤等，亦可辨证选用。

肺痈是风热壅肺，毒热蕴结，腐血败肉，发为痈脓的病变。其病机演变可分为肺痈表证期、酿脓期和溃脓期。肺痈表证期，风温犯肺，肺卫不利，本篇未载方药，随证选可用银翘散、桑菊饮等加减；邪实壅滞，喘不得卧者，可用葶苈大枣泻肺汤；肺痈脓成，咳吐脓血者，则用桔梗汤；肺痈成脓，瘀热阻肺者，可用《千金》苇茎汤。肺痈脓成之重证者，用《外台》桔梗白散。

咳嗽上气是指咳嗽、气喘等肺气不降的病证，其发病既有外感风寒、水饮内停者，也有肺肾两虚者。外寒里饮郁肺，治用射干麻黄汤；外寒内饮夹热者，可用小青龙加石膏汤；水饮与热相合、热实较重者，可用越婢加半夏汤；寒饮夹热上迫、病邪偏表脉浮者用厚朴麻黄汤，病邪偏里脉沉者用泽漆汤；痰浊壅肺者，可用皂荚丸。

奔豚气病脉证治第八

导读

　　本篇原文共计 4 条，载方 3 首，专论奔豚气病。奔，也作"贲"，快跑、疾驰之意。豚，同"狨"，即小猪。奔豚气是以小猪奔跑的状态，形容患者自觉有气从少腹上冲咽喉的一种突然发作性病证。奔豚病的病因多与情志有关，也与阳虚水寒之邪冲逆有关；病位主要涉及肝、心、肾、脾。现今临床的神经官能症、癔症等可参考奔豚气病论治。

病因、主症及论治

　　8-01 师曰：病有奔豚，有吐脓，有惊怖，有火邪，此四部病，皆从惊发得之。师曰：奔豚病，从少腹起，上冲咽喉，发作欲死，复还止，皆从惊恐得之。

　　【释义】论奔豚气病的病因和症状。

　　奔豚、吐脓、惊怖、火邪四种病证的发生多与受到惊吓有关。"惊"泛指精神刺激。《素问·举痛论》云"惊则气乱……惊则心无所倚"，即因惊而引发气血乖张，气逆奔突，可发为"奔豚"。肺痈病变，肺热壅积成脓，因惊气逆，则可"吐脓"。猝然受惊，伤及心肾，可发为"惊怖"。惊则气乱，气郁化火，火性炎上，故可加重"火邪"。奔豚气病发作时，患者自觉有气从少腹开始，上冲至心胸咽喉，犹如奔跑的小猪一般，突发向上冲逆，异常痛苦；发作过后，冲气复还，如同常人，故曰“发作欲死，复还止”。

1. 奔豚汤证

8-02 奔豚气上冲胸，腹痛，往来寒热，奔豚汤主之。

奔豚汤方

甘草　川芎　当归各二两　半夏四两　黄芩二两　生葛五两　芍药二两　生姜四两
甘李根白皮一升

上九味，以水二斗，煮取五升，温服一升，日三夜一服。

【释义】论肝郁奔豚的证治。

奔豚汤方中，甘李根白皮即李子树根的白皮，味苦性寒，入足厥阴肝经，有清肝热、降逆气的功效，《外台秘要》载有13首治奔豚方药，其中8首用甘李根白皮，可见其为治疗奔豚气病的要药。当归、川芎、芍药养血柔肝；黄芩、葛根清肝胃郁热；半夏、生姜和胃降逆；芍药与甘草相伍又能缓急止痛。诸药共同发挥清肝胃郁热、养血柔肝、和胃降逆的功效，以方测证，故此奔豚为肝郁化热而致。脘腹是脾胃所居之处，肝郁气滞，肝木乘土则脘腹疼痛；肝与胆相为表里，肝郁热扰，则少阳之气不和，故而往来寒热。

【应用】奔豚汤证后世称其为“肝气奔豚”，这种病证多因情志刺激而致肝气郁结化热，随冲气上逆而发气上冲胸。临床拓展用于治疗癔症、神经官能症、冠心病、更年期综合征、慢性肝炎等属于肝郁有热者。方中甘李根白皮现今药房不备，可代之以川楝子，清肝泻火、理气止痛；加合欢皮疏肝解郁、宁心安神。

2. 桂枝加桂汤证

8-03 发汗后，烧针令其汗，针处被寒，核起而赤者，必发奔豚，气从少腹上至心，灸其核上各一壮，与桂枝加桂汤主之。

桂枝加桂汤方

桂枝五两　芍药三两　甘草二两,炙　生姜三两　大枣十二枚
上五味，以水七升，微火煮取三升，去滓，温服一升。

【释义】论汗后烧针，复感寒邪引发奔豚的证治。

先用发汗的方法，继用烧针迫汗外出，一汗再汗，汗多则阳虚不固，腠理开泄，寒邪乘虚而入，针孔被寒邪所袭不得疏散，故出现针孔处红肿如核。外寒引动水寒之气向上冲逆，所以有气从少腹上冲心胸。证属阳虚而水寒上乘，治则外用艾灸温散寒凝，内服桂枝加桂汤温通心阳、平冲降逆。桂枝加桂汤为桂枝汤加

桂枝二两而成。本方重用桂枝，旨在加强补心阳、降逆气的功效。

【应用】有报道本方加减治疗神经官能症、膈肌痉挛、风湿性心脏病、雷诺病、冻疮、坐骨神经痛等有较好疗效。方中"加桂"，有医家提出当是肉桂，从古今名医医案看，两者兼而有之，临床可据证酌情选用。

3. 茯苓桂枝甘草大枣汤证

8-04 发汗后，脐下悸者，欲作奔豚，茯苓桂枝甘草大枣汤主之。

茯苓桂枝甘草大枣汤方

茯苓半斤　　甘草二两,炙　　大枣十五枚　　桂枝四两

上四味，以甘烂水一斗，先煮茯苓，减二升，内诸药，煮取三升，去滓，温服一升，日三服。甘烂水法：取水二斗，置大盆内，以杓扬之，水上有珠子五六千颗相逐，取用之。

【释义】论阳虚下焦水饮冲逆，欲作奔豚的证治。

心为五脏六腑之主，坐镇于上，普照于下，制约下焦水气上逆。脾为中土，运化水湿，如堤坝居中，可防下焦水寒之气上犯。若过汗损伤心脾，制水无力，同时引动水寒之邪欲作冲逆，故见脐下筑筑然跳动不安。此时可用茯苓桂枝甘草大枣汤温通心阳、化气利水。本方重用茯苓先煎，取其甘淡健脾利水，以制水于下，并有安神定魄的功效；桂枝、炙甘草辛甘以补心阳；大枣健脾补中，合炙甘草培土制水，并可甘缓水邪冲逆之势。诸药共同发挥利水通阳、平冲降逆的功效，故而适用于心阳虚、水气上冲的奔豚病。

【应用】苓桂甘枣汤（茯苓桂枝甘草大枣汤）属于苓桂剂，具有通阳化气行水的功效，不仅可用于治疗脐下悸、欲作奔豚，临床可拓展用于治疗癔症性抽搐、更年期综合征、眩晕等证属阳虚水逆者。

小结

本篇专论奔豚气成因、证候与辨证治疗。奔豚病以自觉有气从少腹上冲心胸、咽喉，如小猪奔跑状，突然发作，痛苦难忍，发作后逆气平复如常为主要证候，多与惊恐恼怒、发汗致心脾阳虚引发水寒冲逆有关。在治疗方面，肝郁气滞化热上冲者，用奔豚汤清热调肝、和胃降逆；心阳虚而水寒上冲者，用桂枝加桂汤温阳降逆、散寒消阴；心脾阳虚，脐下水饮欲动者，用茯苓桂枝甘草大枣汤利水温阳、平冲降逆。

胸痹心痛短气病脉证治第九

导读

　　本篇原文共计 10 条，载方 10 首，专论胸痹、心痛和短气三种病证的病因病机与辨证论治，但以胸痹为主。"痹"指闭塞不通，不通则痛。胸痹既是病名，又是对病位和病机的概括，以上焦阳虚、阴寒邪气闭阻胸阳为主要病机，以胸中痞塞不通、胸痛彻背为主要证候。心痛指正当心窝部位的疼痛病证，以病位和症状命名，以阳微阴弦为主要病机，属本虚标实。本篇胸痹与心痛并举，两者既可单独为病，亦可相互影响。短气指呼吸急促，本篇中短气仅作为胸痹的伴发症状论述。胸痹、心痛、短气三者发病部位相近，胸痹和心痛病机均与阳虚阴盛有关，短气又是胸痹的常见症状，所以把三种病证合在一篇讨论。

一、胸痹、心痛病机

　　9-01 师曰：夫脉当取太过不及，阳微阴弦，即胸痹而痛，所以然者，责其极虚也。今阳虚知在上焦，所以胸痹、心痛者，以其阴弦故也。

　　【释义】论胸痹、心痛的病因病机。

　　仲景指出，诊脉应辨别太过与不及，这是因为疾病的发生多与邪气盛、正气虚两方面有关。胸痹、心痛的"阳微阴弦"脉，是不及与太过的反映。寸脉属阳，候上焦胸中；尺脉属阴，主下焦腹部。"阳微"即寸脉微，提示上焦阳气不足，胸阳不振；"阴弦"即尺脉弦，主下焦阴寒过盛、水饮停聚。"阳微"与"阴弦"并见，说明胸痹、心痛的病机是上焦阳虚，阴邪上乘，痹阻胸阳。

9-02 平人无寒热，短气不足以息者，实也。

【释义】承上条再论胸痹、心痛的病机。

"平人"指外形如常、内脏气血虚损之人，亦即《难经》所云"脉病形不病"者。"短气不足以息"，即呼吸不利，胸中憋闷不畅。平素无其他疾病的人，为何突然出现短气不足以息呢？一般来讲，或者由于新感外邪，气机壅滞，但外感应见发热、恶寒等表证；或者由于内有痰饮、宿食等有形实邪，阻滞气机升降出入所致，故曰"实也"。

与上条合参，上条论胸痹心痛病机重在本虚，本条则强调邪实。两条合参，强调胸痹、心痛属本虚标实、虚实夹杂，提示医者应分辨虚实，审因辨证论治，在其未发作时，一般重在从缓治本，以扶阳之虚；发作之时，则重在从急治标，以祛阴邪之盛。

二、胸痹证治

1. 瓜蒌薤白白酒汤证

9-03 胸痹之病，喘息咳唾，胸背痛，短气，寸口脉沉而迟，关上小紧数，瓜蒌薤白白酒汤主之。

瓜蒌薤白白酒汤方

瓜蒌实一枚,捣　薤白半斤　白酒七升

上三味，同煮，取二升，分温再服。

【释义】论胸痹的典型证候和主治方剂。

"寸口脉沉而迟，关上小紧数"是胸痹的主脉，寸口沉取而迟，主上焦阳虚、胸阳不振；关上出现小紧，主中焦有停饮，阴寒内盛；上焦阳虚，则痰饮上乘，以致阴邪停聚于胸中，故有此种脉象，这与首条"阳微阴弦"脉象的病机相同。"喘息咳唾，胸背痛，短气"是胸痹的主症，产生这些症状的病因病机均是"阳微阴弦"，即痰涎水饮等阴邪，乘上焦阳虚，逆而上行，遏阻胸膈气机升降，气道不利则喘息、咳嗽、呼吸短促、频频吐出痰涎；背为胸之府，邪浊闭塞胸中，胸背之气不能贯通，故而胸背疼痛。治用瓜蒌薤白白酒汤，宣痹通阳、化浊散结。方中瓜蒌性寒凉，可涤痰宽胸；薤白辛温通阳散结、豁痰下气；加白酒辛温通阳，调达气血，轻扬善行以助药势。三药相配，可通阳散结、豁痰下气，是主治胸痹的基础方剂。

【应用】瓜蒌薤白白酒汤为辛温通阳的代表方，用于治疗冠心病心绞痛、支气管哮喘、肋间神经痛、胸部软组织损伤、非化脓性肋软骨炎属痰气阻塞、胸阳不宣者，疗效肯定，可随症加丹参、川芎、苏木等活血化瘀药，或姜半夏、白芥子等化痰药，以提高疗效。方中白酒系古代以果根蒸煮，加曲发酵，或沉淀或压榨而成的非蒸馏酒，现今临床可酌选米酒、黄酒等代替。

2. 瓜蒌薤白半夏汤证

9-04 胸痹不得卧，心痛彻背者，瓜蒌薤白半夏汤主之。

瓜蒌薤白半夏汤方

瓜蒌实_一枚_　薤白_三两_　半夏_半升_　白酒_一斗_

上四味，同煮，取四升，温服一升，日三服。

【释义】承上条论痰饮上逆较重的胸痹证治。

本条首冠"胸痹"，提示已具备上条所论述胸痹的典型脉症。此外，又见"胸痹不得卧"，提示喘息、咳唾、短气等症状更重；"心痛彻背"，强调胸痹疼痛更为剧烈；以上皆因痰浊等阴邪壅塞胸中所致，较上条为重，故于瓜蒌薤白白酒汤中加半夏半升，祛痰开结、逐饮降逆；并加大白酒用量，以宣通阳气。

【应用】瓜蒌薤白半夏汤是治疗痰浊壅盛，闭塞心脉，胸阳痹阻的一首有效方剂，因痰浊阻塞气机，可引起气滞血瘀的病变，临床常加香附、丹参、赤芍、川芎、红花、檀香等行气活血化瘀之品，并与生脉散合同，扶正祛邪；若痰饮壅盛，可与苓桂术甘汤合用，或加陈皮、干姜、豆蔻等通阳豁痰、温中理气。

3. 枳实薤白桂枝汤证、人参汤证

9-05 胸痹，心中痞，留气结在胸，胸满，胁下逆抢心，枳实薤白桂枝汤主之。人参汤亦主之。

枳实薤白桂枝汤方

枳实_四枚_　厚朴_四两_　薤白_半斤_　桂枝_一两_　瓜蒌实_一枚,揭_

上五味，以水五升，先煮枳实、厚朴，取二升，去滓，内诸药，煮数沸，分温三服。

人参汤方

人参　甘草　干姜　白术各三两

上四味，以水八升，煮取三升，温服一升，日三服

【释义】论胸痹虚实不同的证治。

胸痹本为阳气虚、阴寒盛的虚实夹杂证，所以临床上可分偏虚、偏实进行辨证论治。从具体证候来看，本条病证是在胸痹主症基础上，新增"心中痞，留气结在胸，胸满，胁下逆抢心"。"心中痞"，即心胸中有满闷痞塞感；"留气结在胸"，即无形之气留滞于胸中不去；"胁下逆抢心"，即气从胁下上逆而心胸胀满。以上诸症呈现一派气机壅滞的特征，可以由阴寒痰浊等实邪阻闭气机所致，也可以由阳气亏虚、运行无力导致，故当辨证施治。

若属阴寒痰饮气滞壅塞的实证，治用枳实薤白桂枝汤，通阳开结、下气除满；本方即瓜蒌薤白白酒汤去白酒，加桂枝宣通心阳、兼降逆气，加枳实、厚朴苦温下气行滞除满。若属胸中阳微，中气虚寒者，治用人参汤（即理中汤）温补中阳，扶正以祛邪，待阳气振奋，阴寒可消，也属于"塞因塞用"治法。

【应用】枳实薤白桂枝汤具有通阳开结、泄满降逆的功效，临床可用于治疗冠心病心绞痛、肺源性心脏病、自主神经功能失调、肺气肿、喘息性支气管炎、渗出性胸膜炎等病，中医辨证属于胸阳不振、痰湿内盛、气机壅滞者。

【按语】瓜蒌薤白白酒汤为治疗胸痹的基础方剂；若痰涎壅塞较重，症见胸痹不得卧、心痛彻背者，宜加半夏以逐饮降逆，并重用白酒以宣痹通阳，此即瓜蒌薤白半夏汤证；若偏气滞饮阻，症见胸痹心中痞、留气结在胸、胸满、胁下逆抢心者，则加枳实消痞除满、厚朴宽胸下气，加桂枝宣通心阳，即枳实薤白桂枝汤证（表9-1）。

表9-1　瓜蒌薤白白酒汤证、瓜蒌薤白半夏汤证与枳实薤白桂枝汤证鉴别

方证名称	证候特点	病因病机	治则治法	方药组成
瓜蒌薤白白酒汤证	喘息咳唾,胸背痛,短气,寸口脉沉而迟,关上小紧数	本证(胸阳不振,浊阴上犯)	通阳散结,豁痰下气	瓜蒌实一枚、薤白半斤、白酒七升
瓜蒌薤白半夏汤证	胸痹不得卧,心痛彻背	偏痰阻(痰饮壅盛,胸阳痹阻)	通阳散结,逐饮降逆	瓜蒌实一枚、薤白三两、白酒一斗、半夏半升
枳实薤白桂枝汤证	胸痹心中痞,留气结在胸,胸满,胁下逆抢心	偏气滞(胸阳痹阻,饮阻气逆)	通阳开结,泄满降逆	瓜蒌实一枚、薤白半斤、桂枝一两、枳实四枚、厚朴四两

4. 茯苓杏仁甘草汤证、橘枳姜汤证

9-06 胸痹，胸中气塞，短气，茯苓杏仁甘草汤主之；橘枳姜汤亦主之。

茯苓杏仁甘草汤方

茯苓三两　杏仁五十个　甘草一两

上三味，以水一斗，煮取五升，温服一升，日三服。不差，更服。

橘枳姜汤方

橘皮一斤　枳实三两　生姜半斤

上三味，以水五升，煮取二升，分温再服。《肘后》《千金》云："治胸痹，胸中愊愊如满，噎塞习习如痒，喉中涩，唾燥沫。"

【释义】论饮阻气滞胸痹轻证的不同治法。

本条虽以"胸痹"贯首，但其证候不见胸痛，而是"胸中气塞""短气"，提示胸痛轻微，或者不痛，而是以气塞或短气较为显著；气塞、短气虽然是因为饮阻气滞所导致，但有偏于饮邪或气滞两种情况。若饮阻重于气滞，治用茯苓杏仁甘草汤利水宣肺，以茯苓利水化饮、杏仁宣利肺气、甘草调中和脾。若气滞偏盛而水饮停蓄，以致胃气不降者，治用橘枳姜汤行气化饮、和胃降逆，以橘皮、枳实宣通气机，生姜化饮和胃，心胃同治，重在使上、中二焦气行饮除。

【应用】橘枳姜汤和胃化饮，治饮停于胃，偏重于心下痞塞者；茯苓杏仁甘草汤宣肺化饮，治饮停胸膈，偏重于呼吸迫促者。冠心病、肺心病、风湿性心脏病、支气管炎、支气管哮喘等病证属饮阻气机者，可用茯苓杏仁甘草汤与瓜蒌薤白半夏汤合方加减治疗。"气塞"证，胸中痞塞、郁结胀满者，可用橘枳姜汤与瓜蒌薤白半夏汤合方加减。

5. 薏苡附子散证

9-07 胸痹缓急者，薏苡附子散主之。

薏苡附子散方

薏苡仁十五两　大附子十枚,炮

上二味，杵为散，服方寸匕，日三服。

【释义】论胸痹属寒湿急证的治法。

本条叙证简略，既云胸痹，可知应有喘息咳唾、胸背疼痛或心痛彻背等症。"缓急"为偏义复词，此处作"急"解，即胸痹突然发作，情势危急之状。薏苡附子散用炮附子温里散寒、通阳止痛，薏苡仁除湿解痹、缓解筋脉拘挛。两药合用，通阳宣痹，使寒湿下行，则痛痹可解。

【临床应用】 薏苡附子散可用于治疗胸痹，突见左侧胸部心前区剧烈绞痛如刺，或见胸痹疼痛、拘急不舒、时缓时剧、喜温喜按、脉沉紧者；可酌加川芎、丹参、红花、苏木等活血止痛，桂枝、干姜、细辛等通阳散寒。也有用薏苡附子散合芍药甘草汤加味，重用薏苡仁60～90克，治疗肩周炎、坐骨神经痛等，常合用芍药甘草汤，加鸡血藤、秦艽、海风藤、当归等活血祛风。

三、心痛证治

1. 桂姜枳实汤证

9-08 心中痞，诸逆，心悬痛，桂枝生姜枳实汤主之。

桂枝生姜枳实汤方

桂枝　生姜_{各三两}　枳实_{五枚}

上三味，以水六升，煮取三升，分温三服。

【释义】 论痰饮气逆的心痛证治。

"心中痞"指心胸痞塞感；"诸逆"指停留在心下的水饮或寒邪向上冲逆。"心悬痛"，形容心中如有物维系，束缚较重的窒痛感，与现代所谓"压榨性""窒息状"疼痛相类似。以上诸症，皆因心阳虚而饮逆气滞所致，治用桂枝生姜枳实汤，通阳化饮、降逆消痞。方中桂枝温复心阳，平冲降逆；生姜温胃化饮，降逆和胃；枳实苦泄消痞，开降气结。三药合用，振奋胸阳，除寒饮气逆。

【应用】 桂枝生姜枳实汤可用于心胸部窒息性疼痛，或胃脘痞闷，气逆上攻作痛，呕恶嗳气，胃寒喜热者，或胃神经性疼痛属水饮寒邪所致者。呕吐者，加半夏、茯苓；痛甚者加香附、木香、苏木；水饮性眩晕者加白术、茯苓；虚寒较甚、心下拘急者，可加附子、干姜、蜀椒、饴糖等。

2. 乌头赤石脂丸证

9-09 心痛彻背，背痛彻心，乌头赤石脂丸主之。

乌头赤石脂丸方

蜀椒_{一两，一法二分}　乌头_{一分，炮}　附子_{半两，炮，一法一分}　干姜_{一两，一法一分}　赤石脂_{一两，一法二分}

上五味，末之，蜜丸如梧子大，先食服一丸，日三服。不知，稍加服。

【释义】 论阴寒痼结、阳气衰微的心痛证治。

"心痛彻背，背痛彻心"是心窝部疼痛牵引到背，背部疼痛又牵引到心窝，形成心背互相牵引的疼痛症状，病情较上心悬痛及心痛彻背为重，这是阴寒痼结攻冲心背，阳气衰微所致。治用乌头赤石脂丸，温阳散寒、峻逐阴邪。本方中乌头、附子、川椒、干姜一派大辛大热，可峻逐阴寒而止痛。恐方中辛温之品辛散太过，加赤石脂以温涩调中、收敛阳气。以蜜为丸，既可缓药力之峻猛，又可解乌头、附子的毒副作用。方后嘱"先食服一丸，日三服。不知，稍加服"，一则取胃中空虚，便于药物吸收，发挥疗效；二则逐渐加量，防止过量而中毒。

【应用】乌头赤石脂丸由大辛大热、燥烈走窜之品组成，主治阴寒痼冷的胸痛心痛证，心悸者加浮小麦、龙骨、牡蛎，口渴喜饮者加麦冬、生地黄、五味子等，胸痛如刺者加桃仁、红花、川芎、丹参等；也可用于脘腹痛、寒性历节病、肩关节周围炎、顽固性头痛等属阴寒痼冷者。

附方（九痛丸证）

9-10 九痛丸：治九种心痛。

附子_{三两,炮}　生狼牙_{一两,炙香}　巴豆_{一两,去皮心,熬,研如脂}　人参　干姜　吴茱萸_{各一两}

上六味，末之，炼蜜丸如梧子大，酒下。强人初服三丸，日三服；弱者二丸。兼治卒中恶，腹胀痛，口不能言；又治连年积冷，流注心胸痛，并冷肿上气，落马、坠车、血疾等，皆主之。忌口如常法。

【释义】论九痛丸的方药组成、服法及适应病证。

九种心痛，据《千金方·卷十三》载，指虫心痛、注心痛、风心痛、悸心痛、食心痛、饮心痛、冷心痛、热心痛、来去心痛，此处用于泛指心胸胃脘部的疼痛病证。九痛丸以附子、干姜、吴茱萸温阳散寒、开郁止痛，善祛沉寒冷积；巴豆温通，攻下食、饮、痰、寒、水之结聚；狼牙，又名狼牙草，可杀虫破积、除寒热水气；人参补益脾胃。综合来看，九痛丸药物多为辛热开结之品，故而适用于心痛证属积冷结气者。

小结

本篇主要论述胸痹和心痛两种病证。胸痹以胸痛掣背为主要证候，多属上焦阳气微弱、痰浊水饮等阴寒上逆心胸所致。在治疗方面，首先论述治疗胸痹的基础方——瓜蒌薤白白酒汤，治上焦阳虚、痰饮上乘者；在此基础上，若痰浊壅盛、胸阳痹阻者，用瓜蒌薤白半夏汤通阳散结、涤痰化饮；若胸阳不振，痰气郁闭，累及胁胃，偏于实者，用枳实薤白桂枝汤通阳开结、泄满降逆，偏中虚者用人参汤补中助阳。此外，对于胸痹轻证，若属饮停气滞，偏于饮停胸膈者，用茯苓杏仁甘草汤宣肺化饮；偏于气滞胃脘者，用橘枳姜汤行气和胃；对于胸痹急证，寒湿痹阻胸阳者，可用薏苡附子散通阳逐湿。

心痛泛指以心前区及胃脘部疼痛为主的病证。具体到其治疗，若证属饮阻气逆、心悬痛者，用桂枝生姜枳实汤通阳逐饮、降逆消痞；若阴寒痼结、心背彻痛者，用乌头赤石脂丸温阳散寒、峻逐阴邪；若寒实痰饮积聚，或血结虫注者，可与《千金方》九痛丸，温阳散寒、破积行气。

本篇治疗胸痹、心痛方药应用规律，以瓜蒌薤白白酒汤为基本方，以瓜蒌、薤白为核心药对，随症加减：痰盛加半夏，气逆加桂枝，痞满加枳实、厚朴，其他如橘皮、茯苓、杏仁、生姜等理气化痰药，也可随症加减。脾气虚者加人参汤，阳虚寒盛者用附子、乌头类。现今临床治疗则继承创新、标本同治，治本以益气温阳为主，辅以养血滋阴，治标则用化痰理气、芳香温通、活血化瘀、宣痹通阳等法。

腹满寒疝宿食病脉证治第十

导读

本篇原文共计 29 条，载方 15 首，论腹满、寒疝、宿食三种病证的病因病机、辨证要点和证治。

腹满是以腹部胀满为主，常伴有腹部疼痛的病证。腹满可以出现于多种疾病的病变过程中，临床上需要注意辨别寒热虚实进行论治。大体而言，腹满属实热者多与胃肠有关，治宜攻下；虚寒证多与肝脾肾有关，治宜温补。寒疝以腹中拘急疼痛为主症，多因寒邪凝滞而作，治宜温阳散寒止痛。宿食是指因饮食积滞而引起的腹部胀闷、嗳腐吞酸，或伴有吐利、腹痛等表现的病证，也称为伤食或食积，多因饮食失节，脾胃功能失常所致，治宜因势利导，或涌吐或泻下。

腹满、寒疝、宿食三病均属胃肠道病变，病位主要在腹部，临床多以腹部胀满或疼痛为主症，病因病机上也有许多共同之处，治法方药也有很多相互借鉴，故合为一篇论述。

一、腹满证治

10-01 趺阳脉微弦，法当腹满，不满者必便难，两胠[1]疼痛，此虚寒从下上也，当以温药服之。

【词解】

[1]胠（qū）：即胸胁两旁当臂之处。

【释义】 论虚寒腹满的脉症治法。

趺阳脉属足阳明胃经，古人常据此诊断脾胃病证。微脉为弱而无力，主阳气不足；弦脉属肝，主寒主痛；趺阳脉微弦，提示脾胃虚寒、阴寒偏盛，厥阴肝气上逆的病机。脾主大腹，脾胃虚寒，健运失司，以致腹满；若不腹满，运化不利亦可表现为大便难。阴寒聚于腹，攻冲不散，气滞两胁则疼痛；证属中焦虚寒，治当温补，故云"当以温药服之"。

10-02 病者腹满，按之不痛为虚，痛者为实，可下之。舌黄未下者，下之黄自去。

【释义】 论腹满虚实的辨证与治法。

本条对于腹满虚实的辨证，首先提出了腹部触诊法，同时强调了舌诊的重要作用。腹满若属虚寒者，多无有形实邪结聚，按之可使所聚之气得以消散，有助于气机通行，故按之不痛。实性腹满，多系有形实邪停积于胃肠，按之则邪迫肠胃、气滞有增，往往因疼痛加重拒按。舌黄即苔黄，多为腹满实证属热邪积滞，治宜泄热通腑，下其积热，则苔黄退而腹满可除。

10-03 腹满时减，复如故，此为寒，当与温药。

【释义】 论虚寒腹满的辨证与治法。

腹部胀满暂时性地有所缓解，一会儿又胀满如故，这一般属于虚寒性腹满。这是因为脾胃虚寒，运化失司，气机痞塞则腹满；阴寒之气，得暖而暂时得以缓解，故而腹满稍减，得阳暂开则腹满时减，阴寒凝聚则又腹满如故。证属中阳不足、寒凝气滞，故宜温中散寒。

10-04 病者痿黄，躁而不渴，胸中寒实，而利不止者，死。

【释义】 论腹满属寒实内结、里阳衰微的危重证。

痿黄，义同萎黄，指肤色枯黄、黯淡无泽，多为脾胃虚寒、中气衰败的征象。烦躁而不渴，可知此证非热邪所导致，结合"寒实"，当属阳微阴盛的阴躁。若再见下利不止，则为中阳败绝，气脱于下，正虚邪实，病情凶险，故为死证。

10-06 夫中寒家喜欠，其人清涕出，发热，色和者，善嚏。

【释义】 论素体虚寒，外感寒邪的病证。

中寒家，即素体中焦虚寒之人。喜欠，即总打哈欠。《素问·宣明五气》："五气所病，心为噫，肺为咳，肝为语，脾为吞，肾为欠为嚏。"素体中焦虚寒的人，病久涉及少阴，下焦阳气虚乏，故频频呵欠。若外感风寒，肺窍不利，则鼻流清涕；寒邪郁遏卫阳，故而发热，然邪气尚浅，故面色如常人。尽管中气有所亏虚，但正气尚存，欲祛邪外出，故而经常打喷嚏。

10-07 中寒，其人下利，以里虚也，欲嚏不能，此人肚中寒。一云痛。

【释义】论里虚感寒的病证。

里阳素虚的人，出现下利，这多属于里虚，即"肚中寒"。欲打喷嚏而不能出，这是因为阳虚无力驱邪外出的原因。

10-08 夫瘦人绕脐痛，必有风冷，谷气不行，而反下之，其气必冲，不冲者，心下则痞。

【释义】论里虚寒证误下的变证。

瘦人，指形体羸弱的人，发生"绕脐痛""谷气不行"，多由感受风冷所致。这是因为素体脾胃虚寒，气血亏虚，易感受风寒，寒邪直中太阴，故而出现绕脐痛、大便艰涩不通，此属寒结，治宜温通。若误诊为里热实证而用攻下，虽大便得通，但风冷未除而阳气更虚，中虚而运化不行，加上寒凝气滞，故而"心下则痞"。

1. 厚朴七物汤证

10-09 病腹满，发热十日，脉浮而数，饮食如故，厚朴七物汤主之。

厚朴七物汤方

厚朴半斤　甘草　大黄各三两　　大枣十枚　枳实五枚　桂枝二两　生姜五两

上七味，以水一斗，煮取四升，温服八合，日三服。呕者加半夏五合；下利去大黄；寒多者加生姜至半斤。

【释义】论腹满里实兼表证未罢的证治。

"病腹满，发热十日"为倒装文法，指外感风寒化热，十余日不解，邪热在表，故脉浮而数；热邪入里，津亏便结，故而腹满。由此可见本证为太阳表邪未解而阳明之腑已有实邪。治疗表里同病，一般应先表后里；若里证急时，也可先里后表。本条所论，虽然属于表里同病，但"脉浮而数，饮食如故"，可见病情还没有发展到里热实证比较严重的程度，故而应用厚朴七物汤，表里双解。厚朴七物汤即桂枝汤去芍药合厚朴三物汤而成。桂枝汤解肌发表，因腹满不痛故去芍药；合用厚朴三物汤行气除满，泻里实热。若胃气上逆而呕，可加半夏降逆止呕；若脾气不足而下利，去大黄以防泻下伤中；寒多则增生姜至半斤以温胃散寒解表。

【应用】厚朴七物汤为表里同治代表方剂，因桂枝汤同时具有调和脾胃、调和气血的功效，现今临床可拓展用其治疗胃肠型感冒、功能性消化不良、急性肠炎、痢疾初起、肠梗阻等，症见脘腹胀满或痛、拒按、食欲不振、大便秘结等，证属脾胃虚弱、升降失司者。

2. 厚朴三物汤证

10-11 痛而闭者，厚朴三物汤主之。

厚朴三物汤方

厚朴_{八两}　　大黄_{四两}　　枳实_{五枚}

上三味，以水一斗二升，先煮二味，取五升，内大黄，煮取三升，温服一升，以利为度。

【释义】论腹满胀重于积的证治。

"痛而闭"，指腹部胀满疼痛且大便秘结不通，属于里热壅滞、气滞不行，且气滞重于实滞，故用厚朴三物汤行气导滞、通便泻热。本方重用厚朴、枳实，取其行气止痛之功以除胀满；后下大黄以泻热导滞，故而适用于热壅气滞证。

【应用】临床常用厚朴三物汤治疗肠梗阻、肠麻痹、胃扭转、十二指肠壅积症、急性肠炎等，症见腹部胀满疼痛、以胀痛为主、腹部拒按、恶心呕吐、大便秘结、舌红苔黄、脉弦有力等，辨证为胀重于积的腹满胀痛者。

3. 大柴胡汤证

10-12 按之心下满痛者，此为实也，当下之，宜大柴胡汤。

大柴胡汤方

柴胡_{半斤}　　黄芩_{三两}　　芍药_{三两}　　半夏_{半升,洗}　　枳实_{四枚,炙}　　大黄_{二两}　　大枣_{十二枚}
生姜_{五两}

上八味，以水一斗二升，煮取六升，去滓再煎，温服一升，日三服。

【释义】论心下满痛的证治。

"按之心下满痛"，是辨证的关键。所谓心下，即胃脘部连及两胁。黄元御《金匮悬解》注："心下满痛者，少阳之经郁迫阳明之腑也。"心下痞满，按之疼痛，属少阳枢机不利，兼阳明里实，故用大柴胡汤和解少阳、攻下阳明。大柴胡汤由小柴胡汤去人参、甘草加大黄、枳实、芍药而成。以柴胡、黄芩和解少阳；大黄、枳实泻阳明实热；芍药破坚积止痛；大枣安中；生姜辛散，配半夏以止呕，同时上行和胃，牵制大黄峻猛速下之力，从而发挥调和胃气的功效。

【应用】大柴胡汤广泛用于治疗内、外、妇、儿、眼、皮肤等科疾病，尤以胆囊炎、胆石症、急性胰腺炎、胃及十二指肠穿孔、麻痹性肠梗阻、脂肪肝、胆汁反流性胃炎等消化系统疾患为多，其症多见发热或往来寒热，汗出而热不解；心下痞闷硬满疼痛，兼及两胁，或胁下硬痛；郁郁心烦，呕吐较剧；大便秘结不下，或下利臭秽，色黄赤而不爽；口苦，舌赤苔黄腻或兼微燥，脉沉弦有力等，辨证属于少阳枢机不利，兼里气壅实者。

4. 大承气汤证

10-13 腹满不减，减不足言，当须下之，宜大承气汤。

【释义】论胀积俱重之腹满证治。

"腹满不减，减不足言"，指腹部胀满持续不减，这是实性腹满的特征性表现之一。既然用大承气汤峻下治疗，可知当属里热积滞的腑实证。

以上四条，论腹满属里热实的病证，其中大承气汤是治疗实热腹满的代表方，主治燥屎结滞于肠道。厚朴三物汤行气除满，证属实热内积、气机壅滞；厚朴七物汤表里双解，证属表邪未解而病入阳明，积滞壅阻肠道；大柴胡汤和表攻里，证属病在里而连及少阳，满痛偏于心下与两胁（表 10-1）。

表 10-1　腹满里实四方证鉴别

方证名称	证候特点	病因病机	治则治法	方药组成
厚朴七物汤证	腹满，发热，饮食如故，脉浮数	表证未解，阳明腑实	解表攻里除胀消痞	厚朴半斤、甘草三两、大黄三两、大枣十枚、枳实五枚、桂枝二两、生姜五两
厚朴三物汤证	腹部痞满胀痛，便秘	阳明腑实，胀重于积	行气导滞除胀消痞	厚朴八两、大黄四两、枳实五枚
大柴胡汤证	心下满痛，往来寒热，心烦喜呕，脉弦有力	少阳气郁，阳明热实	和解少阳通下腑实	柴胡半斤、黄芩三两、芍药三两、半夏半升、炙枳实四枚、大黄二两、大枣十二枚、生姜五两
大承气汤证	腹满不减，痞满燥实	阳明腑实，胀积并重	攻下热实消痞除胀	酒洗大黄四两、厚朴半斤、枳实五枚、芒硝三合

5. 附子粳米汤证

10-10 腹中寒气，雷鸣切痛，胸胁逆满，呕吐，附子粳米汤主之。

附子粳米汤方

附子一枚,炮　半夏半升　甘草一两　大枣十枚　粳米半升

上五味，以水八升，煮米熟，汤成，去滓，温服一升，三日服。

【释义】 论脾肾阳虚，水饮内停，寒气上逆所致腹满痛的证治。

"腹中寒气"即指出病因病机为脾肾阳气虚衰而阴寒邪气内盛。脾肾阳虚，运化失司，水湿内停，阴寒挟水湿游行于肠胃，所以肠鸣如雷、疼痛如切。寒气上犯胸胁则逆满，胃失和降则呕吐。本条所论腹满为脾肾虚寒，水湿不化，攻走肠间，寒凝气滞所致，治用附子粳米汤散寒降逆、温中止痛。方中附子大辛大热，温阳散寒止痛；半夏化湿降逆止呕；粳米、甘草、大枣补益脾胃，缓急止痛。

【应用】 附子粳米汤的辨治要点是腹痛、肠鸣、吐清涎等，可加减治疗急慢性胃炎、胃痉挛、消化性溃疡、肠疝痛、腹膜炎等，中医辨证为脾胃阳虚、水湿内停、寒饮上逆者。如虚寒疼痛较重者，还可加蜀椒、干姜散寒降逆，加饴糖温中补虚、缓急止痛；呕吐者，加砂仁、丁香、吴茱萸温胃止呕；下利者，合用理中汤。

6. 大建中汤证

10-14 心胸中大寒痛，呕不能饮食，腹中寒，上冲皮起，出见有头足，上下痛而不可触近，大建中汤主之。

大建中汤方

蜀椒二合,去汗　干姜四两　人参二两

上三味，以水四升，煮取二升，去滓，内胶饴一升，微火煎取一升半，分温再服；如一炊顷，可饮粥二升，后更服，当一日食糜，温覆之。

【释义】 论虚寒性腹满痛的证治。

"心胸中大寒痛"指痛势剧烈，部位广泛，由腹部到心胸；"腹中寒"点出病机，指脾胃阳气虚衰，阴寒内盛。"上冲皮起，出见有头足"，说明寒气攻冲。寒气夹胃气上冲，故呕吐不能饮食。证属脾胃阳衰，中焦虚寒，寒气攻冲；治用大建中汤温补建中，散寒止痛。方中胶饴甘温缓中补虚；人参补中益气；川（蜀）椒、干姜温中散寒降逆；诸药合用，共同发挥温补温散的作用。

本方证与附子粳米汤证同属于虚寒性腹满腹痛。若脾肾阳虚而水湿内停，以雷鸣切痛为主的腹满，治用附子粳米汤化湿降逆、散寒止痛。若脾胃阳虚，中焦寒盛，出现腹痛攻冲，上下痛不可触近者，治用大建中汤温中补虚、散寒止痛（表 10-2）。

表 10-2　附子粳米汤证与大建中汤证鉴别

方证名称	证候特点	证治分类	治则治法	方药组成
附子粳米汤证	胸胁逆满，雷鸣切痛，仅呕吐但无不能饮食，苔白滑，脉沉迟	脾肾阳虚，水饮内停	温阳散寒，化湿止痛	炮附了一枚、半夏半升、甘草一两、大枣十枚、粳米半升
大建中汤证	腹满，上冲皮起，出见有头足，痛不可触近，呕不能饮食，苔薄白	脾阳虚衰，阴寒内盛	温中散寒，补益中气	蜀椒二合、干姜四两、人参二两、胶饴一升

【应用】大建中汤除适用于虚寒性腹满腹痛外，也可治疗虚寒性呕吐、疝瘕或蛔虫引起的寒性腹痛，以及寒结之大便不通，症见腹部剧烈疼痛而不可触近、呕吐剧烈、不能饮食、手足逆冷、舌淡苔白滑、脉沉伏而迟等，辨证为脾胃阳虚、阴寒内盛者。临证可灵活加附子、细辛等温阳散寒，加失笑散、活络效灵丹活血化瘀止痛，加厚朴、砂仁行气消痞，加瓜蒌、薤白通阳宣痹。

7. 大黄附子汤证

10-15 胁下偏痛，发热，其脉紧弦，此寒也，以温药下之，宜大黄附子汤。

大黄附子汤方

大黄三两　　附子三枚,炮　　细辛二两

上三味，以水五升，煮取二升，分温三服。若强人煮取二升半，分温三服。服后如人行四五里，进一服。

【释义】论寒实内结之胁下偏痛的证治。

"胁下"包括两胁及腹部；胁下偏痛，指左胁下或右胁下痛，而非两胁下俱痛。脉紧弦主寒主痛；"此寒也，以温药下之"，提示证属寒实内结、积滞内停，故用大黄附子汤温阳泻下、散寒止痛。方中以附子温散沉寒痼冷，配伍细辛散寒之力更强；大黄与附子、细辛同用，则其寒凉之性减，而泻下冷积的作用更强。

【应用】大黄附子汤为温下法的代表方剂，可用于治疗寒疝胸腹绞痛、脐痛拘挛急迫等，消化系统疾病如肠梗阻、胆囊炎、胆石症、消化道溃疡、溃疡性结肠炎等，证属寒实内结、阳气不运者。后世温脾汤即本方去细辛加人参、干姜、甘草，成温补脾阳、攻下冷积之方。

8. 赤丸证

10-16 寒气厥逆，赤丸主之。

赤丸方

茯苓四两　半夏四两,洗,一方用桂　　乌头二两,炮　　细辛一两,《千金》作人参

上四味，末之，内真朱为色，炼蜜丸如麻子大，先食酒饮下三丸，日再夜一服；不知稍增之，以知为度。

【释义】论寒饮厥逆的证治。

厥逆，既指病机，又言症状，指因阴寒盛所导致的四肢厥冷。本条叙证精简，仅有四肢厥冷一症，可以方测证。赤丸方用乌头、细辛散陈寒痼冷，茯苓、半夏健脾化饮、降逆止呕，用朱砂为衣，取其重镇降逆之功；诸药合用，具有散寒止痛、化饮降逆的功效，故而适用于脾肾虚寒、水饮内盛、寒气夹水饮上逆所致的寒饮厥逆证。

【应用】赤丸可用于治疗寒疝、腹痛、胸痹、哮喘、痛经、阴缩等，症见腹痛剧烈、少腹拘急、手足厥冷、恶心呕吐、心悸头眩、舌淡苔白滑、脉沉弦等，证属脾肾阳虚、阴寒内盛、水饮上逆者。

二、寒疝证治

10-05 寸口脉弦者，即胁下拘急而痛，其人啬啬恶寒也。

【释义】论寒疝表里皆寒的脉症。

寸口主表，弦脉主寒主痛。寸口脉弦，是寒邪在表，卫阳被寒邪郁闭，故"啬啬恶寒"。胁者，肝之府，弦脉又属肝，寒邪入里，肝气夹寒邪为病，故胁下拘急而痛。证属表里皆寒，拘挛疼痛，当属寒疝。

1. 大乌头煎证

10-17 腹痛，脉弦而紧，弦则卫气不行，即恶寒，紧则不欲食，邪正相

搏，即为寒疝。绕脐痛，若发则白汗出，手足厥冷，其脉沉弦者，大乌头煎主之。

大乌头煎方

乌头 _{大者五枚，熬去皮，不㕮咀}

上以水三升，煮取一升，去滓，内蜜二升，煎令水气尽，取二升，强人服七合，弱人服五合。不差，明日更服，不可一日再服。

【释义】论寒疝的病机和证治。

腹痛、脉弦而紧，主寒邪凝结。阳虚寒凝，卫气不行，温煦失职，故恶寒；阳虚寒凝，脾胃失运，故不欲食。里阳虚衰、寒邪外袭，发为寒疝。因里阳虚衰、寒邪外袭，凝滞三阴经脉所过之脐部，经脉挛急则绕脐痛；寒疝发作之时，腹痛剧烈，冷汗自出，手足逆冷，脉象由弦紧转为沉弦，示人阴寒凝滞弱阳。证属阳衰寒凝，治用大乌头煎，温阳破积、散寒止痛。本方只用大乌头一味，大辛大热，能散沉寒痼冷；与蜂蜜同煎，既能缓解乌头的毒性，同时还可以缓中补虚。由于乌头药力峻猛，故而强调其用量应随体质强弱而增减。

【应用】大乌头煎可用于治疗胃肠神经官能症、胃肠痉挛、消化道肿瘤等，症见腹部胀满、绕脐疼痛、发作有时、痛有休止、恶寒、不能饮食、剧时出冷汗、手足厥冷甚或唇青面白、脉沉紧等，证属阳虚阴盛者。还可用于风湿性关节炎、类风湿关节炎等免疫系统疾病，符合其方证特点者。

2. 当归生姜羊肉汤证

10-18 寒疝，腹中痛，及胁痛里急者，当归生姜羊肉汤主之。

当归生姜羊肉汤方

当归 _{三两}　生姜 _{五两}　羊肉 _{一斤}

上三味，以水八升，煮取三升，温服七合，日三服。若寒多者，加生姜成一斤；痛多而呕者，加橘皮二两、白术一两。加生姜者，亦加水五升，煮取三升二合，服之。

【释义】论寒疝属血虚里寒的证治。

寒疝多由寒盛而起，本条寒疝则因于血虚内寒，以胁腹疼痛为主。两胁属肝，肝主藏血。血虚不能养肝，经脉失养，阴寒凝滞，故而胁肋拘急疼痛，治用当归生姜羊肉汤养血散寒。方中当归养血活血通络，行血中之滞；生姜温散寒邪；羊肉为血肉有情之品，可补益气血，与当归、生姜同用，养血散寒、行气止痛。

【应用】当归生姜羊肉汤常用作食疗方强身，尤其是产后及失血后的调养、十二指肠球部溃疡、久泻、低血压性眩晕、血小板减少性紫癜等，症见脘腹及两胁作痛、拘急、痛势较缓，以及产后腹中拘急、绵绵作痛、喜温喜按、舌淡苔润、脉沉弦细等，辨证属血虚有寒、筋脉失养者。

3. 乌头桂枝汤证

10-19寒疝，腹中痛，逆冷，手足不仁，若身疼痛，灸刺诸药不能治，抵当[1]乌头桂枝汤主之。

乌头桂枝汤方

乌头[2]

上一味，以蜜二斤，煎减半，去滓，以桂枝汤五合解之，令得一升，后初服二合；不知，即服三合；又不知，复加至五合。其知者，如醉状，得吐者，为中病。

桂枝汤方

桂枝三两,去皮　芍药三两　甘草二两,炙　生姜三两　大枣十二枚

上五味，锉，以水七升，微火煮取三升，去滓。

【词解】

[1]抵当：《备急千金要方》《医心方》引《小品方》无"抵当"二字，《医宗金鉴》认为"抵当"二字系衍文。

[2]乌头：诸本缺剂量。《备急千金要方》云："秋干乌头实中者五枚，除去角。"《外台秘要》云："秋乌头实中大者十枚，去皮生用，一方五枚。"《医心方》亦作五枚。

【释义】论寒疝兼有表证的证治。

病寒疝，阳虚阴寒内盛，凝滞不通则腹痛；阳气虚衰，不能温煦四肢，故而厥冷，甚至麻木不仁。除寒疝外，还见身体疼痛，这是感受风寒邪气、营卫不和所致。治用乌头桂枝汤两解表里。本方用蜂蜜煎煮乌头，有大乌头煎之意，意在入里温散陈寒；合用桂枝汤，解肌祛风、调和营卫。如此则表里兼顾。

【应用】乌头桂枝汤主治寒疝兼风寒表证，以腹痛、手足逆冷或麻痹不仁等为主症，现今临床拓展用于治疗骨关节疾病（包括痛风、坐骨神经痛、风湿及类风湿关节炎等），证属风寒湿邪外袭、阳虚寒盛者。上肢痛为主者，加羌活、白芷、威灵仙；下肢疼痛为主者，加独活、牛膝；腰痛为主者，加杜仲、狗脊、桑寄

生等。

【按语】以上寒疝三方，寒邪重、腹部剧痛而肢冷汗出者，用大乌头煎；寒疝腹痛，寒而兼血虚者，用当归生姜羊肉汤；大乌头煎证见手足不仁、身疼等表证者，用乌头桂枝汤（表10-3）。

表10-3　寒疝三方证鉴别

方证名称	证候特点	病因病机	治则治法	方药组成
大乌头煎证	发作性绕脐剧痛，四肢厥冷，冷汗出，唇口发青，脉沉紧或弦紧	阳虚寒凝，阴寒痼冷	破积散寒，温通经脉	乌头_{大者五枚}、蜂蜜_{二升}
当归生姜羊肉汤证	胁腹绵绵作痛，喜温喜按，脉沉弦细	血虚内寒	温补气血，散寒止痛	当归_{三两}、生姜_{五两}、羊肉_{一斤}
乌头桂枝汤证	绕脐剧痛，手足不仁，四肢厥冷，身体疼痛	寒疝兼表，表里皆寒	温阳散寒，调和营卫	乌头、蜂蜜_{二斤}、桂枝汤方

三、宿食证治

10-20 其脉数而紧乃弦，状如弓弦，按之不移。脉数弦者，当下其寒；脉紧大而迟者，必心下坚；脉大而紧者，阳中有阴，可下之。

【释义】论寒实可下证的脉象和治法。

"脉数而紧乃弦"，这里的数脉，不是指的至数，而是指脉来有迫促的感觉。脉象绷急而紧束，即为弦脉，按之如弓弦，端直以长而不移动，不像紧脉如转绳索。"脉数弦者，当下其寒"，用温下法治疗，可以推知本条所论当属阴寒内结肠胃的实积证，可用大黄附子汤温下寒积。

10-28 脉紧如转索无常者，有宿食也。

【释义】论宿食的脉象特征。

紧脉不但主外感风寒，亦主宿食内停。"转索无常"是形容脉紧，指下感觉如按在转动的大绳子上一样，绷急弹指有力，或兼有滑象。这是因为宿食停积于上，气机壅滞，邪正相搏所致。

10-29 脉紧，头痛风寒，腹中有宿食不化也。

【释义】论紧脉有宿食和外感风寒之不同。

紧脉主外感风寒，亦主宿食不化。一般来说，若属外感风寒表证之脉，当寸脉紧；若证属宿食，则关脉紧，即《灵枢·五色》所云："人迎盛坚者伤于寒，气口盛坚者伤于食。"此外，宿食所致脉紧，由于宿食内停，食积气壅，脉道紧束，其脉乍紧乍疏，兼有脘痞、嗳腐吞酸、脘腹胀满、恶食、腹痛等症状，即是本条所云"腹中有宿食不化也"。而外感风寒的脉紧，常与浮脉相兼，且伴有发热恶寒、头痛、身痛等症状。

1. 大承气汤证

10-24 问曰：人病有宿食，何以别之？师曰：寸口脉浮而大，按之反涩，尺中亦微而涩，故知有宿食，大承气汤主之。

10-25 脉数而滑者，实也，此有宿食，下之愈，宜大承气汤。

10-26 下利不饮食者，有宿食也，当下之，宜大承气汤。

【释义】以上三条论大承气汤可用于治疗宿食。

宿食病，多因饮食不节，食谷经宿不化所致。因为宿食内结，气机不畅，气壅于上，故寸口脉浮大有力。积滞日久，气血不通，则寸口脉按之反见涩滞不利之象。糟粕停于大肠，下焦气血不得宣通，故尺脉亦见微涩。宿食病，可用大承气汤荡涤胃肠，下其宿食。若宿食新停，病情较浅，也可见滑利脉，此时虽然也可攻下，但并非一定要用大承气汤，故云"宜大承气汤"，示人尚有斟酌之余地。病宿食，若下利而仍不欲进食，可能是宿食停滞胃肠，尚未全部除去，如此可再用下法，使积滞全部排出，这属于"通因通用"治法。

2. 瓜蒂散证

10-27 宿食在上脘，当吐之，宜瓜蒂散。

瓜蒂散方

瓜蒂一分,熬黄　赤小豆一分,煮

上二味，杵为散，以香豉七合煮取汁，和散一钱匕，温服之。不吐者，少加之，以快吐为度而止。亡血及虚者不可与之。

【释义】论宿食在上脘的证治。

饮食停滞于胃之上脘，可见嗳腐吞酸、胸膈痞闷、泛恶欲吐等症，可用瓜蒂散因势利导而吐之，这属于"其高者，因而越之"的治法。

附方

1.《外台》乌头汤

10-21《外台》乌头汤，治寒疝腹中绞痛，贼风入攻五脏，拘急不得转侧，发作有时，使人阴缩，手足厥逆。方见上。

【释义】 论《外台》乌头汤的主治病证。

本方从《备急千金要方》《外台秘要》而来，与乌头桂枝汤药味相同，但药量稍有出入。《外台秘要》原方为乌头十五枚、桂心六两、芍药四两、甘草二两、生姜一斤、大枣十枚，本方用量大于本篇第19条乌头桂枝汤，其主治病证亦更为危重，包括寒疝病腹中绞痛、拘急不能转侧、阴缩、手足逆冷等。

2.《外台》柴胡桂枝汤

10-22《外台》柴胡桂枝汤方：治心腹卒中痛者。

柴胡四两　黄芩　人参　芍药　桂枝　生姜各一两半　甘草一两　半夏二合半　大枣六枚

上九味，以水六升，煮取三升，温服一升，日三服。

【释义】 论《外台》柴胡桂枝汤的主治病证。

本方即《伤寒论》第146条所载柴胡桂枝汤，方由小柴胡汤、桂枝汤二方各取半量组成。《外台秘要》载用其治疗心腹卒中疼痛，即感受风寒所导致的心腹疼痛。沈明宗《金匮要略编注》谓："心腹卒中痛者，由风邪乘侮脾胃者多，而风气通于肝，故用柴胡、桂枝，提肝木之气，驱邪外出；白芍以疏土中之木；甘草、人参调养脾胃之气；以半夏消痰，黄芩能清风化之热；姜、枣宣通营卫，俾微汗出而病即愈。予以此方每于四时加减，治胃脘心腹疼痛，功效如神。"

3.《外台》走马汤

10-23《外台》走马汤：治中恶心痛腹胀，大便不通。

巴豆二枚，去皮心，熬　杏仁二枚

上二味，以绵缠，捶令碎，热汤二合，捻取白汁，饮之，当下。老小量之。通治飞尸鬼击病。

【释义】 论《外台》走马汤的证治。

走马汤以峻烈温通的巴豆破积攻坚、开通闭塞为主,佐苦温之杏仁,利肺理气。两药合用,通行壅塞腑气,泻下肠胃沉寒痼结。中恶、飞尸、鬼击病均发作急剧,以心胸腹部剧烈疼痛为主症,方名"走马"者,蕴有本方泻下通利之功效甚速,可使秽浊毒邪从大便一扫而除,犹如走马之势。

小结

本篇专论腹满、寒疝、宿食三种病证。

腹满证有寒热虚实不同。①虚寒腹满:多时轻时剧,按之不痛,舌淡苔白,脉象微弦,治当温补,本篇载有附子粳米汤证、大建中汤证。若脾肾阳虚而水湿内停,以雷鸣切痛为主的腹满,治用附子粳米汤化湿降逆、散寒止痛。若脾胃阳虚,中焦寒盛,出现腹痛攻冲、上下痛不可触近者,治用大建中汤温中补虚、散寒止痛。阳气不运、积滞内停的寒实证,治用大黄附子汤温下寒实。②实热腹满:多胀满不减、按之疼痛、舌红苔黄、脉多沉实,治宜攻下。因病机和病位不同,本篇载有厚朴七物汤、大柴胡汤、厚朴三物汤、大承气汤等方证。大承气汤是治疗实热腹满的代表方,主治燥屎结滞于肠道。厚朴三物汤行气除满,证属实热内积、气机壅滞;厚朴七物汤表里双解,证属表邪未解而病入阳明,积滞壅阻肠道;大柴胡汤和表攻里,证属病在里而连及少阳,满痛偏于心下与两胁。

寒疝由阳虚寒盛引起,以发作性绕脐剧痛、汗出肢冷、脉沉紧为典型证候,可用大乌头煎破积散寒止痛。若既有腹中剧痛,又出现手足不仁、身体疼痛,证属内外皆寒,可用乌头桂枝汤内外兼治。若血虚里寒、寒疝腹痛、胁痛里急者宜用当归生姜羊肉汤养血温经散寒。

宿食即伤食。若宿食停于上脘,泛泛欲吐者,可用吐法,宜瓜蒂散;宿食停滞在下而腹满者,可用下法,宜大承气汤;二者都属于因势利导的治法。

五脏风寒积聚病脉证并治第十一

导读

本篇原文共计20条，载方3首，论述五脏中风、中寒的证候以及五脏气绝所出现的真脏脉，三焦各部病证以及脏腑积聚脉症，因均是五脏的病变，与脏腑经络密切相关，故合篇讨论。篇中五脏风寒部分，缺脾中寒、肾中风、肾中寒等，似有脱简；三焦各部病证亦略而不详，脏腑积聚主要指出积、聚、谷气三者的鉴别，唯对肝着、脾约、肾着三种病证的治疗，论述较为具体，至今仍指导临床实践。

一、五脏病证

11-01 肺中风者，口燥而喘，身运而重，冒而肿胀。

【释义】论肺中风的症状。

肺主气，司呼吸，主宣发肃降和通调水道。风邪袭肺，肺失宣降，津液失于疏布，则口燥、气喘；肺气不利，通调水道功能失常，津液不能下输膀胱，反泛溢于外，水渍筋脉则身体动摇，不能自主，而又感到沉重；水湿郁遏阳气，甚或逆而上行则头目昏眩、身体肿胀不适。

11-02 肺中寒，吐浊涕。

【释义】 论肺中寒的症状。

寒邪伤于肺，肺气被郁，津液失于疏布，聚而为涕，凝滞不行，久则变生浊唾。肺开窍于鼻，肺中寒而肺窍不利，鼻塞不通，故浊唾不经鼻而从口中吐出。

11-03 肺死脏，浮之虚，按之弱如葱叶，下无根者，死。

【释义】 论肺死脏的脉象。

肺之平脉本浮，其象"厌厌聂聂，如循榆荚"，即轻浮和缓而流利之象。如果出现轻取虚弱无力，中取如按葱叶一般外薄而中空，沉取极度软弱、若有若无，那么就属于肺的真脏脉象，表明肺气涣散，预后不良。

11-04 肝中风者，头目瞤，两胁痛，行常伛[1]，令人嗜甘。

【词解】

[1]行常伛：伛（yǔ），驼背。行常伛，即行走时常弯背垂肩。

【释义】 论肝中风的证候。

肝为风木之脏，其经脉布胁肋连目系，上额与督脉会于巅顶。肝血亏虚，风邪易由经络内入于脏。风胜则动，故头目瞤动。肝脉布于两胁，风胜则筋脉拘急，故两胁疼痛，行走时经常驼背。风燥血虚，肝脉失养而苦急，故常常喜食甘味以缓其急。

11-05 肝中寒者，两臂不举，舌本燥，喜太息，胸中痛，不得转侧，食则吐而汗出也。《脉经》《千金》云：时盗汗、咳，食已吐其汁。

【释义】 论肝中寒的证候。

"肝中寒"指留滞肝经的寒邪，导致肝脏体用不及（指肝体阴而用阳，肝藏血、主疏泄，肝血虚、血不载气，而肝失疏泄），呈现肝阳虚证候。肝主筋而司运动，若肝经被寒邪所伤，寒凝血滞，筋脉失养则两臂运动失常、不能上举。肝主疏泄，性喜升发条达，其经脉络舌本，若阳虚内寒，体用不及，则气机郁滞，津液不能上润则舌本干燥。肝脉上贯胸膈，寒邪闭郁肝气，胸阳不宣，脉络凝塞，故频频叹气以畅郁，且胸中痛、不得转侧。肝寒犯胃，胃气上逆，故食后作吐。

11-06 肝死脏，浮之弱，按之如索不来，或曲如蛇行者，死。

【释义】 论肝死脏的脉象。

肝的平脉是端直以长、韧而柔和的微弦脉。若脉浮取软弱无力，沉取如绳索弦紧，忽然中止，不能复来；或曲如蛇行，出入勉强，不能畅达，这都是无胃气的真脏脉，病情危重，预后不良，故曰"死"。

1. 旋覆花汤证

11-07 肝着，其人常欲蹈其胸上。先未苦时，但欲饮热，旋覆花汤主之。臣亿等校
诸本旋覆花汤方，皆同。

旋覆花汤方

旋覆花三两　葱十四茎　新绛少许

上三味，以水三升，煮取一升，顿服之。

【释义】论肝着的证治。

肝之经脉分布于两胁，贯胸膈，若阴寒邪气留着于肝经，阳气痹阻，经脉气
血运行不畅，导致气滞血瘀，故而在肝经循行的胸胁等部位出现痞闷、窒塞，甚
至胀满刺痛等症状，这就是肝着。患者试图通过叩击、揉摩甚或捶打等手段，以
舒展气机，从而缓解痛苦。"先未苦时"，指肝着病形成初期，病情较轻，仅仅是
气机不畅，这时可以通过喝热汤水以助阳散寒，使气机通利，暂时缓解不适症状。
待肝着已成，气郁渐渐至血瘀，此时虽热饮亦不得缓解，可以用行气开结、活血
通络的旋覆花汤治疗。方中旋覆花味微咸性温，舒郁宽胸，善通肝络而行气散结
降逆；助以葱十四茎，芳香宣泄开痹，辛温通阳散结；更以少许新绛行血而散瘀。
"顿服之"，药力集中，以收速效。

【应用】旋覆花汤长于行气活血、宽胸散结、宣通肝络，故临床多用于治疗胸
胁疼痛诸疾属气滞血瘀者，如肋间神经痛、肋软骨炎、慢性胃炎、慢性肝胆疾患、
冠心病、梅核气、产后瘀血漏下、瘀血性咳嗽等。临床多以茜草代替新绛，加郁
金、丹参、当归尾等加强活血化瘀之力，加青皮、陈皮、丝瓜络、橘络等行气
通络。

11-08 心中风者，翕翕发热，不能起，心中饥，食即呕吐。

【释义】论心中风的证候。

心中风，即风邪伤及心包，因"诸邪之在于心者，皆在于包络"。心为阳脏，
风为阳邪，两阳相合，故肌肤翕翕发热。热盛耗气伤津，正气虚乏，故身不能起。
胃之大络上通心包，热伤胃津，胃虚失和，故胃中烦躁嘈杂，似觉饥饿，食即
呕吐。

11-09 心中寒者，其人苦病心如啖蒜状，剧者心痛彻背，背痛彻心，譬如蛊
注。其脉浮者，自吐乃愈。

【释义】论心中寒的证候与预后。

心中寒，即阴寒凝聚心胸。寒凝气滞，胸阳不展，轻者自觉胸中似痛非痛、

似热非热，如食蒜般辛辣不适；病情严重者，胸阳痹阻，心痛彻背，背痛彻心，痛楚之感犹如蛊虫食咬。但是，如果诊见脉浮，表明阴寒尚未凝滞，病位尚在上焦，正气还有抗邪从上而出的趋势。如果正气能战胜邪气，使痰饮等阴邪通过吐而排出，疾病就可以痊愈。

11-10 心伤者，其人劳倦，即头面赤而下重，心中痛而自烦，发热，当脐跳，其脉弦，此为心脏伤所致也。

【释义】论心伤的脉症。

"心伤者"，指情志、劳倦耗伤心之气血的病证。血虚则阳气易浮，气虚则不任劳作，所以一经劳倦，气血更亏，阳浮于上而头面赤、发热；气浮于上，下必匮乏，上盛下虚，故身体下部沉重无力。气血不足，心神不安，故而感到心中痛而自烦、发热。心气虚不能制下，肾中阴寒扰动于下，故见脐处跳动不适。以上诸症，均为心脏气血两伤所致。

11-11 心死脏，浮之实，如麻豆，按之益躁疾者，死。

【释义】论心死脏的脉象。

心的平脉本应"累累如连珠，如循琅玕"，即脉象滑利如珠，圆润柔和从容。如果心脏病变出现浮取坚实如麻豆弹指，毫无柔和圆润滑利之象，重按更觉脉象躁疾凌乱，无从容和缓之感，则提示心血枯竭、神气涣散，往往预后不良。

11-12 邪哭使魂魄不安者，血气少也；血气少者属于心。心气虚者，其人则畏，合目欲眠，梦远行，而精神离散，魂魄妄行。阴气衰者为癫，阳气衰者为狂。

【释义】论血气虚少，致使精神错乱的病证。

邪哭，指患者精神失常，无故悲伤哭泣，有如邪鬼作祟。心主血脉、主神志，心血充足，心神得养则神志正常。若心气血两亏，可导致神志不宁，甚至出现精神失常、无故悲伤哭泣等。虽然魂藏于肝而以血为本、魄藏于肺而以气为主，但血气的主宰皆归于心，故云"血气少者属于心"。心藏神，心虚则神怯，畏惧恐怖；神气不足，则合目欲眠，神不守舍，而梦远行；心神不敛，精气涣散则魂魄妄行。若病势进一步发展，阴气虚的可以转变为癫病，阳气虚的可以转变为狂病。但心之气血虚少，统摄无权，均会导致魂魄不安。

11-13 脾中风者，翕翕发热，形如醉人，腹中烦重，皮目瞤瞤而短气。

【释义】论脾中风的证候。

脾主四肢肌肉而与胃合，居于腹中，主运化水谷。脾中风，指因外邪侵袭导致脾脏功能失常。脾失健运，水湿内停，泛溢肌肤，壅遏营卫气血而不得流通，故翕翕发热，面赤而形如醉人。脾主大腹，湿郁化热，热盛则烦，湿盛故重，故腹中烦重。脾为湿土，风邪侵袭，风胜则动，上下眼睑属脾，故眼睑跳动不适。脾居中焦，为气机升降之枢，湿热郁滞，气机升降受阻，故而短气。

11-14 脾死脏，浮之大坚，按之如覆杯洁洁，状如摇者，死。<small>臣亿等详五脏各有中风中寒，今脾只载中风，肾中风、中寒俱不载者，以古文简乱极多，去古既远，无文可以补缀也。</small>

【释义】论脾死脏的脉象。

脾的平脉当是"和柔相离，如鸡践地"，指脾脉应从容和缓有神。若脾病，轻取脉形阔大而坚实无柔和之象，沉取时好像触摸到将要倾倒的杯子，外表坚硬而中空无物，且摇荡不定，这是脾气将要竭绝，脾的真脏脉现，预后不良。

2. 麻子仁丸证

11-15 趺阳脉浮而涩，浮则胃气强，涩则小便数，浮涩相搏，大便则坚，其脾为约，麻子仁丸主之。

麻子仁丸方

麻子仁<small>二升</small>　芍药<small>半斤</small>　枳实<small>一斤</small>　大黄<small>一斤</small>　厚朴<small>一尺</small>　杏仁<small>一升</small>

上六味，末之，炼蜜和丸梧子大，饮服十丸，日三，渐加，以知为度。

【释义】论脾约的证治。

趺阳脉主要用于诊察脾胃的情况，若趺阳脉浮而涩，说明胃热亢盛而津液亏虚。因为"浮则胃气强"，即胃热亢盛，脉来浮数；"涩则小便数"，以脉象释病机，应理解为小便数而阴津亏虚，故脉象按之涩滞而不流利。胃肠燥热，脾阴不足，脾的运化功能失常，致使津液不能四布，故小便反而频数，肠腑失去津液濡润而大便干燥，此为脾约。治以麻子仁丸，泻热润燥通便。麻子仁丸即小承气汤加火麻仁、杏仁、芍药，用小承气汤泻胃肠实热，加火麻仁滋阴润肠、芍药养脾阴、杏仁润燥兼以肃降肺气，诸药共同发挥泻热去实、养阴润肠的功效。以蜜为丸，意在甘缓润下而不伤阴。服用时"渐加，以知为度"，强调临床可根据病情轻重，灵活调整用量，以大便变软易解为度，勿使太过或不及，祛邪而不伤正。

【应用】麻子仁丸具有润肠泻热通便的功效，现今临床常用于燥结、微痞、腹不痛、饮食正常的习惯性便秘，以及老人便秘、产后便秘等。然方中小承气汤毕竟属攻下之剂，年老体衰、久病津枯血燥、胃无燥热者或孕妇等则仍需慎用。

3. 甘姜苓术汤证

11-16 肾着之病，其人身体重，腰中冷，如坐水中，形如水状，反不渴，小便自利，饮食如故，病属下焦，身劳汗出，衣里冷湿，久久得之，腰以下冷痛，腹重如带五千钱，甘姜苓术汤主之。

甘草干姜茯苓白术汤方

甘草　白术_{各二两}　干姜　茯苓_{各四两}

上四味，以水五升，煮取三升，分温三服，腰中即温。

【释义】论肾着的证治。

肾着，病证名。腰为肾之外府，寒湿之邪痹着于腰部不去，故名肾着。"如坐水中""形如水状""腹重如带五千钱"等，形象地表达了腰部既冷且沉重的感觉，反映出寒湿留滞于腰部，导致阳气痹着不行的病理特点。因病位在腰部经络筋肉，未影响下焦膀胱气化，故小便自利、口不渴。寒湿未困阻中焦脏腑，故而饮食如故。治用甘姜苓术汤，温行阳气，散寒除湿，培土制水，以去除在经之寒湿。方中干姜辛温散寒而通利关节；茯苓甘淡渗湿，导水下行；辅以苦温之白术健脾燥湿，炙甘草健脾益气，脾气健运则湿邪易除。

【应用】甘姜苓术汤可用于治疗寒湿留滞导致的肌肉或关节痹痛、胃炎呕吐腹泻、老年人小便失禁、阳痿、遗尿、血栓闭塞性脉管炎、妊娠下肢浮肿、妇女腰冷带下、坐骨神经痛等，可加独活、肉桂、桑寄生、威灵仙等温经散寒除湿，加炒芡实、补骨脂、炒白扁豆、肉豆蔻等温阳止泻。

11-17 肾死脏，浮之坚，按之乱如转丸，益下入尺中者，死。

【释义】论肾死脏的脉象。

肾脏平脉本应"喘喘累累如钩，按之而坚"，即脉来沉疾、滑利而柔和，按之有力。若脉浮取即觉得坚硬不柔和，重按又觉乱如转丸、躁动不安，这种脉象尺部更加明显，说明真阴失于固藏，真阳欲脱于外，阴阳即将离决，故而预后不良。

二、三焦病证

11-18 问曰：三焦竭部，上焦竭，善噫，何谓也？师曰：上焦受中焦气未和，不能消谷，故能噫耳；下焦竭，即遗溺失便，其气不和，不能自禁制，不须治，久则愈。

【释义】论三焦虚竭的病证，其治重在中焦。

三焦竭部，指三焦各部所属脏腑机能衰退，互相影响或直接发生的病变。如上焦受气于中焦，若中焦脾胃功能衰退，不能消化水谷，则上焦所受的是胃中陈腐之气，以致经常嗳出食气，故而上焦受到中焦的影响而发生病变，证如《伤寒论》旋覆代赭汤证，可以此方治疗中虚痰阻气逆之"心下痞硬，噫气不除"。又如肾、膀胱、小肠、大肠归属于下焦，如果这些脏腑功能衰退，不能制约二便，往往出现遗尿或大便失禁等症，这是下焦脏腑直接发生的病变。三焦虽各有分部，但其功能则是相互为用、相互影响、互相制约的，故而虽有三焦功能一时失调而发生噫气、遗尿、失便等病变，治以中焦为本，不必拘泥于上下症状；因脾胃为后天之本、气血之源，中焦气和，升降有序，上下焦的病变也可随之而愈。

11-19 师曰：热在上焦者，因咳为肺痿；热在中焦者，则为坚；热在下焦者，则尿血，亦令淋秘不通。大肠有寒者，多鹜溏；有热者，便肠垢。小肠有寒者，其人下重、便血；有热者，必痔。

【释义】论热在三焦和大、小肠有寒、有热的病证。

肺居上焦，若热在上焦，肺脏功能受到影响，气逆而咳，咳久则伤肺，可以形成肺痿。脾胃同居中焦，若热在中焦，消灼脾胃，阴津亏虚，肠道失润，可使大便燥结坚硬。肾与膀胱同居下焦，若热在下焦，肾与膀胱受到影响，热迫血络则尿血，气化不行而小便淋沥、尿道刺痛甚或癃闭不通。大肠为传导之官，其病则传导功能失职，有寒热两种不同的证候类型，若属虚寒则大便如鸭粪样水粪杂下，如属实热则排出黏滞臭秽肠垢。小肠为受盛之官，其病则受盛化物功能失职，证属虚寒，气不摄血则大便下血；证属实热，结于肛门，经脉瘀滞，则生痔疮。

11-20 问曰：病有积、有聚、有谷气，何谓也？师曰：积者，脏病也，终不移；聚者，腑病也，发作有时，展转痛移，为可治；谷气者，胁下痛，按之则愈，复发为谷气。诸积大法：脉来细而附骨者，乃积也。寸口，积在胸中；微出寸口，积在喉中；关上，积在脐旁；上关上，积在心下；微下关，积在少腹；尺中，积在气冲。脉出左，积在左；脉出右，积在右；脉两出，积在中央。各以其部处之。

【释义】论积、聚、谷气的区别和积病的主要脉象。

积，病位在脏，因病深入血，以痛有定处、推之不移、持续不消为特征，病情较聚、谷气病重难治。聚，病位在腑，以痛无定处、推之能移、时聚时散为特征，病情较积轻浅，治疗较易。谷气为饮食所伤，胃失通降，累及两胁，故胁下胀痛，因按之气散，故而痛止。留滞的谷气若未消除，不久又可集结，故而胀痛复发。因积病多因为气血痰食凝结而成，根深蒂固，气血不易外达，脉多细沉伏而不起，重按至骨方能触及，故曰"脉来细而附骨"。积病诊断，可通过脉象来确定病位。寸口主候上焦胸中，若寸脉沉细，则积在胸中，病如胸痹；寸口以上（即鱼际）主胸以上疾患，若寸部近鱼际处沉细，积在喉中，病如梅核气；关部主候脐以上疾患，若关脉沉细，则积在脐旁，病如疟母、肥气（古病名，因疟疾等，使瘀血内积，新血不生而成，以其似覆杯突出，如肉肥盛之状，故名肥气）；寸关交界处，主候心下疾患，沉细之脉见于关脉上，积在心下，病如伏梁（古病名，因秽浊之邪结伏肠道，阻滞气血运行，秽浊与气血搏结日久而成，指以腹痛、腹泻、右下腹包块为主要表现的积、聚、类疾病）、心下痞；"微下关"指关脉稍下部位，关尺交界处，主候少腹上部疾患，脉见沉细者，积在少腹，病如寒疝；"尺中"主候少腹以下疾患，沉细之脉见于尺中，积在气冲，病如妇人瘕瘕、肾积奔豚。左、右手脉分别主候身体左侧、右侧疾患，故沉细脉出于左者，积在身体左侧；右手脉沉细者，积在身体右侧。"脉两出，积在中央"者，谓沉细脉左右俱见者，说明脉气分布左右均等，故积在中央。因脉出部位与积病的部位是相应的，故曰"各以其部处之"。本条提出以脉出之所定积的病位，对临床凭脉诊病具有指导意义，但应综合临床特征，尤其是腹诊等综合诊断，方为全面。

小结

本篇专论五脏风寒积聚病证，首先论述五脏风寒病证及五脏死脉，其次列举三焦各部病证，最后指出积、聚、谷气的诊断。篇中五脏风寒内容，只有肝着、脾约、肾着有方证论治。肝着因肝经气血瘀滞而得名，以"其人常欲蹈其胸上"为特征，病位在肝之经络，治用旋覆花汤行气开结、活血通络。脾约因胃肠燥热、脾阴不足所致，以"小便数，大便硬"为特征，病位在胃肠和脾，治用麻子仁丸泄热润燥通便。肾着因寒湿痹着于肾之外府腰部而得名，以腰以下冷痛而重为特征，病位在腰部的经络肌肉，治用甘姜苓术汤散寒除湿、温阳行气。

痰饮咳嗽病脉证并治第十二

导读

　　本篇原文共计42条，载方21首，论痰饮咳嗽病的辨证论治，实则专门论述痰饮病，咳嗽是作为痰饮病的常见症状而被提及。本篇所论广义痰饮，为津液代谢失常、水液流走停蓄于机体某一部位导致的疾病，痰饮病的形成多与肺失通调，脾虚失运，肾虚不能主水，导致水液代谢失常有关。按停蓄部位可分为痰饮（狭义）、悬饮、溢饮、支饮。狭义痰饮指水饮走于胃肠的病变；在胁下者，谓悬饮；在体表者，为溢饮；在胸膈者，谓支饮。此外，本篇还根据水饮病邪的轻重、病位深浅，又有留饮、伏饮及微饮之称。留饮指水饮在体内长期留滞而不去者，伏饮指水饮深伏难除而根深蒂固者，微饮指水饮病情轻微者。痰饮的治疗，以"温药和之"为总则，具体又有温、汗、利、下等治法。

一、饮病分类、脉症与治则

　　12-01问曰：夫饮有四，何谓也？师曰：有痰饮，有悬饮，有溢饮，有支饮。

　　12-02问曰：四饮何以为异？师曰：其人素盛今瘦，水走肠间，沥沥有声，谓之痰饮；饮后水流在胁下，咳唾引痛，谓之悬饮；饮水流行，归于四肢，当汗出而不汗出，身体疼重，谓之溢饮；咳逆倚息，短气不得卧，其形如肿，谓之支饮。

【释义】上两条论痰饮的分类、四饮的病机与主症。

"痰饮"有广义和狭义之分，广义的痰饮指津液代谢失常而导致的疾病，属于痰饮病的总称。狭义的痰饮，为四饮之一。痰饮，《脉经》《千金翼方》俱作"淡饮"，"淡"通"澹"，即水饮流行澹荡，与"溢""悬""支"用于描述水饮流走部位和特征，以示区别。

痰饮："其人素盛今瘦"，即痰饮患者在未病之前身体盛满，既病之后身体消瘦。寓示因脾失健运，水谷不能化生津液充养形体，停聚成为水饮，饮邪流走停蓄于肠间，故而沥沥有声。

悬饮：为"饮后水流在胁下"所致。因胁下为肝之居所，肝经的支脉贯膈上注于肺，水饮流于胁下，厥阴肝经经气不利，并循支脉上逆犯肺，故而咳嗽牵引胁下疼痛。

溢饮：因"饮水流行，归于四肢"引起，即水饮外溢四肢肌表。因脾主四肢、肺主皮毛，脾失健运，肺失宣降，腠理开合失司，不能由汗而解，水邪泛溢，故身体疼痛而沉重。

支饮：因水饮停于胸膈，凌心犯肺，以致肺气宣降失常，心阳被遏，所以咳嗽气逆、短气不能平卧，需要倚床呼吸。肺为水之上源，肺胀则通调水道功能失司，水饮外溢，故其形如肿（表12-1）。

表 12-1　痰饮、悬饮、溢饮、支饮的鉴别

	痰饮	悬饮	溢饮	支饮
主要证候	素盛今瘦,肠间沥沥有声,胸胁支满,目眩,短气,脐下悸,吐涎沫	咳唾,引胁下痛	当汗出不汗出,发热恶寒,身热疼痛	咳逆倚息,短气不得卧,形肿,冒眩,心下悸,腹满
病因病机	脾阳虚衰,水谷不化,饮留于肠胃	水停胁下,肝肺气机升降失常,饮气搏结	水饮流于四肢,肌腠闭塞,经络肌肉壅阻	饮停胸膈,水邪壅滞,肺气不利
主要病位	胃肠	胁下	四肢肌表	胸膈

12-03 水在心，心下坚筑，短气，恶水不欲饮。

12-04 水在肺，吐涎沫，欲饮水。

12-05 水在脾，少气身重。

12-06 水在肝，胁下支满，嚏而痛。

12-07 水在肾，心下悸。

【释义】上五条论水饮波及五脏的证候。

"水在心"即心下有水饮，则心下痞坚；水饮上逆，抑遏心阳，故而动悸不宁；心阳被水饮所遏，心下坚实，呼吸不利则短气；饮停胃中，故恶水不欲饮。

"水在肺"即水饮上逆射肺，肺气被郁遏，气不布津，水津聚为涎沫，随饮气上逆，故吐涎沫；气不化津，津不上承，故口渴欲饮水。

"水在脾"即水饮困脾，脾失健运，化生精气不足，故倦怠少气。水饮停滞而肿，故身体沉重。

"水在肝"即水饮波及肝的证候。肝居胁下，其经脉布胁贯膈上注于肺。水饮侵及肝脏、肝脉，肝气不利，肝络失和，故胁下支撑胀满；水饮循肝的支脉上犯于肺，饮阻气滞，故喷嚏时牵引胁下疼痛。

"水在肾"即水饮犯肾。肾本主水，赖阳气以化气行水。若水饮犯肾，气化失司，水饮无制，上逆凌心，故而心下悸。

12-08 夫心下有留饮，其人背寒冷如手大。

【释义】论水饮留于心下的证候。

留饮，指水饮之留而不去者。背属阳，为胸中之府，诸阳皆受气于胸中而转行于背。饮为阴寒之邪，阻遏阳气不能通达于背，故见背部寒冷范围如手掌大，但这种背冷多局限在背部，与风寒束表导致的背部寒冷不同。

12-09 留饮者，胁下痛引缺盆，咳嗽则辄已。一作转甚。

【释义】论留饮在胁下的证候。

胁下为肝胆所过之处，缺盆为胆经所过之处。肝胆互为表里，经脉相互络属，肝的支脉还上注于肺。水饮留于胁下不去，使肝胆经气不利，肺脏气机升降失常，故胁下疼痛、咳嗽，咳时振动胁下，可使疼痛加剧。

12-10 胸中有留饮，其人短气而渴，四肢历节痛。脉沉者，有留饮。

【释义】论留饮在胸中的证候。

胸中为心肺之府，若饮留胸中，郁遏心阳，肺气不利，气不布津则短气口渴。水饮泛溢四肢，痹着关节，阻遏阳气则四肢历节痛。此与风寒湿三气杂至合而为痹不同，彼因外邪所致，其脉多浮、紧、濡；此因水饮内留而入于四肢关节，故脉不浮而见沉。

12-11 膈上病痰，满喘咳吐，发则寒热，背痛腰疼，目泣自出，其人振振身瞤剧，必有伏饮。

【释义】论痰饮伏于膈上的证候。

胸膈为心肺所居之处，如果痰饮盘踞胸膈，肺失清肃，痰饮随气机上逆，故而胸满喘咳、呕吐痰涎。若感受外邪，引动内饮，内外合邪，病证往往加剧。外邪束表，太阳经脉不利，故而恶寒、发热、背痛腰疼；外邪引动留饮上迫，故而咳喘剧烈、目泣自出；水饮浸渍经脉肌肉则周身眴动震颤。

12-12 夫病人饮水多，必暴喘满。凡食少饮多，水停心下，甚者则悸，微者短气。脉双弦者寒也，皆大下后善虚，脉偏弦者饮也。

【释义】 论痰饮的成因和脉症。

《素问·经脉别论》云："饮入于胃，游溢精气，上输于脾，脾气散精，上归于肺，通调水道，下输膀胱。水精四布，五经并行，合于四时五脏阴阳，揆度以为常也。"可见饮入的水液代谢与脾之运化、肺之通调水道、膀胱气化等脏腑功能密切相关。脾胃虚弱，饮水过多，运化不及，以致水饮内停，壅塞于胸膈，便可出现突然胸满气喘；水饮内盛，上凌于心，则悸动不安。痰饮病与里虚寒证均可以出现弦脉，但虚寒者双手均见弦脉且多弦而无力。痰饮病是水饮偏注于某一局部，为邪实，故而出现单手脉弦，且多弦而有力。

12-13 肺饮不弦，但苦喘短气。

【释义】 论饮病亦可不见弦脉。

如上条所论，痰饮病一般应见到单手脉弦，但也有不见弦脉者，本条以"肺饮"为例，说明痰饮病并非都见弦脉，不独肺饮如此。以"苦喘短气"，强调当脉症合参，方为全面。

12-14 支饮亦喘而不能卧，加短气，其脉平也。

【释义】 论支饮的脉症。

支饮是饮邪停聚于胸膈，影响肺气宣降，饮阻气逆，故喘而不能卧、短气；因饮邪为病程度不同，轻则饮尚未留伏，故而其脉也可不弦。由此可见，"脉偏弦者饮也"只是言其常，临床诊断痰饮病不可只凭脉象，而应该四诊合参。

12-15 病痰饮者，当以温药和之。

【释义】 论广义痰饮病的治疗大法。

"病痰饮者"，指广义痰饮，即涵盖狭义痰饮、悬饮、支饮、溢饮、留饮、伏饮等所有痰饮病。饮为阴邪，痰饮病多因阳虚不运、不化，形成痰饮以后，又反过来抑遏阳气。因为痰饮病的消除，有赖于阳气的温化，"当以温药和之"，其中"温药"具有振奋阳气、开发腠理、通行水道的作用，可消除痰饮；"和之"指温之不可太过，如过于刚燥则易耗正，偏于温补反助邪为虐，故应以调和为原则，此实为治本之法。当然"温药和之"是痰饮病的总体治疗原则，但并非唯一的治法，临床应当根据病情，灵活采用行气消饮、开导逐饮、清解郁热等法，最终实现阴阳调和的治疗目标。

二、痰饮证治

1. 茯苓桂枝白术甘草汤证

12-16 心下有痰饮，胸胁支满，目眩，苓桂术甘汤主之。

茯苓桂枝白术甘草汤方

茯苓_{四两} 桂枝 白术_{各三两} 甘草_{二两}

上四味，以水六升，煮取三升，分温三服，小便则利。

【释义】论痰饮停于心下的证治。

心下即相当于胃之所在，"心下有痰饮"，即饮邪停于胃脘。脾胃位居中焦，为气机升降枢纽，饮停中焦，阻碍气机升降，故胸胁支撑胀满。饮阻于中，清阳不升，故头目眩晕。治用苓桂术甘汤，温阳健脾利水。方中茯苓淡渗利水、通行水道；桂枝辛温通阳，振奋阳气，可消饮邪；白术苦温燥湿，与茯苓共同发挥健脾化饮功效；炙甘草和中益气，使本方温中有消、温而不燥，是"温药和之"的代表方剂。

【应用】苓桂术甘汤具有健脾渗湿、通阳利水的功效，不仅是治疗痰饮病的主方，临床也拓展应用于多种疾病，凡是具备脾阳不足、痰饮内停的病机，以眩晕、呕吐清水涎沫，或心悸、短气胸闷，或咳嗽气喘、咳吐清稀涎沫，或胸胁支满，或脘腹逆满、呕恶，或背寒冷如手大等为主症者，均可以茯苓桂枝白术甘草汤（苓桂术甘汤）为主方加减治疗。如水饮较重，可加泽泻、葶苈子以渗水利湿、引水下行；如久病血络不通者，可加茜草、红化、益母草、丹参、牛膝等活血利水。

2. 肾气丸证

12-17 夫短气有微饮，当从小便去之，苓桂术甘汤主之，肾气丸亦主之。

【释义】论微饮的证治。

微饮即痰饮之证轻微者，即本篇第12条所论"微者短气"证。饮邪虽然轻微，但毕竟属于有形的阴邪，停于体内，阻滞气机升降，故而短气。"当从小便去之"，提示这种微饮病位在里，同时应有小便不利，欲除微饮，应用"通行水道"的治法，但又不是单纯利小便的方法，而是温阳化气、振奋阳气，使得气化恢复，而小便自利。若偏于脾阳不运者，治用苓桂术甘汤；偏于肾阳不化者，治用肾气丸。

3. 甘遂半夏汤证

12-18 病者脉伏，其人欲自利，利反快，虽利，心下续坚满，此为留饮欲去故也，甘遂半夏汤主之。

甘遂半夏汤方

甘遂_{大者三枚}　半夏_{十二枚，以水一升，煮取半升，去滓}　芍药_{五枚}　甘草_{如指大一枚，炙，一本作无}

上四味，以水二升，煮取半升，去滓，以蜜半升，和药汁煎，取八合，顿服之。

【释义】 论留饮的证治。

水饮留而不去者，谓之留饮。饮邪久留，郁遏气血，故而脉伏。"其人欲自利，利反快"，这是因为体内留饮随大便而去，气机暂时得以通利的缘故。"虽利，心下续坚满"，则指出虽然大便溏泻或下利，但心下仍然感觉坚实痞满，提示饮邪久留结牢，难以自去，需要借助药物驱除水饮，方用甘遂半夏汤。药用甘遂攻逐水饮，半夏散结化饮降逆，芍药和血通络、兼以利水。因甘遂峻猛有毒，故以甘草、白蜜和中缓急，又可顾护脾胃；方后注云"顿服之"，意在因势利导，希望借助药力一举驱除留饮。

【应用】 甘遂半夏汤乃治疗留饮的主方，可用于心包积液、胸腔积液、肝硬化腹水、肾积水、脑积液伴癫痫等邪盛体实的急顽重症，症见久泻，但泻后反轻松，胸脘腹部痞塞坚满或兼疼痛却拒按，或身体局部有积水（液）、小便不利等。方中甘遂与甘草为后世"十八反"用药禁忌之一，《备急千金要方》载"甘遂与半夏同煮，芍药与甘草同煮，最后得二汁加蜜合煮，顿服。"《类聚方广义》云："此方之妙，在于用蜜，故若不用蜜，则不特不效，且瞑眩而生变。"可供参考。

【按语】 痰饮三方证的鉴别见表12-2。

表 12-2　痰饮三方证鉴别

方证名称	病因病机	证候特点	治则治法	方药组成
苓桂术甘汤证	脾失健运，水停心下	胸胁支满，目眩，心下痞满，短气而咳，大便溏稀	温阳化饮，健脾利水	茯苓_{四两}、桂枝_{三两}、白术_{三两}、甘草_{二两}
肾气丸证	肾失气化，水泛心下	短气，小便不利，腰膝酸软，畏寒足冷，少腹拘急	温肾化气，行水消饮	熟地黄_{八两}、山药_{四两}、山茱萸_{四两}、茯苓_{三两}、牡丹皮_{三两}、泽泻_{三两}、炮附子_{一两}、肉桂_{一两}

方证名称	病因病机	证候特点	治则治法	方药组成
甘遂半夏汤证	饮结胃肠	脘腹痞满,下利,利后腹满暂缓,脉沉伏	逐水散结	甘遂大者三枚、半夏十二枚、芍药五枚、甘草一枚、蜂蜜半升

12-19 脉浮而细滑,伤饮。

【释义】论水饮所伤的脉象。

"伤饮",即被水饮所伤,意即患痰饮病。痰饮病脉多弦,如本篇第12条所云:"脉偏弦者饮也。"然亦有饮邪不甚或不发作时其脉不弦者,如本篇第14条云:"支饮……其脉平也。"若脉轻取即得,其形细如丝,多主气血亏虚;脉滑为内有痰饮。体虚之人,饮水过多,运化不及,往往会出现水津停聚成饮,名曰"伤饮",有强调被外来水饮所骤伤之意。

12-20 脉弦数,有寒饮,冬夏难治。

【释义】论寒饮的脉象与预后。

本篇第12条已经提出痰饮病脉当偏弦。本条所说寒饮,其脉应"弦"而不"数",若脉弦"数",恐是寒饮夹热。从时令来说,冬季严寒利于热邪而不利于饮邪,夏季炎热利于饮邪而不利于热邪;从用药而论,治寒饮当用温药但有伤阴助热的弊端,用寒凉药治热邪但有碍于饮邪,寒温难投,两者难以兼顾,故曰难治。

三、悬饮证治（十枣汤证）

12-21 脉沉而弦者,悬饮内痛。

【释义】论悬饮的脉症。

弦脉为痰饮病常见脉象。悬饮是水饮停蓄于胁下,病深在里,故其脉可见沉而弦。饮聚胁下,气机阻滞不通,故而"内痛"。

12-22 病悬饮者,十枣汤主之。

十枣汤方

芫花熬 甘遂 大戟各等分

上三味,捣筛,以水一升五合,先煮肥大枣十枚,取八合,去滓,内药末,强人服一钱匕，羸人服半钱，平旦温服之；不下者，明日更加半钱。得快下后，糜粥自养。

【释义】论悬饮的治疗方药。

悬饮是水饮结聚在胁下，阻滞肝肺气机升降，以咳唾牵引胸胁疼痛、脉沉而弦为主要临床表现。邪实病重者，可用十枣汤攻逐水饮。方中芫花能破水饮之窠囊，甘遂能泻经隧水湿，大戟可泻脏腑水湿，三者合用则攻逐水饮力度峻猛，恐其耗伤正气，用肥大枣十枚顾护脾胃、养血安中，使泄下逐水而不伤正气。服用时当尊仲景之法，因时、因人制宜，中病即止，以免损伤正气。

【应用】十枣汤为攻逐水饮的峻剂，适用于水饮积结胸胁或胁腹、邪实正未虚之证，临床常见胸胁或胸背掣痛不得息，心下痞硬，剧烈咳嗽或顽固性咳嗽，或咳喘、短气，咳唾时牵引胸胁作痛，或水肿，或腹胀喘满，苔白甚至水滑，脉沉弦或弦滑有力等。现在临床用法，可以诸药为末，装胶囊，每日1次，每次服1.5～3克，空腹用枣汤送服。

四、溢饮证治（大、小青龙汤证）

12-23 病溢饮者，当发其汗，大青龙汤主之，小青龙汤亦主之。

大青龙汤方

麻黄 六两,去节　　桂枝 二两,去皮　　甘草 二两,炙　　杏仁 四十个,去皮尖　　生姜 三两　　大枣 十二枚　　石膏 如鸡子大,碎

上七味，以水九升，先煮麻黄，减二升，去上沫，内诸药，煮取三升，去滓，温服一升，取微似汗，汗多者，温粉粉之。

小青龙汤方

麻黄 三两,去节　　芍药 三两　　五味子 半升　　干姜 三两　　甘草 三两,炙　　细辛 三两　　桂枝 三两,去皮　　半夏 半升,汤洗

上八味，以水一斗，先煮麻黄，减二升，去上沫，内诸药，煮取三升，去滓，温服一升。

【释义】论溢饮的证治。

溢饮，是水饮溢于四肢，因"当汗出而不汗出"而形成，以"身体疼重"为主症。水饮外溢四肢肌肉，病位近于"表"，本着因势利导的原则，治"当发其汗"，使饮邪从汗而解，可据症选用大青龙汤或小青龙汤（表12-3）。大青龙汤可

发汗散饮兼清郁热，适用于外寒重而夹郁热者；小青龙汤发汗兼温化水饮，适用于里饮重而兼外寒者。

表 12-3　大、小青龙汤证的鉴别

		大青龙汤证	小青龙汤证
病因病机		风寒外束,肺失宣降,饮溢四肢	
证候特点		外寒内热,表寒重	外寒内饮,里饮重
脉症	相同点	发热恶寒,四肢痛重,水肿	
	不同点	无汗而喘,烦躁口渴,脉浮紧或浮缓,苔薄黄	咳嗽气喘或干呕,或咳出白色泡沫痰,脉弦,舌淡苔薄水滑
治则治法		散寒化饮,清热除烦	散寒化饮,止咳平喘
方药组成		麻黄_{六两}、桂枝_{二两}、炙甘草_{二两}、杏仁_{四十个}、生姜_{三两}、大枣_{十二枚}、石膏_{如鸡子大}	麻黄_{三两}、芍药_{三两}、五味子_{半升}、干姜_{三两}、炙甘草_{三两}、细辛_{三两}、桂枝_{三两}、半夏_{半升}

五、支饮证治

1. 木防己汤证、木防己去石膏加茯苓芒硝汤证

12-24 膈间支饮，其人喘满，心下痞坚，面色黧黑，其脉沉紧，得之数十日，医吐下之不愈，木防己汤主之。虚者即愈，实者三日复发，复与不愈者，宜木防己汤去石膏加茯苓芒硝汤主之。

木防己汤方

木防己_{三两}　石膏_{十二枚如鸡子大}　桂枝_{二两}　人参_{四两}

上四味，以水六升，煮取二升，分温再服。

木防己汤去石膏加茯苓芒硝汤方

木防己　桂枝_{各二两}　人参　茯苓_{各四两}　芒硝_{三合}

上五味，以水六升，煮取二升，去滓，内芒硝，再微煎，分温再服，微利则愈。

【释义】论支饮的证治。

饮邪停留于胸膈，上迫于肺，肺气壅塞，则喘而胸膈支撑胀满。饮在胸膈，波及胃脘，气滞不通，故心下痞满坚硬。饮停日久，营卫运行不利，不能上荣于面，故面色黧黑。发病数十日，曾用吐、下等法治疗，病仍不愈，这是支饮重证，而且病情虚实错杂。此时可用木防己汤，扶正通阳、逐饮散结。药用苦寒之木防己清热行水；桂枝辛温通阳、散结利水；饮聚日久，郁而化热，故用石膏辛凉以清郁热；吐下之后，正气不支，故用人参补气扶正。四药相伍，能宣通阳气、消除饮邪、清泄郁热，适用于病程较长、实中有虚、寒饮夹热之证。

如果服药之后，心下由痞坚变为虚软，为水去气行，结聚已散，病将向愈；若仍痞坚结实，说明饮结未散，再用木防己汤病情没有改善者，为病重药轻，应加强消饮散结的功效，故而以木防己汤去石膏加茯苓芒硝汤治疗。去石膏，因恐过于寒凉，不利于消除水饮；加芒硝咸寒以软坚散结、茯苓淡渗利水。

【应用】木防己汤与木防己去石膏加茯苓芒硝汤皆属寒热并行、补利兼施的方剂，以喘满、心下痞坚、面色黧黑、烦渴、脉沉紧为辨证要点。用于治疗慢性充血性心力衰竭、尿毒症合并心力衰竭、肺心病等，常加葶苈子、水蛭、桃仁、红花等活血利水，或合用真武汤、生脉散、瓜蒌薤白半夏汤等以温阳利水、益气养阴、通阳宣痹。清·叶天士变通木防己汤，将原方去人参加杏仁、通草、薏苡仁宣化利湿，为治痹之祖方，用于暑热痹或湿热痹。

2. 泽泻汤证

12-25 心下有支饮，其人苦冒眩，泽泻汤主之。

泽泻汤方

泽泻五两　白术二两

上二味，以水二升，煮取一升，分温再服。

【释义】论支饮冒眩的证治。

既然谓之"支饮"，则"心下"实际上应该包括胸膈胃脘。水饮内停，清阳不升，浊阴上逆，故而头目昏眩，这也是痰饮的常见症状。治以泽泻汤，重用泽泻利水除饮，合白术健脾制水，使水饮下走，则清阳得以上达。

【应用】泽泻汤是治疗饮盛上泛、蒙蔽清窍所致眩晕病如梅尼埃病、椎基底动脉供血不足、高血压等的常用方剂，以突然发作的头晕目眩，如坐舟车，伴恶心呕吐、呕吐涎沫、头重如物所蒙、舌淡胖苔白滑等为主症，可与小半夏加茯苓汤、半夏白术天麻汤、五苓散等合方加减，加强化痰逐饮功效。

3. 厚朴大黄汤证

12-26 支饮胸满者，厚朴大黄汤主之。

厚朴大黄汤方

厚朴一尺　大黄六两　枳实四枚

上三味，以水五升，煮取二升，分温再服。

【释义】论支饮胸满邪实的证治。

支饮是饮停胸膈，气机阻滞，故可见胸闷。厚朴大黄汤，以厚朴下气除满涤饮，大黄荡涤邪热，枳实破结导滞消饮，三药合用，重在行气除满，兼以泻热通腑。适用于饮热交结在胸膈、气机壅滞者。

4. 葶苈大枣泻肺汤证

12-27 支饮不得息，葶苈大枣泻肺汤主之。

【释义】论支饮不得息的证治。

支饮阻于胸膈，痰涎壅塞，肺气不利，故见胸闷喘咳、呼吸困难等症，急用葶苈大枣泻肺汤泻实开闭、逐饮下气。方中葶苈子泻肺开结而平喘，佐大枣以健脾，并缓和葶苈子峻猛之性，如此则驱邪而不伤正气。

5. 小半夏汤证

12-28 呕家本渴，渴者为欲解，今反不渴，心下有支饮故也，小半夏汤主之。《千金》云：小半夏加茯苓汤。

小半夏汤方

半夏一升　生姜半斤

上二味，以水七升，煮取一升半，分温再服。

【释义】论支饮作呕的预后与治疗。

呕家，本条指患支饮病而呕吐者，吐后若饮邪得以排出，阳气渐复，自当口渴，故云"渴者为欲解"。若呕吐后没有出现口渴，说明水饮停聚于胸膈胃脘而未能祛除，即"心下有支饮故也"。此时可用小半夏汤散饮降逆、和胃止呕。方中半夏味辛性燥，可散结蠲饮；生姜降逆止呕，与半夏同用，可使饮去结开、胃气和降。

【应用】小半夏汤被誉为止呕方之祖方，现代医家常用本方加减治疗诸多病证引起的呕吐，如梅尼埃病、急慢性胃炎、肝炎、胰腺炎、胆囊炎、尿毒症、不完全性幽门梗阻、功能性胃潴留及胃手术后所致的功能性排空障碍等诸多疾病过程中出现的呕吐，以及妊娠期呕吐、神经性呕吐、外科术后呕吐、呃逆等。

6. 己椒苈黄丸证

12-29 腹满，口舌干燥，此肠间有水气，己椒苈黄丸主之。

防己椒目葶苈大黄丸方

防己　椒目　葶苈熬　大黄各一两

上四味，末之，蜜丸如梧子大，先食饮服一丸，日三服，稍增，口中有津液。渴者加芒硝半两。

【释义】论支饮变证——水走肠间的证治。

"此肠间有水气"，说明证属狭义痰饮，水饮结聚肠间，阻遏肠中气机，故而腹满；饮阻气结，水气不化，津不上承，故口干舌燥。本条所论是支饮变证，与痰饮水走肠间，沥沥有声相似；水聚胸膈，下流肠间，腹满气逆，治当去水以扶正。防己椒目葶苈大黄丸（己椒苈黄丸）方用防己、椒目、葶苈子辛宣苦泄，导水从小便而出；大黄泻热荡实，逐饮从大便而出。诸药合用，可使饮邪前后分消，肠中气机宣畅。故而适用于肠间饮结郁热、气机壅滞的实证。若服药后反增口渴，则为饮阻气结，津不上承，故加芒硝以软坚破结。先食饮服，而饭前服用中药，意在使药物直达下焦，导邪下出。"稍增"即逐渐加量，以防过量伤正。

【应用】己椒苈黄丸为前后分消、攻逐饮邪之剂，适用于饮邪内结、腑气不通的实证，如肝硬化腹水、肾炎性水肿、心包积液、肺心病心衰、支气管哮喘急性发作等，可据症加太子参、黄芪等补肺脾之气，加桃仁、红花、三七等活血化瘀，加制附子、牛膝、车前子等温阳利水。

7. 小半夏加茯苓汤证

12-30 卒呕吐，心下痞，膈间有水，眩悸者，小半夏加茯苓汤主之。

小半夏加茯苓汤方

半夏一升　生姜半斤　茯苓三两，一法四两

上三味，以水七升，煮取一升五合，分温再服。

【释义】论支饮呕、痞、眩、悸的证治。

"膈间有水"，概括指出本证的病因为水饮停聚膈间，并涉及胸、胃。胃以降为顺，饮邪扰胃，胃气不降，上逆则为呕吐。饮邪阻滞，清阳不升，故而头目昏眩；水饮凌心则心悸。治用小半夏加茯苓汤蠲饮降逆、和胃止呕。方中半夏、生姜降逆止呕，茯苓淡渗利水、宁心安神。

【应用】临床医家常以小半夏加茯苓汤加减治疗以呕吐、心下痞满、心悸、眩晕等为症，伴舌淡苔白腻或白滑、脉弦等征象，病机属于水饮内停心下者。多种疾病引起的眩晕、呕吐均可以本方加减化裁。

12-42 先渴后呕，为水停心下，此属饮家，小半夏茯苓汤主之。

【释义】论饮停心下作呕的证治。

一般来说，渴而饮水，渴当为水所解而愈。今"先渴"乃胃中停饮，津液不能上承所致。"后呕"因渴而饮水过多，运化不及，水停心下，胃失和降，故曰"此属饮家"，治以小半夏加茯苓汤。方中小半夏汤即半夏配伍生姜蠲饮开结、和胃降逆；茯苓淡渗利水、导饮下行；全方共奏利水蠲饮、和胃止呕之功。

8. 五苓散证

12-31 假令瘦人，脐下有悸，吐涎沫而癫眩，此水也，五苓散主之。

五苓散方

泽泻_一两一分_ 猪苓_三分,去皮_ 茯苓_三分_ 白术_三分_ 桂枝_二分,去皮_

上五味，为末，白饮服方寸匕，日三服，多饮暖水，汗出愈。

【释义】论下焦水逆的证治。

"脐下有悸"，说明水饮结于下焦，本应就近从小便而出。如果膀胱气化不利，水饮停蓄，反逆而上行，故吐涎沫而头目眩晕。治用五苓散通阳化气行水，方中猪苓、泽泻、茯苓淡渗利水，白术健脾制水，桂枝通阳化气。方后云"多饮暖水，汗出愈"，乃欲表里分消其水。

【应用】五苓散功在化气利水，导水饮、湿浊之邪从小便而出，临床广泛应用于急慢性肾炎、肾病综合征、前列腺肥大、肾性高血压、尿潴留、呕吐腹泻及体腔积液等疾病。临证时只要具有小便不利，甚至小便不通，或伴水肿，或兼头晕目眩、呕吐清涎，或泄泻，或见身体某一局部积液，或伴口渴但水入即吐，舌淡红、苔白腻或白滑等症，属于三焦气化不利，水饮或湿浊内停，水津不布者，均可以本方加减治疗。

9. 十枣汤证

12-33 咳家，其脉弦，为有水，十枣汤主之。方见上。

12-34 夫有支饮家，咳烦，胸中痛者，不卒死，至一百日、一岁，宜十枣汤。方见上。

【释义】论支饮久咳的证治。

"咳家"即久咳之人。本篇第12条提出"脉偏弦者饮也","为有水",又用十枣汤治疗,显然是水饮内实,上凌射肺,肺失肃降,故而咳嗽、胸中痛。治用十枣汤峻下水饮。若不猝死而转为慢性,延续到一百天或一年,如咳烦、胸中痛的证候仍在,此为阴邪上凌于心、心肺俱病、阳气不通的支饮重证,若正气未虚,可考虑用十枣汤泻下逐水。

12-35 久咳数岁,其脉弱者可治;实大数者死。其脉虚者,必苦冒,其人本有支饮在胸中故也,治属饮家。

【释义】论支饮久咳的脉症和预后。

久咳数岁,是指支饮咳嗽经久不愈。久咳则正气必虚,若脉弱者,为脉症相符,说明正气虽虚,饮邪尚不胜,若能采用扶正消饮治法,尚可治愈。如果脉见实大而数,提示正气已衰而饮邪仍盛,攻补两难,故预后不良。若见脉虚,提示正气亏虚,之所以出现头目昏眩,这是因为其人本有支饮停留,蒙蔽清阳,故仍当治疗水饮。

10. 小青龙汤证

12-36 咳逆倚息不得卧,小青龙汤主之。

【释义】论支饮兼外寒的证治。

"咳逆倚息不得卧"为支饮的主症,是因为水饮停聚胸中,肺气不利所致。若复感外邪,肺卫闭郁,同时引动内饮壅逆,则诸症必然加重。治用小青龙汤外解风寒、内蠲水饮。

11. 桂苓五味甘草汤证

12-37 青龙汤下已,多唾口燥,寸脉沉,尺脉微,手足厥逆,气从小腹上冲胸咽,手足痹,其面翕热如醉状,因复下流阴股,小便难,时复冒者;与茯苓桂枝五味甘草汤,治其气冲。

桂苓五味甘草汤方

茯苓四两　　桂枝四两,去皮　　甘草三两,炙　　五味子半升

上四味,以水八升,煮取三升,去滓,分温三服。

【释义】论支饮体虚者服小青龙汤后发生冲气的证治。

小青龙汤外散风寒、内化水饮,用于支饮病里饮外寒者。服小青龙汤以后,若排出较多唾涎,同时出现口干口渴,这是寒饮得以温化,津液暂时性不足所致。

小青龙汤毕竟属于温散之剂，素体虚弱患者服用后容易发越阳气而引动冲气。"寸脉沉"是上焦水饮未除，"尺脉微"是下焦肾阳不足，四肢失于温煦，故而手足厥逆；体虚汗出，津血亏虚，四肢失去濡养，则手足麻痹。虚阳上越，故现面部微微发热，如醉酒之状。肾阳不足，则膀胱气化不利，故小便难；冲气忽上忽下，所以感觉"因复下流阴股"。综合分析，本证是心肾阳虚为本，饮停胸膈、冲逆时作为标；治用桂苓五味甘草汤，敛气平冲、通阳化饮。方中茯苓淡渗利水、导饮下行；桂枝平冲降逆，与茯苓相配以通阳化气利水，与甘草相伍以温补心阳；五味子味酸，能收敛耗散之气，使虚阳不致上浮。

【应用】桂苓五味甘草汤具有平冲降逆、通阳利水之功，故可治疗因阳虚饮停，引发冲气上逆的一些病证，症见咳嗽、唾痰涎、自觉气从小腹上冲胸咽、面部翕热如醉状、手足冷或麻木不仁、小便难、舌质淡、苔白滑或白腻、脉沉而微。

12. 苓甘五味姜辛汤证

12-38 冲气即低，而反更咳，胸满者，用桂苓五味甘草汤去桂加干姜、细辛，以治其咳满。

苓甘五味姜辛汤方

茯苓 四两　甘草　干姜　细辛 各三两　五味子 半升

上五味，以水八升，煮取三升，去滓，温服半升，日三服。

【释义】承上条论冲气已平、支饮复作的证治。

服桂苓五味甘草汤后，冲气得以平复，但咳嗽、胸满之症再次发作，这是因为胸膈中的寒饮尚未去除，饮邪内动，胸阳被遏，肺失宣降所致。此时需要温肺散寒、化饮止咳，方用桂苓五味甘草汤去桂加干姜、细辛。之所以去掉桂枝，是因为冲气已平；加干姜、细辛，则是为了温肺散寒化饮，以治咳嗽、胸满。

【应用】苓甘五味姜辛汤具有温肺散寒、化饮止咳的作用，可治疗寒饮蕴肺而体质偏虚之人出现的咳喘，症见咳嗽、气喘、胸闷、痰多色白而清稀、背寒喜暖、苔多白滑、脉多弦迟等。

13. 桂苓五味甘草去桂加姜辛夏汤证

12-39 咳满即止，而更复渴，冲气复发者，以细辛、干姜为热药也。服之当遂渴，而渴反止者，为支饮也。支饮者，法当冒，冒者必呕，呕者复内半夏，以去其水。

桂苓五味甘草去桂加姜辛夏汤方

茯苓 四两　甘草　细辛　干姜 各二两　五味子　半夏 各半升

上六味，以水八升，煮取三升，去滓，温服半升，日三。

【释义】承上条论服苓甘五味姜辛汤后的两种转归及支饮冒呕的证治。

服苓甘五味姜辛汤后，寒饮得以温散，故咳嗽、胸满即止。随后病情有两种转归：一是口渴，同时冲气复发，这是因为服用苓甘五味姜辛汤后，化燥伤津，同时引发冲气复发。二是口不渴，这是支饮未愈，既然饮邪还在，阻遏气机升降，清阳不升则昏蒙冒眩，浊阴上逆则呕，可以在前方中加入一味半夏（苓甘五味姜辛半夏汤），既能温化水饮，又可降逆止呕。

14. 苓甘五味加姜辛半夏杏仁汤证

12-40 水去呕止，其人形肿者，加杏仁主之。其证应内麻黄，以其人遂痹，故不内之。若逆而内之者，必厥。所以然者，以其人血虚，麻黄发其阳故也。

苓甘五味加姜辛半夏杏仁汤方

茯苓 四两　甘草 三两　五味子 半升　干姜 三两　细辛 三两　半夏 半升　杏仁 半升,去皮尖

上七味，以水一斗，煮取三升，去滓，温服半升，日三。

【释义】论支饮体虚兼形肿的证治。

服桂苓五味甘草去桂加姜辛夏汤（苓甘五味姜辛半夏汤）后，胃中水饮得以温化，故而呕吐停止。"其人形肿"即形体浮肿，这是因为隔间支饮尚未尽除，壅滞不通，肺气不利，饮邪泛溢于外。治疗这种证候本应宣肺散水，但是患者素体气血俱虚、手足麻痹，所以不能用麻黄，而代之以杏仁理肺气、逐水饮。

【应用】苓甘五味加姜辛半夏杏仁汤（苓甘五味姜辛半杏汤）能温肺散寒、化饮降逆、宣利肺气，主治素体阳虚、寒饮蕴肺、肺失宣降所致咳喘者，症见咳嗽、气喘、胸闷、咳吐稀白痰涎，或伴颜面、肢体浮肿，舌淡苔白、脉弦等。对慢性支气管炎、支气管哮喘、肺气肿、肺心病等属阳虚寒饮蕴肺者疗效显著。

15. 苓甘五味加姜辛半杏大黄汤证

12-41 若面热如醉，此为胃热上冲，熏其面，加大黄以利之。

苓甘五味加姜辛半杏大黄汤方

茯苓 四两　甘草 三两　五味子 半升　干姜 三两　细辛 三两　半夏 半升　杏仁 半升　大黄 三两

上八味，以水一斗，煮取三升，去滓，温服半升，日三。

【释义】承上条论支饮夹胃热上冲的证治。

"若"字承上文而言，谓支饮，症见咳嗽、胸满、眩冒、呕吐、形肿等，在此基础上又出现面热如醉的症状。"此为胃热上冲，熏其面"，旨在强调本证的"面

热如醉"性质属于胃热上冲，与前面第 37 条虚阳夹冲气上逆的"面翕热如醉状"不同。所以在前面消饮方药中再加大黄，以清泄胃热。

【按语】小青龙汤证及其变证可见表 12-4。

表 12-4　小青龙汤证及其变证一览表

方证名称	病因病机	证候特点	治则治法	方药组成
小青龙汤证	外寒引动支饮，肺失宣降	咳逆倚息，短气不得卧	温化里饮，辛散外寒	麻黄三两、芍药三两、五味子半升、干姜三两、炙甘草三两、细辛三两、桂枝三两、半夏半升
桂苓五味甘草汤证	支饮阳虚，冲气上逆	多唾口燥，寸沉尺微，手足厥逆，气从少腹上冲胸咽，手足痹，其面翕热如醉状，小便难	通阳蠲饮，敛气平冲	茯苓四两、桂枝四两、五味子半升、炙甘草三两
苓甘五味姜辛汤证	支饮体虚，寒饮壅遏胸阳，肺失清肃	冲气即低，而反更咳、胸满	温肺散寒，蠲饮止咳	茯苓四两、五味子半升、炙甘草三两、干姜三两、细辛三两
苓甘五味姜辛半夏汤证	支饮体虚，饮在胸膈，胃失和降	咳满止，复渴，冲气复发，眩冒，呕	温化寒饮，降逆止呕	茯苓四两、五味子半升、炙甘草二两、干姜三两、细辛二两、半夏半升
苓甘五味姜辛半杏汤证	支饮体虚，饮在胸膈，饮邪外溢，肺卫郁滞	水去呕止，其人形肿	温化寒饮，宣利肺气	茯苓四两、五味子半升、炙甘草三两、干姜三两、细辛三两、半夏半升、杏仁半升
苓甘五味加姜辛半杏大黄汤证	支饮体虚，饮在胸膈，兼胃热上冲	苓甘五味姜辛半杏汤证＋面热如醉	温化寒饮，兼泄胃热	茯苓四两、五味子半升、炙甘草三两、干姜三两、细辛三两、半夏半升、杏仁半升、大黄三两

附方

《外台》茯苓饮

12-32《外台》茯苓饮：治心胸中有停痰宿水，自吐出水后，心胸间虚，气满不能食。消痰气，令能食。

茯苓　人参　白术各三两　枳实二两　橘皮二两半　生姜四两

上六味，水六升，煮取一升八合，分温三服，如人行八九里，进之。

【释义】论《外台》茯苓饮的主治病证。

《外台》茯苓饮，药用人参、茯苓、白术健脾益气，恢复脾胃健运；橘皮、枳实、生姜理气和胃，兼能祛除水邪；全方消补兼施，可健脾消食、理气消饮，适用于脾胃虚弱、水饮内停的病证，故而症见"心胸中有停痰宿水"，水饮留聚于胸膈，满而上溢，胃失和降则呕吐；吐后脾胃更虚，故云心胸间虚。胃弱不能受纳、脾虚不能运化，所以气满腹胀不能食。

小　结

本篇专论痰饮和咳嗽病证，但重点是痰饮病。

痰饮病的形成，与肺、脾、肾三脏功能失调、水液代谢失常有关，因水饮停聚部位和症状不同，分为痰饮、悬饮、支饮、溢饮。此外，饮邪长期留伏者，称为留饮和伏饮，饮之轻者为微饮，皆属于四饮类型。"温药和之"是治疗痰饮病基本法则，以苓桂术甘汤、肾气丸为代表方剂。此外，也可根据病情灵活采用发汗、攻下、利小便等治法。

因为饮邪流动不居，病位有偏于上下和内外的区别，其具体治法又各不相同。如饮邪上犯，可用小半夏汤、小半夏加茯苓汤、葶苈大枣泻肺汤温化水饮或泻肺逐饮；兼风寒束表者，可用大、小青龙汤以发汗。饮在中、下焦，可用泽泻汤、五苓散以利小便；饮邪深痼，难以消除者，可用十枣汤、甘遂半夏汤以逐水消饮，同时用厚朴大黄汤、己椒苈黄丸以去其实邪。痰饮久留，虚实错杂，可用木防己汤、木防己去石膏加茯苓芒硝汤。本篇最后附有支饮服用小青龙汤的变证与治法方药，旨在示人证变药变、灵活施治。

消渴小便不利淋病脉证并治第十三

导读

本篇原文共计 13 条，载方 9 首，论消渴、小便不利和淋病的辨证论治。

消渴，一是指以多饮、多尿、多食、形体消瘦为特征的消渴病，二是指以渴欲饮水、饮水而渴不解为主要临床表现的病证。本篇所论以上两种情况兼而有之。小便不利是指以小便量减少、排尿困难，甚或小便闭塞不通为主要临床表现的病变，多与膀胱气化不利有关。淋病是以小便淋沥涩痛为主要表现的疾患，多与下焦蓄热有关。消渴、小便不利、淋病因病位主要在肾与膀胱，故合为一篇论述。

一、消渴证治

13-01 厥阴之为病，消渴，气上冲心，心中疼热，饥而不欲食，食即吐，下之，不肯止。

【释义】论厥阴病消渴不可使用下法。

厥阴肝为风木之脏，内寄相火，主疏泄。邪入厥阴，肝疏泄失常，木火灼伤津液，故见消渴。足厥阴肝脉夹胃上贯于膈，肝木挟少阳相火循经上扰，故见气上冲心、心中疼热。肝火犯胃，胃热消谷则嘈杂似饥；脾虚肠寒，不能消化水谷，故不欲饮食，食后即吐。若其人素有蛔虫寄生，蛔闻食臭而出，则可见食而吐蛔。

若误用苦寒攻下，重伤脾胃，甚或伤及肾阳，故下利不止。

13-02 寸口脉浮而迟，浮即为虚，迟即为劳；虚则卫气不足，劳则荣气竭。趺阳脉浮而数，浮即为气，数即消谷而大坚，气盛则溲数，溲数即坚，坚数相搏，即为消渴。

【释义】从寸口与趺阳脉论消渴的病机。

寸口脉候心肺，心主血属营，肺主气属卫。寸口脉浮而迟，浮为阳虚气浮、卫气不足，迟主劳伤阴血、营血虚少；营卫两虚，燥热内生，可形成消渴病。趺阳脉候胃气，脉当沉伏，若浮而数，浮为胃气有余，数为胃热亢盛；热盛则消谷，所以善饥；水液偏渗膀胱，小便频数；热盛津亏，肠道失润，故而大便坚硬。两者相互影响，也可形成消渴。

13-08 趺阳脉数，胃中有热，即消谷引食，大便必坚，小便即数。

【释义】论消渴的病机。

趺阳脉为胃脉，脉数则内热盛。胃热亢盛，则消谷、引饮。热伤津液，大肠失其濡润则大便难。热迫膀胱，故小便频数。

1. 肾气丸证

13-03 男子消渴，小便反多，以饮一斗，小便一斗，肾气丸主之。

【释义】论肾气虚衰的下消证治。

"男子"，寓指男子以肾为先天，精气先虚，病起于下。肾藏精，为水火之脏，主水液。若肾阳虚衰，不能蒸腾津液上润，又不能化气行水，故而口渴饮水，小便反多，以致饮多溲多，形成渴饮无度的下消证，治用肾气丸温补肾气、化气行水。

【应用】肾气丸主治阳虚下消病，对肾气不足引起的小便不利、糖尿病、尿崩症后期、老年人小便频数或尿失禁、小儿遗尿等病证有良好效果，以口渴引饮、小便清长、消瘦、腰酸膝软、唇淡舌淡、苔少乏津、脉沉细无力且尺脉尤弱等症为辨证要点。

2. 五苓散证

13-04 脉浮，小便不利，微热消渴者，宜利小便发汗，五苓散主之。
13-05 渴欲饮水，水入则吐者，名曰水逆，五苓散主之。方见上。

【释义】论膀胱气化不利的证治。

《伤寒论》中载五苓散主治膀胱气化不利病证。膀胱气化失司，故小便不利；

津液不能上承于口，故口渴。若病久水饮内停，连及胃脘，胃失和降，故渴饮之水，拒而不纳，水入则吐，吐后仍渴，再饮再吐，名曰"水逆"。两条所论，病机相同，故均用五苓散治疗。方中茯苓、猪苓、泽泻淡渗利水；白术助脾气之转输，使水精得以四布；桂枝辛温，可通阳化气行水。本方通阳化气以利水道，水气去而外窍得通，故云"利小便发汗"。

3. 文蛤散证

13-06 渴欲饮水不止者，文蛤散主之。

文蛤散方

文蛤_{五两}

上一味，杵为散，以沸汤五合，和服方寸匕。

【释义】论渴欲饮水不止的证治。

文蛤散由一味文蛤组成。文蛤，即海蛤之有纹理者，味咸性凉润下，具有生津润燥止渴的功效。由此可知，此条所论渴欲饮水不止者，当属阴虚有热。

4. 白虎加人参汤证

13-12 渴欲饮水，口干舌燥者，白虎加人参汤主之。

【释义】论肺胃热盛、气津两伤的消渴证治。

白虎加人参汤，以生石膏、知母清肺胃之热，甘草、粳米益胃和中，人参益气生津，诸药共同发挥清热、生津、润燥的功效。由方义可知，本条所述渴欲饮水、口干舌燥，应属肺胃热盛、津气两伤证，多以脉数有力、舌红少苔、大热烦渴等为主症；若渴饮不止者，可酌加天花粉、生地黄、百合、麦冬等清热养阴生津。

二、淋病脉证

13-07 淋之为病，小便如粟状，小腹弦急，痛引脐中。

【释义】论淋病的证候。

淋病以小便淋沥不爽、尿道涩痛为主症。"小便如粟状"即小便排出细小如粟米状之物，后世许多注家均认为此条所论当为石淋，沙石排出过程中，常伴有小腹部牵扯拘挛疼痛，其发病多与肾虚膀胱热盛有关。本条有证无方，后世多用八正散、石韦散加金钱草、鸡内金、海金沙等清利湿热、利尿排石。

13-09 淋家不可发汗，发汗则必便血。

【释义】以淋家为例，论下焦湿热阴伤者禁汗。

淋家，即久患淋病之人。淋病多因下焦湿热、阴津不足所致。虽感外邪，亦不可轻易用辛温发汗法，否则容易导致邪热炽盛而阴血更亏，迫血妄行，引起尿血。

三、小便不利证治

1. 瓜蒌瞿麦丸证

13-10 小便不利者，有水气，其人苦渴，瓜蒌瞿麦丸主之。

瓜蒌瞿麦丸方

瓜蒌根_{二两}　茯苓　薯蓣_{各三两}　附子_{一枚，炮}　瞿麦_{一两}

上五味，末之，炼蜜丸，梧子大，饮服三丸，日三服；不知，增至七八丸，以小便利，腹中温为知。

【释义】论下寒上燥的小便不利证治。

瓜蒌瞿麦丸为润上温下之方，方中瓜蒌根（即天花粉）润燥生津止渴；薯蓣（即山药）甘淡健脾益气；瞿麦、茯苓淡渗利水；炮附子温肾化气，使津液上蒸、水气下行。诸药相伍，共同发挥润燥生津、温阳利水的功效，故而适用于上焦津亏而燥、下焦肾阳虚衰的病证。肾主水而司气化，与膀胱相表里。肾阳虚弱，则气化无权，小便不利；阳虚则不能蒸化津液上承，以致上焦燥热，故而口渴。

【应用】瓜蒌瞿麦丸适用于上燥下寒证。上可见眩晕、烦热、失眠、口干口渴，下可见畏寒肢冷、腰以下冷重、脉沉等，对阳气衰弱、水结于下、火炎于上的尿毒症、慢性肾炎、前列腺肥大等所致癃闭、小便不利、口渴等有较好疗效。本条方后所注渐加量服法，旨在提示临证处方用药勿不及或太过。

2. 蒲灰散证、滑石白鱼散证、茯苓戎盐汤证

13-11 小便不利，蒲灰散主之，滑石白鱼散、茯苓戎盐汤并主之。

蒲灰散方

蒲灰_{七分}　滑石_{三分}

上二味，杵为散，饮服方寸匕，日三服。

滑石白鱼散方

滑石_{二分}　乱发_{二分,烧}　白鱼_{二分}

上三味，杵为散，饮服半钱匕，日三服。

茯苓戎盐汤方

茯苓_{半斤}　白术_{二两}　戎盐_{弹丸大一枚}

上三味，先将茯苓、白术煎成，入戎盐，再煎，分温三服。

【释义】论小便不利的三种治法。

蒲灰散由蒲黄、滑石组成。蒲灰即蒲黄，因其质地似灰而得名，具有凉血、化瘀、止血、利尿的功效；滑石清热利水通淋；两药合用具有凉血化瘀、利窍泄热的功效，适用于内有湿热，兼有血瘀而小便短赤、淋沥涩痛、尿频尿急者。

滑石白鱼散由滑石、白鱼、乱发组成。滑石甘寒滑润，为清热利尿之良药；白鱼即书纸中蠹鱼，又名衣鱼，具有化瘀行血、清热利尿的功效。乱发即血余，烧灰存性，即血余炭，可消瘀止血、利尿通淋。三药相伍，可止血化瘀、清热利湿，适用于湿热瘀结膀胱血分而小便淋沥涩痛、尿血者。

茯苓戎盐汤由茯苓、白术、戎盐组成。戎盐即青盐，性味咸寒、润下渗利，茯苓淡渗利水，白术甘温健脾除湿，三药合用具有健脾利湿益肾的功效，可用治脾肾两虚兼有湿热的小便不利。

【应用】蒲灰散、滑石白鱼散、茯苓戎盐汤三方均治疗小便不利，病因病机均与湿热、瘀血有关，但蒲灰散、滑石白鱼散化瘀利窍泄热、利尿作用较强，多用于热淋、血淋，如膀胱炎、膀胱结石等；茯苓戎盐汤可健脾益肾渗湿，是补中兼通之剂，用于脾肾虚弱、湿重热轻的劳淋或膏淋，症见尿后余沥不尽、小便不黄、刺痛不明显、饮食减少、身体瘦弱、心下悸、腰膝酸软、四肢无力、舌淡苔白等症，如慢性前列腺疾病等（表13-1）。

表13-1　蒲灰散证、滑石白鱼散证、茯苓戎盐汤证鉴别

方证名称	证候特点	病因病机	治则治法	方药组成
蒲灰散证	尿道疼痛,小腹拘急,小便不利	湿热夹瘀,气化受阻（实证、偏热）	化瘀、利湿、泻热	生蒲黄_{七分}、滑石_{三分}

方证名称	证候特点	病因病机	治则治法	方药组成
滑石白鱼散证	小便不利,少腹拘急,或有尿血,脉弦数或涩	湿热夹瘀,伤及血络(实证、偏瘀)	止血、消瘀、清热利湿	滑石_{二分}、乱发_{二分}、白鱼_{二分}
茯苓戎盐汤证	水湿瘀于下,水道不利,腹胀,尿后余沥	脾肾两虚,虚热兼瘀(虚证)	益肾健脾,清热利湿	茯苓_{半斤}、白术_{二两}、戎盐_{弹丸大一枚}

3. 猪苓汤证

13-13 脉浮,发热,渴欲饮水,小便不利者,猪苓汤主之。

猪苓汤方

猪苓_{去皮}　茯苓　阿胶　滑石　泽泻_{各一两}

上五味,以水四升,先煮四味,取二升,去滓,内胶烊消,温服七合,日三服。

【释义】论水热互结、郁热阴伤而小便不利的证治。

猪苓汤中猪苓、茯苓、泽泻淡渗利水,滑石清热通淋,阿胶滋养营阴。诸药相伍,具有育阴润燥、清热利水的功效,适用于阴伤而水热互结致小便不利者。可见文中"脉浮"主热邪在里;水湿内停,津不上承,又兼郁热伤阴,津液不足,故渴欲饮水;水热互结,膀胱气化不行则小便不利,甚则淋沥涩痛等。

【应用】猪苓汤具有利水育阴清热的功效,适用于肾炎、肾结核、肾盂肾炎、泌尿系感染、肾结石、尿路结石等属于水热互结兼有阴伤者。若阴虚明显者加地黄、枸杞子、女贞子、墨旱莲,气分有热者加生石膏、黄柏,热及血分者加牡丹皮、水牛角丝,小便不利且尿血者加小蓟、益母草、白茅根,湿热毒盛者加白花蛇舌草、半枝莲、寒水石、生石膏,呕恶者加陈皮、竹茹,虚火上炎者加知母、黄柏等。

【按语】五苓散证与猪苓汤证都有口渴、小便不利、脉浮、发热等脉症,其鉴别要点见表13-2。

表 13-2　五苓散证与猪苓汤证鉴别

方证名称	证候特点		病因病机	治则治法	方药组成	
	相同点	不同点			相同	不同
五苓散证	口渴,小便不利,脉浮,发热	小便不利但色不黄,苔白多津,渴欲饮水,水入渴不解,甚或水逆;或发热恶寒	气化不利,水停三焦	温阳化气行水	茯苓、猪苓、泽泻	桂枝白术
猪苓汤证		小便不利而短赤,口渴,心烦不得眠	水热互结,阴血不足	清热利水,育阴滋燥		滑石阿胶

小结

本篇论述了消渴、小便不利和淋病三种病的证治。

消渴既指口渴引饮的症状,又指消渴病。阴虚有热而消渴者,治以文蛤散生津止渴;肾阳不足,不能蒸化津液而消渴者,治以肾气丸温肾化气;肺胃热盛、气津两伤而消渴者,治以白虎加人参汤清热益气生津;膀胱气化不行,而消渴、小便不利者,治以五苓散通阳化气行水。

小便不利病变主要在肾和膀胱,分虚实论治。若肾阳虚弱,水湿内停,下寒上燥,小便不利而渴者,治以瓜蒌瞿麦丸温阳利水、兼以润燥;若下焦湿热,兼有血瘀、小便不利者,治以蒲灰散或滑石白鱼散化瘀利窍泻热;若脾肾两虚、湿热下注者,以茯苓戎盐汤健脾利湿、益肾清热;若阴虚水热互结、小便不利或热淋者,用猪苓汤清热育阴利水。

淋病论治,本篇只有两条,分别论石淋的证候特点与治疗禁忌,无治疗方药。但淋病与小便不利,主要病位均在肾与膀胱,若病机相同,小便不利相关证治方药亦可用于治疗淋病。

水气病脉证并治第十四

导读

本篇原文共计 33 条，载方 13 首，论水气病的病因病机、辨证与治疗。

水气病，即通常所说的水肿病，是因肺、脾、肾等脏腑的通调、转输、气化功能失常，津液运行障碍，水湿停聚泛溢，形成的以身体浮肿为主症的疾病。本篇将水气病分为风水、皮水、正水、石水、黄汗五种类型辨治；由于五脏病变可以导致水气病证，因此又有心水、肝水、脾水、肺水、肾水，又称五脏水。此外，尚有水分、血分、气分的称谓。水气病的形成与肺、脾、肾三脏关系最为密切，治疗水气病，本篇提出了"腰以下肿，当利小便；腰以上肿，当发汗乃愈"和"有水，可下之"的治疗法则。

一、水气病的分类、证候特点与治则

14-01 师曰：病有风水、有皮水、有正水、有石水、有黄汗。风水，其脉自浮，外证骨节疼痛，恶风；皮水，其脉亦浮，外证胕肿，按之没指，不恶风，其腹如鼓，不渴，当发其汗；正水，其脉沉迟，外证自喘；石水，其脉自沉，外证腹满不喘；黄汗，其脉沉迟，身发热，胸满，四肢头面肿，久不愈，必致痈脓。

【释义】论水气病的分类、脉症（表 14-1）。

风水，因风邪外袭，肺卫不利，通调水道功能失职，以致津液运行障碍，水湿停聚，泛溢肌表。风邪袭表，水溢肌肤，病位在表，故风水脉浮，症见恶风寒。水湿流注关节，痹阻阳气而不通，不通则痛，故"骨节疼痛"。

皮水，因肺通调水道功能与脾运化水湿功能失常，水湿停滞肌肤、四肢所引起，故而脉浮、周身浮肿、按之凹陷。皮水非感受外邪引起，故不见恶风寒。"鼓"作"故"解，因皮水为水湿在表，尚未入里，故而腹不胀满，如常人一样。风水与皮水病位均偏表，均可用汗法宣散水湿外出。

正水，是肾阳不足，气化不利，水湿内停所致。脉沉主病在里，迟主里寒，证属肾阳不足，不能气化行水，水气内停，所以症见小便不利、腹满、水肿；水寒上逆，肺失肃降，故症见"自喘"。

石水，也是肾阳虚衰，水湿水气凝结于少腹，故腹满如石、脉沉；水聚于下，未犯于肺，故曰"不喘"。正水与石水均为里水，以腹内积水为主症，病情日久，自可致全身浮肿。

黄汗，因出汗色黄而得名。因汗出入水中，毛窍闭塞，水湿内停，郁于肌肤，故"其脉沉迟"；脾不能运化水湿，湿郁化热，郁蒸于肌肤，营卫失和，故"身发热""四肢头面肿"；湿热郁蒸日久，热蒸湿动，汗出色黄，故名"黄汗"；湿热上蒸，肺气不畅，故"胸满"；若经久不愈，湿郁化热，阻遏营血，血败肉腐，可酿成痈脓。

表 14-1　水气病的分类、病机、脉症鉴别

病证名称	证候特点	病因病机	治则治法
风水	脉浮,恶风,骨节疼痛,面目肿,并迅及全身	风邪袭表，肺失通调	发汗解表，宣肺利水
皮水	脉浮,不恶风,四肢肿、按之凹陷,腹不胀满	肺失通调，脾失健运	宣肺利水，健脾运水
正水	脉沉迟,小便不利,水肿,腹满而喘	肾阳亏虚，水湿泛滥	温阳化气，兼提壶揭盖
石水	脉沉,腹满不喘,身肿	阳虚寒凝，水结于下	温阳化气，兼提壶揭盖
黄汗	脉沉迟,汗出色黄,发热,身肿,胸满,骨节疼痛	营卫郁滞，湿热熏蒸	调和营卫，除湿解郁

14-04 太阳病，脉浮而紧，法当骨节疼痛，反不疼，身体反重而酸，其人不

渴，汗出即愈，此为风水。恶寒者，此为极虚，发汗得之。渴而不恶寒者，此为皮水。身肿而冷，状如周痹，胸中窒，不能食，反聚痛，暮躁不得眠，此为黄汗。痛在骨节，咳而喘，不渴者，此为脾胀[1]，其状如肿，发汗即愈。然诸病此者，渴而下利，小便数者，皆不可发汗。

【词解】

[1]脾胀：注家多作"肺胀"解。

【释义】 论水气病的辨证治则，以及风水、皮水、黄汗、肺胀的鉴别。

太阳伤寒，法当脉浮紧、骨节疼痛；若不痛而沉重酸楚、口不渴，这不是伤寒表实证，而是水湿浸淫肌表骨节，病为风水，可用汗法治疗，使风与水湿邪气俱从表随汗而外出。若患者恶寒较重，是发汗太过，卫阳虚衰所致，提示治疗风、湿在表，当微微汗出，使风湿俱去，切不可过汗损伤阳气。

皮水病在肺脾。脾虚湿停，津液不能上承，故口渴。因皮水无表证，故不恶寒。黄汗病，因水湿郁而化热，湿热蕴蒸，气机不畅，故胸中窒塞；至傍晚时阳气更难舒展，故暮躁不得眠；湿郁肌腠，卫阳被遏，故身肿而冷，症状像周痹一样，全身重着疼痛不舒。肺胀指肺气胀满，多为寒饮伤肺所致，故不渴。又因外邪引动内饮，使得肺失宣降，通调水道功能失职，水湿郁于肌表，故而出现浮肿。

风水、皮水、黄汗、肺胀诸病，症状虽有不同，但病位涉及肌表，所以均可使用汗法治疗，但也有禁忌，如果症见口渴、下利、小便频数等症，恐属阴津不足或阳虚气化不利，这种情况都不宜贸然应用汗法。

14-06 趺阳脉当伏，今反紧，本自有寒，疝瘕，腹中痛，医反下之，下之即胸满短气。

14-07 趺阳脉当伏，今反数，本自有热，消谷，小便数，今反不利，此欲作水。

【释义】 上两条以趺阳脉论水气病发生的机理。

趺阳脉属足阳明胃，其脉以潜伏不露为常。若见紧脉，因紧主寒，所以说"本自有寒"，即素体阴寒内盛，多为寒疝腹痛或时聚时散的癥瘕类疾病。虚寒者，当用温药治疗，若误用苦寒攻下，则阳气更伤，使阴寒更重，导致寒水聚而不化，上逆心胸，故见胸满、短气。

若趺阳脉数，因数主热，所以说"本自有热"，即胃热气盛，热则消谷灼津，津液偏渗于膀胱，理应小便频数。若小便反不利，说明水与热互结，水湿停聚，将发生水气病，所以说"此欲作水"。

14-08 寸口脉浮而迟，浮脉则热，迟脉则潜，热潜相搏，名曰沉；趺阳脉浮而数，浮脉即热，数脉即止，热止相搏，名曰伏；沉伏相搏，名曰水；沉则络脉虚，伏则小便难，虚难相搏，水走皮肤，即为水矣。

【释义】 论水热互结的水气病机理。

寸口脉主候上焦，浮脉主表主热属阳脉，故浮脉则热；迟脉主里属阴脉，阴主潜藏，寸口脉迟，为卫阳潜藏于里。浮、迟相兼，即"热潜相搏"，为热邪被郁遏不能外达，故名为沉。

趺阳脉主中焦脾胃，脉浮而数指胃热郁滞在内不去，故曰"热止相搏，名曰伏"。伏是热邪沉伏之意，指热留于内与水气相搏而停留，不是指伏脉。热邪留于内与水气相合，水与热结而停蓄于内，泛溢肌肤，形成水肿病，故曰"沉伏相搏，名曰水"。热留于内，气不外行，而络脉空虚；热止于中，则阳气不化而小便难；"虚难相搏"，即肺通调功能失职、脾运化失司，水湿内停，泛溢肌肤而水肿，即"水走皮肤，即为水矣"。

14-09 寸口脉弦而紧，弦则卫气不行，即恶寒，水不沾流，走于肠间。

【释义】 论水气病的形成与肺脏相关。

寸口脉主上焦，候肺主表，弦紧脉属阴主寒。寸口脉弦而紧是寒邪外束，卫阳被郁，故而恶寒。寒邪外束，肺失宣降，通调功能失职，津液代谢失常，水湿内停，流注于肠间，蓄积而形成水气病。

14-10 少阴脉紧而沉，紧则为痛，沉则为水，小便即难。脉得诸沉，当责有水，身体肿重。水病脉出者，死。

【释义】 论水气病的形成与肾脏相关，并指出水气病的主脉及预后。

少阴脉主肾，紧脉主寒主痛，沉脉主里主水。少阴脉沉而紧，为肾阳不足、阴寒内盛、水饮内停。阳虚失煦，寒盛则痛，故"紧则为痛"。肾阳不足，膀胱气化不利，而见小便短少困难，水停于内则形成水气病。脉暴出，为浮大无根，轻举则有，重按则散，多为阴盛格阳、阳气涣散不敛之危候，难以救治，故曰"死"。

14-11 夫水病人，目下有卧蚕，面目鲜泽，脉伏，其人消渴。病水腹大，小便不利，其脉沉绝者，有水，可下之。

【释义】 论水气病可下之证。

"目下有卧蚕"与本篇第3条（第15页）"如蚕新卧起状"相同，用于形容病水气者眼胞微肿之状，是因为水邪泛滥于目下所致。"面目鲜泽"与首篇第3条（第8页）"色鲜明者有留饮"相似，指水湿太盛，壅积于肌腠，故而面目色泽明亮。膀胱气化失司则小便不利，水湿壅聚于腹内，故而腹大有水。其脉沉潜难以切取，说明水势过重，脉被淹没难寻。综合望诊、脉象、症状等，上述病证属水气壅实，可以考虑用攻下逐水法治疗。

14-12 问曰：病下利后，渴饮水，小便不利，腹满因肿者，何也？答曰：此法当病水，若小便自利及汗出者，自当愈。

【释义】论下利后病水的机理。

下利之后，渴欲饮水，若因下利津亏所致，饮水之后，阴阳自和，病当自愈。若下利日久，损伤脾肾，脾虚则不能转输津液，肾虚则不能气化主水，故小便不利、口渴欲饮水。饮水过多，气化无权，水有入而无出，则腹满阴肿而形成水气病，故曰"此法当病水"。若小便通利及汗出正常，则脾肾气化功能恢复，水有出路，水肿自可消退。

14-13 心水者，其身重而少气，不得卧，烦而躁，其人阴肿。

【释义】论心水的证候。

心水，指心阳不振，水气凌心所导致的水气病。水溢肌肤则身体沉重而肿；心阳虚衰，水气浸渍，气机受阻则气少不足以息。水气凌心，心阳被遏，卧则更重，故烦躁、心悸、不得卧。心阳虚不能暖肾水，肾水失于制约，溢于前阴，故其人阴肿。

14-14 肝水者，其腹大，不能自转侧，胁下腹痛，时时津液微生，小便续通。

【释义】论肝水的证候。

肝水，是指肝失疏泄，水邪侵袭所引起的水气病。肝脉络布胸胁抵少腹，水饮侵袭，肝失疏泄、肝络不和，则胁下腹痛。水聚于腹，留而不去则腹部胀大沉重，不能自转侧。肝主疏泄而喜冲逆，肝受水气侵凌，疏泄失司，水液代谢失常，气逆则水逆，在上则出现"时时津液微生"，在下则"小便续通"，即小便时通时不通。此处的"津液"作"小便"解，"时时津液微生，小便续通"即小便量少。

14-15 肺水者，其身肿，小便难，时时鸭溏。

【释义】论肺水的证候。

肺水，是指因肺气虚弱，其主治节、通调水道功能失调而引起的水气病。水气犯肺，肺气化失司，治节不行，水气流溢全身则肿；肺之气化不行，通调水道不利，故小便难；肺与大肠相表里，肺病及肠，大肠传导功能异常，水走肠间，水粪混杂而下，则大便溏泄，似鸭之便。

14-16 脾水者，其腹大，四肢苦重，津液不生，但苦少气，小便难。

【释义】论脾水的证候。

脾水，是指脾阳虚弱，水湿泛溢肌肤而引起的水肿病。脾主腹而气行四肢，脾虚不能运化水湿，水湿内停，既可泛溢于脏腑，又可泛溢于四肢，故腹部胀大而四肢沉重。津液为水谷之精微，化生于脾胃，脾气虚弱，营卫气血生成匮乏，故而少气。脾虚不能运化水湿，气化不利，故小便难。

14-17 肾水者，其腹大，脐肿腰痛，不得溺，阴下湿如牛鼻上汗，其足逆冷，面反瘦。

【释义】论肾水的证候。

肾水，是指肾阳不足，气化不利，水湿内停而引起的水肿病。肾阳虚衰，不能化气行水，关门不利，水反侮土（脾），水聚于腹中，故腹大、脐肿。腰为肾之外府，水湿伤肾，故令腰痛。肾合膀胱，下焦阳虚，气化失司，故小便不利；水气不得下泄，浸淫于外，故阴下湿如牛鼻上汗，以此形容前阴经常潮湿。阳气不能下达，水湿流注下焦而为足冷。肾虚则脏腑失养，气血阴精失充，机体失养则面部消瘦。

14-18 师曰：诸有水者，腰以下肿，当利小便；腰以上肿，当发汗乃愈。

【释义】论水气病的治疗原则。

"诸有水者"，指风水、皮水等一切水肿病。凡治水气病，当知表里上下分消之法。腰以下属阴属里，根据"其下者，引而竭之"的原则，可以用利小便的方法，使水湿从小便排出，即《黄帝内经》"洁净府"之义。腰以上属阳属表，可以遵照"其在表者，汗而发之"的原则，采用发汗的方法治疗，使水湿从表散而出，即《黄帝内经》"开鬼门"之义。当然，由于人体是一个统一的整体，汗、下治法也不可截然分开。因肺为水之上源，上窍闭塞则下窍不通，临证应用通利之法效果不显著时，适当配伍宣肺或开提肺气药物，即提壶揭盖法，常可提高疗效；同样单纯利用汗法不能解决问题时，亦可适量加用分利之品，此乃"表气通，里气亦通"与"里气通，表气亦和"的具体应用。

14-21 问曰：病者苦水，面目身体四肢皆肿，小便不利，脉之不言水，反言胸中痛，气上冲咽，状如炙肉，当微咳喘。审如师言，其脉何类？

师曰：寸口沉而紧，沉为水，紧为寒，沉紧相搏，结在关元，始时当微，年盛不觉。阳衰之后，荣卫相干，阳损阴盛，结寒微动，肾气上冲，喉咽塞噎，胁下急痛。医以为留饮而大下之，气击不去，其病不除。后重吐之，胃家虚烦，咽燥欲饮水，小便不利，水谷不化，面目手足浮肿。又与葶苈丸下水，当时如小差，食饮过度，肿复如前，胸胁苦痛，象若奔豚，其水扬溢，则浮咳喘逆。当先攻击冲气，令止，乃治咳；咳止，其喘自差。先治新病，病当在后。

【释义】论水气病的形成及误治后的变化。

病人患水气病，症见面目、身体、四肢皆肿，小便不利，医师在诊断时，患者不是说水气病为主，反而是胸中疼痛，气从少腹上冲咽喉，好像有烤肉一般梗塞，伴轻微咳喘。审视病情，这样的脉症应当如何分析判别？

病人的脉象是寸口脉沉而紧，沉脉主水，紧脉主寒，沉紧并见，是水寒凝结在下焦。患病之初，年壮体健，病情较轻，故而对病情无明显感觉。到了中年之后，阳气渐衰，营卫运行不畅，阳亏阴盛，蓄积在下焦的寒水乘阳虚随冲脉而上冲，故见喉咽塞噎、胁下急痛等症。治宜温阳化气、平冲降逆。

因患者有"胁下急痛"，医生误以为悬饮而大下其水，正气受损而冲气未平，故病不解。后又误认为"喉咽塞噎"为病在上焦，而用重剂吐之，不仅冲气不减，反致胃中气阴两伤，故而症见虚烦、咽中干燥欲饮水。经过误下、误吐治疗，致使脾肾阳虚。肾虚气化失司，则小便不利；脾胃虚弱不运则水谷不化；水湿停蓄，外溢肌肤则手足浮肿。

通过前述病情可知，寒水互结于下焦是疾病的根本，冲气、咳喘则为继发症状，但冲气较急，根据急者先治、缓者后治的原则，这时应该先治疗冲气，可用桂苓五味甘草汤之类方剂；待冲气得平，再治疗咳嗽，方用苓甘五味姜辛汤等，此也是"先治卒病，后治痼疾"原则的具体应用。总之，本条所论水气病的证治过程，与痰饮病篇的支饮服小青龙汤以后引发冲气的治法，可前后互参，加深理解。

二、风水证治

14-02 脉浮而洪，浮则为风，洪则为气。风气相搏，风强[1]则为瘾疹，身体为痒，痒为泄风[2]，久为痂癞[3]，气强[4]则为水，难以俯仰。风气相击，身体洪肿，汗出乃愈，恶风则虚，此为风水。不恶风者，小便通利，上焦有寒，其口多涎，此为黄汗。

【词解】

[1]风强：即风邪盛。

[2]泄风：因瘾疹身痒是风邪外泄的表现，故名泄风。

[3]痂癞：即化脓结痂如同癞疾之象。

[4]气强：即水气盛。

【释义】论风水的机理。

脉浮而洪，浮脉主表，风为阳邪，风邪袭表，卫气相抗，故曰浮则为风。洪脉指体大势涌，邪气强盛，因水湿盛于外，气分偏实所致。风气相搏，则风邪与水湿之邪相互搏结于肌表，故而水肿。然风邪与水湿之邪各有偏盛，故其临床表现不同。风为阳邪，若其偏盛，容易化热伤及营血，则发为瘾疹，即身布红疹且瘙痒不止，此时若有汗出，则风有外泄之势，故云"痒为泄风"。若瘾疹因痒而搔抓不已，日久则成脓结痂，甚至酿成疥、癣、癞等。风邪外袭，肺气不宣，通调水道功能失职，水湿泛溢肌肤而全身浮肿，难以俯仰。"不恶风者……此为黄汗"句，与本条所论主旨不符，当属于衍文。

14-03 寸口脉沉滑者，中有水气，面目肿大，有热，名曰风水。视人之目窠上微拥，如蚕新卧起状，其颈脉动，时时咳，按其手足上，陷而不起者，风水。

【释义】论风水重证的脉症。

寸口脉沉滑，沉主水，滑主气盛，原文又说"名曰风水"，与上条相比，本条论风水较重，属于水壅皮腠。水湿滞留于头面，故面目肿大；目窠上微拥，如蚕新卧起状，即两眼胞微肿，像睡眠后刚起来的样子。颈脉指足阳明人迎脉，在喉结两旁。颈脉动即人迎脉动可以看到。水渍于肺，肺气不利，故时时咳嗽；水气泛溢于肌表，则四肢浮肿、按之凹陷不起。因目胞、人迎、四肢均为脾所主，以上诸症表明水湿之邪已波及脾胃，但仍属风水阶段，故再次重申此属"风水"。

1. 防己黄芪汤证

14-22 风水，脉浮，身重，汗出恶风者，防己黄芪汤主之。腹痛者加芍药。

防己黄芪汤方

防己_一两_　黄芪_一两一分_　白术_三分_　甘草_半两，炙_

上锉，每服五钱匕，生姜四片，枣一枚，水盏半，煎取八分，去滓，温服，良久再服。

【释义】论风水表虚证的证治。

"风水"，即本篇首条所讲"风水"病，应见眼胞微肿、头面肿、手足浮肿等症。风水相搏，水湿在表，故脉浮；水湿浸淫肌表则身重；卫表气虚不固则汗出，汗出腠理疏松则恶风。证属卫虚不固、水湿停滞肌表，治用防己黄芪汤益气固表、健脾利水。若腹痛者为太阴脾络不和，可加入芍药养血和络、缓急止痛。

2. 越婢汤证

14-23 风水恶风，一身悉肿，脉浮不渴，续自汗出，无大热，越婢汤主之。

越婢汤方

麻黄_六两_　石膏_半斤_　生姜_三两_　大枣_十五枚_　甘草_二两_

上五味，以水六升，先煮麻黄，去上沫，内诸药，煮取三升，分温三服。恶风者加附子一枚，炮。风水加术四两。

【释义】论风水夹热证的证治。

风水是由风邪袭表，肺气不利，通调水道功能失司，水湿泛溢肌表所致，故见一身悉肿。风邪侵袭肌表，正邪相争，卫外不固，故脉浮恶风；风性疏泄，腠理疏松，故汗出连续不断。邪郁肌表化热，但不重，故身无大热。治用越婢汤，发越水气、清解郁热。越婢汤中，麻黄、生姜宣散水湿，麻黄配生石膏宣清肺胃郁热；甘草、大枣调和营卫、健脾和营，使邪去而正不伤。恶风者，以汗多伤阳，加附子温阳化气、固表止汗；水湿过盛，加白术健脾除湿、表里同治。

【应用】越婢汤具有宣肺利水的功效，对急性肾炎有较好疗效。临床可加连翘、益母草、生姜皮、茯苓，以加强清热利水消肿之功。以头面部、上半身浮肿，伴恶寒、发热、身痛、咳喘胸闷、尿少色黄、口渴、脉浮等为辨证要点。

三、皮水证治

14-05 里水者，一身面目黄肿，其脉沉，小便不利，故令病水。假如小便自利，此亡津液，故令渴也。越婢加术汤主之。方见下。

【释义】论皮水夹热证的证治。

本条"里水"，《脉经·卷八》注："一云皮水，其脉沉，头面浮肿，小便不利，故令病水。假令小便自利，亡津液，故令渴也。"可知"里水"当作"皮水"。皮水乃脾虚失运，肺失宣降，水气停留于肌肤所致，故而一身面目浮肿、按之没指。本篇首条提出皮水脉浮，本条却云脉沉，是病情较重；水阻气滞，肾气化不利、肺通调功能失职，则小便不利；水湿不能从肌肤外泄，又不能下行从小便排出，日久则郁而生热，故治以越婢加术汤，发汗行水、兼清里热。

1. 防己茯苓汤证

14-24 皮水为病，四肢肿，水气在皮肤中，四肢聂聂动者，防己茯苓汤主之。

防己茯苓汤方

防己三两　黄芪三两　桂枝三两　茯苓六两　甘草二两

上五味，以水六升，煮取二升，分温三服。

【释义】论皮水的证治。

"皮水"，当见本篇首条所论"脉亦浮，外证胕肿，按之没指，不恶风，其腹如鼓"等症，本条言"四肢肿，水气在皮肤中，四肢聂聂动"。盖脾主四肢，肺主通调水道，脾病而水湿不运、肺失通调水道之职，水气潴留于四肢、皮肤而浮肿；四肢肿则阳气被遏，邪正相争，故四肢肌肉轻微跳动。证属肺脾气虚、水湿内停、阳气被遏，治用防己茯苓汤通阳益气、利水消肿。方中防己、黄芪走表祛湿，使皮水从外而泄；茯苓、桂枝通阳化气，使水气从小便而去；黄芪与桂枝相配，可鼓舞卫阳，通阳行痹；甘草调和诸药，协同黄芪以补脾益气；全方肺脾同治、通阳化气、表里分消，为驱除肌表水湿的有效方剂。本方与防己黄芪汤均用防己、黄芪，但二者有诸多不同之处（表14-2）。

表 14-2　防己茯苓汤证与防己黄芪汤证鉴别

方证名称	证候特点	病因病机	治则治法	方药组成
防己茯苓汤证	四肢肿、聂聂动，小便不利	水气壅盛肌肤，阳气郁滞	益气通阳，利水消肿	防己三两、黄芪三两、茯苓六两、桂枝三两、甘草二两
防己黄芪汤证	脉浮，身重，汗出，恶风	水气停于肌肤，卫表亏虚	补气固表，健脾利水	防己一两、炙甘草半两、白术三分、黄芪一两一分、生姜四片、大枣一枚

【应用】防己茯苓汤具有益气通阳、利水消肿的功效，现代临床常用于治疗慢性肾炎、肾病综合征、特发性水肿、肝硬化腹水、营养不良性水肿、尿毒症、心源性水肿等属阳气不宣、水气泛于肌肤者，以面黄食少、便溏、肢体浮肿、小便少、心悸、四肢关节肿痛等为辨证要点。

2. 越婢加术汤证、甘草麻黄汤证

14-25 里水，越婢加术汤主之，甘草麻黄汤亦主之。

甘草麻黄汤方

甘草二两　麻黄四两

上二味，以水五升，先煮麻黄，去上沫，内甘草，煮取三升，温服一升，重复汗出，不汗，再服，慎风寒。

【释义】论里水的两种证治。

本条以"里水"冠首，但未见其证候，《外台秘要》"里水"作"皮水"，可知本条"里水"当作"皮水"。皮水是脾虚不能运化水湿，肺气不宣、通调功能失职，水气停留，泛溢肌肤所致。皮水兼郁热者，可用越婢加术汤发汗行水、兼清里热。皮水无郁热者，属风寒束表，表实无汗，可用甘草麻黄汤发汗宣肺利水、益气健脾和中。

【应用】越婢加术汤功能解表行水、健脾化湿，是治疗水气病的代表方剂，临床广泛用于急慢性肾炎的治疗，常用苍术代白术，加强燥湿发表之功。同时注意随症加减，如风热毒盛加金银花、连翘、蝉蜕；浮肿甚者加茯苓、猪苓、冬瓜皮等利水渗湿；蛋白尿者加石韦、益母草、玉米须、车前草等；血尿加白茅根、仙鹤草、小蓟等。

3. 蒲灰散证

14-27 厥而皮水者，蒲灰散主之。方见消渴中。

【释义】论皮水厥逆的证治。

皮水，其脉浮，症见浮肿、按之没指，其腹如鼓等。"厥"即四肢厥逆，是因为水气阻遏阳气，不能达于四肢所致。本证浮肿、肢厥同见，故宜根据叶天士"通阳不在温，而在利小便"之旨，采用利尿通阳法治疗。蒲灰散（第141页）由蒲黄、滑石组成，具有清热利尿、活血消瘀的功效，适用于水湿夹热内壅兼血脉不利的皮水病。

四、正水证治（麻黄附子汤证）

14-26 水之为病，其脉沉小，属少阴；浮者为风。无水，虚胀者，为气。水，发其汗即已。脉沉者，宜麻黄附子汤；浮者，宜杏子汤。

麻黄附子汤方

麻黄三两　甘草二两　附子一枚,炮

上三味，以水七升，先煮麻黄，去上沫，内诸药，煮取二升半，温服八分，日三服。

杏子汤方：未见,恐是麻黄杏仁甘草石膏汤。

【释义】论正水与风水的证治，以及水肿与气肿的鉴别。

"水之为病"，此条指正水和风水而言。正水，是因肾阳虚弱，不能气化行水，水湿停留，上逆犯肺，故见腹满、喘息、脉沉小，可用麻黄附子汤温经助阳、发汗散邪。方中麻黄发汗行水、宣肺平喘，甘草健脾制水，附子温阳化水。风水者，由风邪袭表，肺失通调，水湿留于肌表、四肢关节所致，故症见头面浮肿、骨节疼痛、脉浮、恶风等症，可用杏子汤宣肺疏风散水。杏子汤药物组成未见，后世多认为系三拗汤或麻杏石甘汤。"无水，虚胀者，为气"，属插笔文法，旨在说明水肿与气肿的不同。"虚"即无水的意思，非指正气虚。"胀"即周身胀或腹胀，其原因不是水，而是气，故而按之无凹陷，或兼有气窜的感觉。"水，发其汗即已"，是说治疗风水可用汗法，正水亦可用汗法，但正水因肾阳不足，应该温阳发汗，兼顾脾、肺。

【应用】麻黄附子汤为温经发表之剂，临床常用本方治疗急慢性肾炎、肺心病、心动过缓、风湿性关节炎、过敏性鼻炎等。随症加减：小便不利者加桂枝、茯苓；水肿甚者，可加五皮饮。

五、黄汗证治

1. 芪芍桂酒汤证

14-28 问曰：黄汗之为病，身体肿，发热汗出而渴，状如风水，汗沾衣，色正黄如柏汁，脉自沉，何从得之？师曰：以汗出入水中浴，水从汗孔入，得之，宜芪芍桂酒汤主之。

黄芪芍药桂枝苦酒汤方

黄芪五两　　芍药三两　　桂枝三两

上三味，以苦酒一升，水七升，相和，煮取三升，温服一升，当心烦，服至六七日乃解。若心烦不止者，以苦酒阻故也。一方用美酒醯代苦酒。

【释义】论黄汗的病机与证治。

黄汗，属水气病之一，症见身体肿、发热、汗出而渴，与风水相类似。然风水脉浮而黄汗脉沉、风水恶风而黄汗不恶风，黄汗病所出之汗色黄如黄柏汁。黄汗病，因汗出入水中，水寒之气郁遏营卫不通，郁而化热，水热互结交蒸而成。当然"汗出入水中"只是举隅而言，只要水湿郁遏营卫化热，湿热蕴蒸，皆可导致黄汗。治用芪芍桂酒汤，方中黄芪走表、实卫气、祛水湿，桂枝、芍药调和营卫，配苦酒以增强泻营中郁热的作用，诸药共同发挥调和营卫、益气固表、利湿清热的作用。

【应用】芪芍桂酒汤常用于慢性肾炎、内分泌紊乱偏于表虚多汗者。汗多者，加浮小麦、煅龙骨、煅牡蛎固表敛汗；气虚甚者，加党参、黄精益气固摄；肿甚者，加车前子、茯苓通利水道；小便不利、色黄者，加滑石、泽泻利尿除湿；烦热者，加栀子、黄连清热除烦。

2. 桂枝加黄芪汤证

14-29 黄汗之病，两胫自冷。假令发热，此属历节。食已汗出，又身常暮盗汗出者，此劳气也。若汗出已，反发热者，久久其身必甲错，发热不止者，必生恶疮。若身重汗出已，辄轻者，久久必身瞤，瞤即胸中痛，又从腰以上必汗出，下无汗，腰髋弛痛，如有物在皮中状，剧者不能食，身疼重，烦躁，小便不利，此为黄汗，桂枝加黄芪汤主之。

桂枝加黄芪汤方

桂枝　芍药_{各三两}　甘草_{二两}　生姜_{三两}　大枣_{十二枚}　黄芪_{二两}

上六味，以水八升，煮取三升，温服一升，须臾饮热稀粥一升余，以助药力，温覆取微汗；若不汗，更服。

【释义】论黄汗证治及其与历节、劳气的鉴别。

黄汗病除汗出如黄柏汁外，因为水湿阻遏阳气，不能布达下肢，故两胫自冷。若下肢发热，当属历节病，这是湿热下注所致。若"食已汗出，又身常暮盗汗出"，即食后微热则汗出，或夜间盗汗，这是阴虚有热的虚劳，其所出之汗皆非黄色，而且发热也不会随汗出而减，这是劳气汗出的特点。黄汗，因为汗出使阳气外散，湿邪得减，营阴外泄而发热减轻。若汗出反发热者必然耗损营血，不能濡养肌肤，故而症见肌肤粗糙，如鱼鳞之交错；热郁肌肤，腐肉败物，也可生恶疮。身重是湿盛的缘故，若汗出之后，湿随汗泄，身重则可消失，身体感到轻快，这是黄汗的特征。湿随汗出，身重虽然可以减轻，但汗出同时耗伤阳气，因而肌肉发生跳动，胸中阳气亦不足，故也有痛感。黄汗汗出色黄，上焦阳虚，故腰以上汗出；下焦湿盛，故而腰髋部疼痛、身重；如果病情逐渐加重，内伤于脾，则不能饮食；汗出阳虚阴聚，胸阳闭阻，故胸中痛；湿郁化热，则汗出色黄如柏汁；下焦湿盛，筋脉阻滞，则腰髋弛痛，如有物在皮中；湿郁化热，热扰心神则烦躁；总为阳虚湿阻、湿郁于表，治宜"汗而发之"，故以桂枝加黄芪汤调和营卫、益气除湿。方中以桂枝汤解肌发汗、散湿消肿、调和营卫；加黄芪二两助卫固表，使水湿得散而不伤卫气。

【应用】桂枝加黄芪汤即桂枝汤加黄芪，对营卫不和、表虚湿阻的痹病、黄汗、水气病等，均可在本方基础上加减应用。也可用于放疗、化疗及不明原因导致的白细胞减少症或黄疸病见表虚汗出者。

【按语】治疗黄汗的两方药证治的鉴别见表14-3。

表 14-3 芪芍桂酒汤证与桂枝加黄芪汤证鉴别

	芪芍桂酒汤证	桂枝加黄芪汤证
证候特点	汗沾衣,色正黄如柏汁,身肿,发热,汗出而渴	身疼重,腰以上汗出、下无汗,腰髋弛痛,不能食
病因病机	黄汗日久,湿热互结,郁而化热(热重表虚,汗多而透)	黄汗初期,湿郁肌表,郁热较轻(湿邪较重,汗少而不透)
治则治法	益气固表,调和营卫,阶湿解郁	调和营卫,通阳祛湿
方药组成	黄芪五两、芍药三两、桂枝三两、苦酒一升(重用黄芪扶表实卫,苦酒清泄郁热)	黄芪二两、桂枝三两、芍约三两、甘草二两、生姜三两、大枣十二枚(轻用黄芪二两,助表达邪)

六、气分病证治

14-19 师曰:寸口脉沉而迟,沉则为水,迟则为寒,寒水相搏。趺阳脉伏,水谷不化,脾气衰则鹜溏,胃气衰则身肿。少阳脉卑,少阴脉细,男子则小便不利,妇人则经水不通。经为血,血不利则为水,名曰血分。

【释义】论诊寸口脉、趺阳脉、少阳脉、少阴脉,以明水气病的发病机制与证候。寸口脉主肺,脉沉主水,迟主寒。"寒水相搏"即寒水之气犯肺,肺失宣降,通调水道功能失常,水湿泛溢肌肤,发为水肿。趺阳脉候脾胃,"脉伏"指脉沉而不起。"趺阳脉伏"说明脾胃阳气虚弱,无力鼓动脉气。脾胃虚衰,运化功能失职,水谷糟粕杂下则大便鹜溏,水湿外溢肌肤而水肿。

少阳脉以候三焦之气,其脉沉而弱,说明三焦血少气弱,决渎功能失常。少阴脉以候肾,"少阴脉细"表明肾虚血少。肾气虚弱,膀胱气化不利,三焦决渎失职,故男子表现为小便不利。女子月经与冲脉有关,冲脉为十二经之海,与足少阴之大络起于肾下,血寒而凝,故经水不通。因经血不畅或瘀阻引起的水肿,名为血分,正所谓"血不利则为水",这不仅从血脉运行角度阐释了水肿的形成机理,也为活血和营利水法治疗水肿病提供了理论指导。

14-20 问曰:病有血分水分,何也? 师曰:经水前断,后病水,名曰血分,此病难治;先病水,后经水断,名曰水分,此病易治。何以故? 去水,其经自下。

【释义】论妇人病水有血分、水分的不同。

所谓血分，是指由于瘀血内阻，气滞水停而形成的水气病，即先有经闭、后有水肿，病位相对深而难通，血不通则水不行，故称"难治"，治宜祛瘀通经，待经血畅通后，再治水病。所谓水分，是由于水湿停聚，阻滞血脉运行，即先病水、后病血，其病相较血分轻浅，水去则经自通，故而"易治"。《刘渡舟伤寒论专题讲座》指出血分病，可用珀朱六一散（琥珀、朱砂、滑石、甘草）加通草、泽兰、红花。水分以利水为主，佐以通经，可选用当归芍药散化裁。

14-30 师曰：寸口脉迟而涩，迟则为寒，涩为血不足。趺阳脉微而迟，微则为气，迟则为寒。寒气不足，则手足逆冷；手足逆冷，则荣卫不利；荣卫不利，则腹满胁鸣相逐，气转膀胱，荣卫俱劳。阳气不通，即身冷，阴气不通，即骨疼；阳前通则恶寒，阴前通则痹不仁；阴阳相得，其气乃行，大气一转，其气乃散。实则失气，虚则遗尿，名曰气分。

【释义】论气分病的病机、脉症和治则。

寸口脉主心肺，迟主寒，涩主血不足、气机不畅。肺有寒，心血少，气机不利，故"寸口脉迟而涩"。趺阳脉候脾胃，微主气不足，迟主寒。"趺阳脉微而迟"说明脾胃阳虚有寒。由此可见，气分病的病变以肺、脾、肾为主，也与三焦、膀胱有关，病机为阳气虚弱、气血不足、寒邪凝滞。以手足逆冷、腹满、肠鸣、身冷、骨痛、肌肤不仁等为主症。治宜温运阳气，即所谓"大气一转，其气乃散"。大气即胸中之宗气，走息道、行呼吸、贯心脉、行气血，宗气运行正常则心肺功能正常，人身之阳气振奋、阴寒之气消散，故云"大气一转，其气乃散"，这一论断重在强调治疗水气病，要点在于恢复脏腑气化功能，气行则津布，水气也随之消散。"实则失气，虚则遗尿"是指气分病也有虚实之分；若大气不转，气滞寒水郁结于内，郁气从后阴而出为矢气，此为实；若阳气衰微，肾气不固，膀胱失约则遗尿，此为虚。

1. 桂枝去芍药加麻辛附子汤证

14-31 气分，心下坚大如盘，边如旋杯，水饮所作，桂枝去芍药加麻辛附子汤主之。

桂枝去芍药加麻黄细辛附子汤方

桂枝三两　生姜三两　甘草二两　大枣十二枚　麻黄　细辛各二两　附子一枚,炮

上七味，以水七升，煮麻黄，去上沫，内诸药，煮取二升，分温三服，当汗出，如虫行皮中，即愈。

【释义】论心肾阳虚的气分病证治。

气分病，即寒气乘阳虚而结于气。肾阳虚阴凝，水饮不消，积留于胃中，故心下痞结而坚，其状大小如盘，边如覆杯，其界清楚。"水饮所作"，指出"心下坚大如盘"为水饮停聚所致，而水饮之所以停聚，实则因为阳虚气化不利。

桂枝去芍药加麻黄细辛附子汤即桂枝去芍药汤与麻黄细辛附子汤的合方。桂枝汤去芍药者，因为其性寒酸收，不利于胸阳。麻黄细辛附子汤功在扶肾阳、散风寒。两方合用，具有振奋心肾阳气、外散风寒的功效。因水分病是寒饮乘阳虚而积结气分，故不直接用破气药，而用辛甘发散、温阳化气之药治本。药后"如虫行皮中"是阳气得通，推动阴凝之邪走表外散的佳兆。

【应用】陈修园《时方妙用》载"消水圣愈汤"，以天雄、牡桂易方中附子、桂枝，加知母滋阴清火而利小便，并可防麻、附、姜等辛热药物灼津耗液，临床用于心、脾、肾三脏阳虚、阴寒内盛、痰饮泛溢、水湿凝聚之证，疗效确切。

2. 枳术汤证

14-32 心下坚大如盘，边如旋盘，水饮所作，枳术汤主之。

枳术汤方

枳实七枚　白术二两

上二味，以水五升，煮取三升，分温三服，腹中软，即当散也。

【释义】论脾虚气滞的气分病证治。

除"旋杯"作"旋盘"外，本条所述症状与上条并无区别，而用枳术汤治疗。枳术汤用枳实苦以降泄、消痞行水，白术健脾化饮，两药配伍，功在行气散滞、健脾化饮。由此可见，本条所论的气分病，证属脾虚气滞，失于运化，水气痞结心下。与"旋杯"相比，盘浅杯深，提示病情较轻。

【应用】《内外伤辨惑论》载枳术丸，乃张元素仿本方而制。枳术丸中，白术之量倍于枳实，重在健脾除湿，辅以枳实下气行滞、消痞除满，并以荷叶裹烧饭为丸；荷叶升清养胃，并助白术健脾胃，与枳实相伍可升清降浊；主治食积停滞、脘腹痞满而胀者。然枳术汤以枳实为主，重在行气消滞，主治气滞脾弱、水饮内停、心下坚满等症。

【按语】治疗气分病两方药证治的鉴别见表14-4。

表14-4　桂枝去芍药加麻辛附子汤证与枳术汤证鉴别

	桂枝去芍药加麻辛附子汤证	枳术汤证
证候特点	心下坚大如盘，边如旋杯；伴手足逆冷、腹满肠鸣、畏寒身冷、骨节疼痛	心下坚大如盘，边如旋盘；伴脘腹痞胀

	桂枝去芍药加麻辛附子汤证	枳术汤证
病因病机	阳虚阴凝,水寒积胃	脾虚气滞,水湿内停
治则治法	温阳散寒,化气利水	健脾理气,化饮散结
方药组成	桂枝三两、生姜三两、甘草二两、大枣十二枚、麻黄二两、细辛二两、炮附子一枚	枳实七枚、白术二两

附方

《外台》防己黄芪汤

14-33《外台》防己黄芪汤：治风水，脉浮为在表，其人或头汗出，表无他病，病者但下重，从腰以上为和，腰以下当肿及阴，难以屈伸。方见风湿中。

【释义】论《外台》防己黄芪汤的主治病证。

《外台》防己黄芪汤，以黄芪实表，防己逐风湿，白术、甘草健脾，生姜、大枣以和营卫；诸药相伍，分消水湿，使之从肌腠和小便排出。可用于治疗风水表虚、水湿偏盛者。风水为风邪犯肺，肺通调水道功能失职，津液运行障碍，水湿停聚，泛溢肌表所致。脉浮为病在表；风为阳邪，其性轻扬，浮于上，故头汗出；水为阴邪，其性下趋，故见腰以下当肿，甚者外阴肿；水湿壅遏，下肢壅肿，故而难以屈伸。

小　结

本篇专论水气病。根据水停部位与主症，可分为风水、皮水、正水、石水和黄汗；根据水气病的形成与脏腑功能失调，可分为心水、脾水、肝水、肾水、肺水；根据病变与气血的关系，可分为气分、血分、水分。水气病的形成与肺、脾、肾三脏关系最为密切，治疗水气病，本篇提出了"腰以下肿，当利小便""腰以上肿，当发汗"和"可下之"的治疗法则。水气病的治疗应辨证论治。风水表虚者，治以防己黄芪汤补气固表、宣肺利水；风水夹热者，治以越婢汤发越阳气、散水清热。皮水湿郁化热者，治以越婢加术汤；皮水属风寒束表、肺气不宣者，治以甘草麻黄汤发汗宣肺利水；皮水阳虚水停者，治以防己茯苓汤通阳化气、分消水湿；皮水湿热夹瘀、阳气痹阻者，治以蒲灰散清利湿热、活血祛瘀。正水肾阳不足、水湿在表者，治以麻黄附子汤发汗利水、温补肾阳。黄汗属营卫不和、卫表气虚、湿郁热伏者，治以芪芍桂酒汤调和营卫、益气固表、泻热除湿；黄汗属营卫不和、卫表气虚、湿郁阳遏者，治以桂枝加黄芪汤调和营卫、益气固表、宣散水湿。气分病属心肾阳虚、寒水互结者，治以桂枝去芍药加麻辛附子汤温阳散寒、消散水饮；属脾虚气滞、水气互结者，治以枳术汤理气健脾、化饮除湿。

黄疸病脉证并治第十五

导读

　　本篇原文共计24条，载方12首，论黄疸病的病因病机和治法方药。"疸"，《说文解字》释之为"黄病也"，以身黄、目黄、小便黄为主症，其发病主要涉及脾、肾、肝三脏，并与胆密切相关，发病原因有外感、饮食不节、虚损夹瘀等。本篇将黄疸病机概括分为湿热发黄、寒湿发黄、火劫发黄、燥结发黄、女劳发黄、虚劳发黄等，但主要讨论湿热发黄证治，因而对清热利湿治法论述较多，此外还据证列举汗、吐、下、和、温、清、消、补八法，对临床辨治黄疸病具有指导意义。

一、黄疸辨治纲要

　　15-01寸口脉浮而缓，浮则为风，缓则为痹，痹非中风，四肢苦烦。脾色必黄，瘀热以行。

　　【释义】论黄疸的病因病机。

　　寸口脉，指寸、关、尺三部脉，"浮"主风，风为阳邪，易从热化；缓主湿，易伤脾。风湿相合，闭阻不通，郁滞于脾，熏蒸于外而发黄。"痹非中风"用于说明这种痹阻病变不是风寒湿痹阻所致的痹病。脾主四肢、肌肉，湿热互结，影响脾的健运，四肢、肌肉失去濡养，则烦热重滞不舒。湿热郁滞，久而成瘀，故曰"脾色必黄，瘀热以行"，为后世立足于脾，从湿、热、瘀入手治疗黄疸提供了理论指导。如著名中医肝病学家关幼波教授提出阳黄的治疗以清热利湿为常法，以中焦脾为核心，重视疏肝利水，突出活血解毒、化瘀，即治黄必活血、血行黄易却，治黄需解毒、毒解黄易除，治黄要化瘀、瘀化黄易散，可加速黄疸消退、利于肝脾肿大的回缩、利于恢复肝功能，提高临床疗效。

15-02 趺阳脉紧而数，数则为热，热则消谷，紧则为寒，食即为满。尺脉浮为伤肾，趺阳脉紧为伤脾。风寒相搏，食谷即眩，谷气不消，胃中苦浊，浊气下流，小便不通，阴被其寒，热流膀胱，身体尽黄，名曰谷疸。额上黑，微汗出，手足中热，薄暮即发，膀胱急，小便自利，名曰女劳疸，腹如水状不治。心中懊恼而热，不能食，时欲吐，名曰酒疸。

【释义】论黄疸病的分类、证候特点与病机。

趺阳脉主候脾胃。脉紧主脾寒，脾寒健运失司则湿邪内停，寒湿困脾，故食后腹中胀满。趺阳脉数主胃热，胃热则消谷善饥。"趺阳脉紧而数"，以脉象论谷疸的病机为胃热与脾寒相兼，脾胃湿热互结郁蒸而发黄。"尺脉浮为伤肾，趺阳脉紧为伤脾"则是以脉象论女劳疸与谷疸的区别。尺脉候肾，浮脉主虚，故女劳疸属于肾虚内热；"趺阳脉紧"是上文"趺阳脉紧而数"的省文，亦言谷疸病机为脾胃湿热。

从"风寒相搏"至"名曰谷疸"，论谷疸的病因病机与证候特点。风为阳邪，以此代指胃中有热；"寒"代指阴邪，以此代指脾虚湿聚。若勉强进食，必增湿助热，胃热上冲，清阳不利则头眩；寒湿困脾，不得运化则"谷气不消"。"胃中苦浊，浊气下流"与"阴被其寒，热流膀胱"内涵相同，均指湿热相合，蕴结脾胃。湿热下注，膀胱气化失司则小便不利。湿热无从外泄，郁蒸日久泛溢而成黄疸。因其发病与饮食不节有关，故称为谷疸。

"额上黑……腹如水状不治"，论女劳疸的证候特点。所谓"女劳"，指房劳过度而言。"额上黑"为肾虚脏色外显。肾阴虚生内热，故"微汗出，手足中热，薄暮即发"；肾精不足，少腹失养则少腹部拘急；女劳疸为房劳伤肾，阴虚有热所致，非湿邪阻滞，故小便自利。病至后期，可见腹中胀满如有水状，则属脾肾两败，预后不良，故云"不治"。

"心中懊恼而热……名曰酒疸"，论酒疸的证候特点。酒疸多因嗜酒伤中（脾胃），湿热内蕴所致。湿热上扰则心胸郁闷不舒，烦热不安；湿热中阻，脾胃升降失常，则不能食，时而泛恶欲吐；病与嗜酒有关，故云"酒疸"。

15-08 师曰：病黄疸，发热烦喘，胸满口燥者，以病发时，火劫其汗，两热所得。然黄家所得，从湿得之。一身尽发热而黄，肚热，热在里，当下之。

【释义】论黄疸误用火劫的证治。

黄疸或有兼表邪者，可用汗法透邪外出，但不可用火法强迫出汗，这是因为黄疸病多因湿热为病，而温针、烧针、艾灸等火法，常常会加重湿热，即所谓"两热相得"，出现身发热、烦躁、喘促、胸闷、口燥，以及一身尽发热而黄，尤以腹部发热为重。证属实热在里，治可攻下实热。"然黄家所得，从湿得之"一句为插笔，旨在强调湿邪是形成黄疸的关键，后人在此基础上提出"无湿不成疸"，治黄需治湿，对临床具有指导意义。

15-09 脉沉，渴欲饮水，小便不利者，皆发黄。

【释义】论湿热发黄的机制。

脉沉主病在里，也主水湿停聚，如水气病篇载"脉得诸沉，当责有水"。水湿内停，津不上承，可出现口渴，但多为渴而不欲饮；若渴欲饮水，多湿热内蕴。湿热内蕴，膀胱气化不利则小便不利；渴欲饮水、小便不利，使水湿热蕴，无从排泄，熏蒸而成湿热黄疸。

15-10 腹满，身痿黄，躁不得睡，属黄家。

【释义】论脾虚发黄的证候。

脾主大腹。脾虚不运，气滞不通则腹满；脾虚不能运化水谷精微，周身失养则身体萎黄。胃不和而卧不安，故躁不得眠。脾胃虚弱而身发黄，当属阴黄范畴，以身黄而晦暗为特点。

15-11 黄疸之病，当以十八日为期，治之十日以上瘥，反剧为难治。

【释义】论黄疸病的预后。

黄疸病预后的判断一般以十八日为期，若治疗得当，到第十天左右病势减则为邪欲去，病证将愈；若十天后病势加剧，为邪盛正衰，预后不良。本条所论黄疸预后的一般期限，不可拘泥，本条旨在强调黄疸病要及时救治，日久邪盛正衰，而难以治疗。

15-12 疸而渴者，其疸难治；疸而不渴者，其疸可治。发于阴部，其人必呕；阳部，其人振寒而发热也。

【释义】再论黄疸病的预后。

黄疸病见口渴、喜冷饮为湿热化燥，提示热势较重而津亏，治疗难；若口渴而喜热饮但量不多，多属脾虚寒湿、气不布津，里热不盛则不渴，说明病情轻浅，治疗容易。呕吐症多发病于里，故云"发于阴部"；恶寒、发热病多在表，故云发于"阳部"。总之本条以"渴"与"不渴"以及"呕吐"与"振寒发热"说明黄疸病寒热属性与病位深浅，强调正虚病深者难治，病位轻浅者易治。

二、湿热发黄

1. 茵陈蒿汤证（谷疸）

15-13 谷疸之为病，寒热不食，食即头眩，心胸不安，久久发黄，为谷疸，茵陈蒿汤主之。

茵陈蒿汤方

茵陈蒿六两　　栀子十四枚　　大黄二两

上三味，以水一斗，先煮茵陈，减六升，内二味，煮取三升，去滓，分温三服。小便当利，尿如皂角汁状，色正赤。一宿腹减，黄从小便去也。

【释义】论谷疸证属湿热的证候与治疗方药。

谷疸由脾胃运化失司，湿热内蕴所致。湿热交争，困阻营卫则生寒热，脾胃升降失常则不欲饮食；湿热内蕴或上冲，气机郁滞，则心胸不安；湿热内蕴日久，瘀而不除，形成黄疸。结合《伤寒论》所载茵陈蒿汤证治，此证还可见身黄如橘子色、腹微满、小便不利等。治用茵陈蒿汤清利湿热。方中茵陈蒿清热利湿退黄；栀子清热除烦、利湿退黄；大黄活血化瘀、泻热退黄、通利大便；三药相伍，可使湿热瘀毒从二便排泄。方后注云"尿如皂角汁状，色正赤"，是湿热外泄之征，故曰"一宿腹减，黄从小便去也"。

【应用】茵陈蒿汤为治疗湿热黄疸的基本方，临床应用非常广泛，已经从治疗肝胆系统疾病扩展到其他领域，如急性黄疸性肝炎、淤胆型肝炎、肝硬化、肝癌术后、肝胆道感染、胆石症、胆道蛔虫引起的黄疸，可于原方酌情加入清热解毒活血之品，如金银花、连翘、板蓝根、赤芍、丹参、郁金；还可用于治疗痤疮、脂溢性皮炎、带状疱疹等。

2. 栀子大黄汤证（酒疸）

15-04 夫病酒黄疸，必小便不利，其候心中热，足下热，是其证也。

15-05 酒黄疸者，或无热，靖言了了[1]，腹满欲吐，鼻燥。其脉浮者，先吐之；沉弦者，先下之。

15-06 酒疸，心中热，欲呕者，吐之愈。

【词解】

[1]靖言了了：语言不乱，神情安静。

【释义】以上三条论酒疸的证治。

第4条论酒疸的证候特点。酒疸与嗜酒有关。饮酒过度，可导致水湿与热内蕴。湿热郁蒸于上则心中烦乱；流注于下则见足下热；酒热积胃伤脾，致脾失输化而小便不利。小便不利则湿热无去路，郁蒸而成酒疸。

第5、6两条论治酒疸应因势利导。酒疸多因湿热内蕴脾胃所致，若湿热上熏则鼻燥；湿热郁于中焦，气机不利，则"心中热""欲呕""腹满欲吐"。若脉浮，是湿浊壅阻于上，可用吐法治疗；若脉沉弦，为病在里在下，可先用下法。文中使用两个"先"字，说明吐、下之法均属权宜之法，待病情缓解，再拟清热化湿，以治其本。

15-07 酒疸下之，久久为黑疸，目青面黑，心中如啖蒜齑状，大便正黑，皮肤爪之不仁。其脉浮弱，虽黑微黄，故知之。

【释义】论酒疸误下转为黑疸的证候。

"酒疸下之，久久为黑疸"寓指酒疸误用攻下，使脾肾阳虚，气滞血瘀，便成黑疸。黑疸为阴黄之极，同时与瘀血内停密切相关。瘀血内阻，肝窍不荣则目青，血不外荣则面黑。湿热夹瘀内蕴中焦，则胃脘中犹如吃了姜、蒜、韭菜等辛辣食物一样灼热不适。脾失统血，血不归经，下溢大肠，故大便正黑；瘀血内停，肌肤失养则皮肤搔之不仁。脉浮弱，表明误下后气血两亏，患者面目虽黑但夹有微黄之色，据此可诊为黑疸。

15-15 酒黄疸，心中懊恼，或热痛，栀子大黄汤主之。

栀子大黄汤方

栀子十四枚　大黄一两　枳实五枚　豉一升

上四味，以水六升，煮取二升，分温三服。

【释义】论酒疸的证治。

酒疸是因嗜酒过度，湿热蕴结中焦所致。湿热上扰心胸，则心中懊恼；湿热郁滞，心中气机不畅则热痛。治用栀子大黄汤清热除烦、利湿退黄。方中以栀子苦寒清热利湿，与豆豉相伍，清宣郁热，清热于上；大黄、枳实除积泻热，消阻滞于中；共奏上下分消之功，适用于湿热内蕴、热重于湿、病位偏上者。

【应用】栀子大黄汤加减可用于治疗急性黄疸性肝炎、急性胰腺炎、复发性口腔溃疡属湿热者。治疗急性黄疸性肝炎和急性胰腺炎时，可加入赤芍、丹参等活血祛瘀药物，若湿热明显可加茵陈蒿、龙胆。

3. 茵陈五苓散证

15-18 黄疸病，茵陈五苓散主之。一本云茵陈汤及五苓散并主之。

茵陈五苓散方

茵陈蒿末十分　五苓散五分，方见痰饮中

上二物和，先食饮方寸匕，日三服。

【释义】论黄疸湿重于热的证治。

茵陈五苓散由茵陈蒿和五苓散组成。茵陈（蒿）清热利湿退黄，五苓散通阳利水、淡渗除湿。全方利水作用较强，适用于湿重于热的黄疸，其证候表现，当有全身发黄、黄色不甚鲜明，食少脘痞，身重便溏，小便不利，苔白腻或淡黄等。

【应用】茵陈五苓散用于黄疸证属湿重于热者，常加藿香、豆蔻、佩兰等芳香化浊、宣畅气机；若湿热较重，可与栀子柏皮汤合用；兼呕逆者，加半夏、陈皮降逆止呕；兼食滞不化、腑气壅滞者，加枳实、神曲等；腹胀满者加大腹皮、香附等行气除胀。

4. 大黄硝石汤证

15-19 黄疸腹满，小便不利而赤，自汗出，此为表和里实，当下之，宜大黄硝石汤。

大黄硝石汤方

大黄　黄柏　硝石各四两　栀子十五枚

上四味，以水六升，煮取二升，去滓，内硝，更煮取一升，顿服。

【释义】论湿热黄疸属热盛里实的证治。

"黄疸"，此指湿热黄疸。湿热壅盛，聚结于里，里热成实，壅滞气机，故见腹满；湿热阻滞，膀胱气化失司，则小便不利而赤。里热熏蒸，迫津外泄则自汗出。"此为表和里实"指出本证外无表邪，里热成实。治用大黄硝石汤清热利湿、通腑泻热。方中大黄泻热通腑，凉血行瘀；硝石消瘀泻热；栀子、黄柏苦寒清热，并可利湿退黄。四药共同发挥泻热通便、利湿退黄的功用。

【应用】大黄硝石汤清泄之力峻猛，因而患者觑腹部胀满或疼痛拒按、大便秘结、小便短赤、舌红苔黄、脉象沉数有力者，方可使用。本方在临床上主要用于治疗热盛里实的黄疸重证。若胁痛较甚，可加柴胡、郁金、川楝子；恶心呕吐，可加橘皮、竹茹。

【按语】茵陈蒿汤、栀子大黄汤汤、茵陈五苓散、大黄硝石汤均可用于湿热发黄，但其病位有偏上、偏中、偏下之分，其所治发黄亦有热重、湿重、里实之别，详见表15-1。

表15-1　湿热发黄四方证鉴别

方证名称	证候特点		病因病机	治则治法	方药组成
茵陈蒿汤证	湿热发黄，黄色鲜明如橘子色	寒热不食，食即头眩，心胸不安，小便不利，大便秘结或不爽	湿热并重，病位偏中	清泻湿热	茵陈蒿六两　栀子十四枚　大黄二两
栀子大黄汤证		心中懊憹热痛，足下热，小便黄赤，大便干，苔黄或黄腻，舌红，脉沉数	热重于湿，病位偏上	清泻实热	栀子十四枚　大黄一两　枳实五枚　豉一升
茵陈五苓散证		小便不利，纳呆，形寒发热，小便短少或不利，苔白腻，脉浮缓	湿重于热	利湿清热	茵陈蒿末十分　五苓散五分
大黄硝石汤证		腹满，小便短赤，自汗出，大便干结，苔黄，脉沉数有力，或发热烦喘，胸闷口燥	热盛里实，病位偏中下	泻热通便利湿	大黄四两　黄柏四两　硝石四两　栀子十五枚

三、寒湿发黄

15-03 阳明病，脉迟者，食难用饱，饱则发烦头眩，小便必难，此欲作谷疸。虽下之，腹满如故。所以然者，脉迟故也。

【释义】论寒湿谷疸的病机与证候特点。

上条论谷疸多属湿热为患，其脉多数。若脉不数反迟，迟主寒，说明脾胃虚寒，则腐熟运化不及，故不能饱食，过饱则脾运不及，水谷不化，反生湿浊而阻滞中焦，故而脘腹胀满；湿浊上蒙清阳则头目眩晕；湿浊下流、输化失职则小便难。湿浊不得外泄，泛溢周身，故而"欲作谷疸"。若寒热不辨，误投苦寒攻下之品，必重伤中阳而腹满不减，原因是误下前即脾胃虚寒。

【按语】 湿热发黄与寒湿发黄的鉴别见表 15-2。

表 15-2 湿热发黄与寒湿发黄鉴别

	湿热发黄	寒湿发黄
黄色	黄色鲜明如橘子色	黄色晦暗
一般症状	腹满或腹痛拒按,烦躁不得眠,口渴欲饮,身热心烦	腹满、按之濡,躁而不烦,畏寒肢冷,口渴不欲饮或欲饮热水
二便	大便干结或黏滞不爽,小便黄赤、色如浓茶	大便溏,小便淡黄
舌脉	舌红,苔黄腻,脉滑数有力	舌淡,苔白腻,脉沉迟

四、女劳发黄（硝石矾石散证）

15-14 黄家，日晡所发热，而反恶寒，此为女劳得之。膀胱急，少腹满，身尽黄，额上黑，足下热，因作黑疸。其腹胀如水状，大便必黑，时溏，此女劳之病，非水也。腹满者难治，硝石矾石散主之。

硝石矾石散方

硝石　矾石 烧,等分

上二味，为散，以大麦粥汁和服方寸匕，日三服。病随大小便去，小便正黄，大便正黑，是候也。

【释义】 论女劳疸兼有瘀血的证治。

黄疸若属湿热内蕴者，因邪郁阳明，故时常傍晚时分（日晡）发热或发热加重；若黄疸日晡所不发热、反恶寒，这是女劳疸。女劳疸源于房劳过度，肾精亏虚，阴虚及阳，阳虚寒凝则膀胱拘急不适；膀胱气化不利、水蓄于下，故少腹满；湿浊郁滞，影响肝胆疏泄，胆汁泛溢周身则一身尽黄。额上黑，提示肾色上泛。足下热，说明肾阴亏虚，内生虚热下注。女劳疸后期，脾肾衰败，水停血瘀，可见腹大胀满水肿、大便黑而溏稀。治宜硝石矾石散利水消瘀。方中硝石即火硝，咸寒除热、消瘀活血，矾石化湿利水，以大麦粥汁调服以顾护脾胃。

【应用】 硝石矾石散对女劳疸因瘀血成实者较为适宜，但女劳疸证属肾虚，后世多用补肾法治疗，肾阴虚者，可用六味地黄丸、左归丸等；肾阳虚者，用肾气丸、右归丸等。现今以硝石矾石散加减治疗淤胆型肝炎、肝硬化腹水、胆结石、钩虫病、囊虫病。

五、虚劳发黄

1. 小建中汤证

15-22 男子黄，小便自利，当与虚劳小建中汤。方见虚劳中。

【释义】论虚劳萎黄的证治。

小建中汤具有温补脾胃、益气养血的作用，用于治疗"男子黄，小便自利"，这自然应属于脾胃虚弱的萎黄，当然这种发黄并非只见于男子，凡妇人月经病或产后或大失血之后，气血虚损，血不外荣者，均可形成萎黄证，其特点为皮肤发黄而无光泽，伴有气短懒言、身体倦怠、食少便溏、舌淡苔薄等。

2. 猪膏发煎证

15-17 诸黄，猪膏发煎主之。

猪膏发煎方

猪膏 半斤   乱发 如鸡子大三枚

上二味，和膏中煎之，发消药成，分再服，病从小便出。

【释义】论萎黄属胃肠燥结的治法方药。

猪膏发煎由猪膏、乱发组成。猪膏可利血脉、润燥通结，乱发消瘀通便，二者合用发挥补虚润燥、化瘀通便的功效，适用于黄疸日久、津枯血瘀、胃肠燥结的萎黄证。

六、黄疸兼变证

1. 桂枝加黄芪汤证

15-16 诸病黄家，但利其小便；假令脉浮，当以汗解之，宜桂枝加黄芪汤主之。方见水病中。

【释义】论黄疸病的治疗大法及黄疸兼表虚的证治。

本篇第 8 条提出"黄家所得，从湿得之"，指热邪尤其是湿热是黄疸的主要病因。湿热内蕴，膀胱气化不利则小便不利。小便不利则湿无从排泄，郁蒸日久，肝胆不利，胆汁外溢而发黄。针对这一病机，使小便通利，恢复气化功能，以消除湿、热、瘀，就成为了治疗黄疸病的基本法则。若脉浮，提示病位在表，证属卫表气虚、湿郁于表、营卫不和者，可用桂枝加黄芪汤解肌祛风、调和营卫、益气固表。

2. 小半夏汤证

15-20 黄疸病，小便色不变，欲自利，腹满而喘，不可除热，热除必哕。哕者，小半夏汤主之。方见痰饮中。

【释义】论黄疸误治变证的证治。

黄疸病多因湿热为患，多小便不利且短赤；若"小便色不变"，说明里无热邪。腹满、欲自利，则属于寒湿困脾，脾虚失运。中气不足，则土虚不生肺金，则见喘。治宜理中、四逆辈温运脾阳、散寒除湿。若误用苦寒攻下，则脾胃阳气更虚，致胃气上逆则哕，此时可以先用小半夏汤降逆止哕，胃和哕止后再辨证治疗黄疸。

3. 小柴胡汤证

15-21 诸黄，腹痛而呕者，宜柴胡汤。必小柴胡汤，方见呕吐中。

【释义】论黄疸兼肝胆脾胃不和的证治。

"诸黄"指谷疸、酒疸等黄疸病。症见腹痛、呕吐，属脾胃气机升降失常。小柴胡汤具有调和肝胆脾胃气机升降出入的功效，可用于黄疸病以腹痛、呕吐为主的病变。

附方

1. 瓜蒂汤

15-23 瓜蒂汤：治诸黄。方见腘病中。

【释义】论瓜蒂汤治黄。

瓜蒂汤（第30页）即一物瓜蒂。瓜蒂味苦性寒有毒，取其宣发上焦、行水化湿的功效，湿去则黄退。

2.《千金》麻黄醇酒汤

15-24《千金》麻黄醇酒汤：治黄疸。

麻黄_{三两}

上一味，以美清酒五升，煮取二升半，顿服尽。冬月用酒，春月用水煮之。

【释义】论《千金》麻黄醇酒汤治疗黄疸。

《千金》麻黄醇酒汤以麻黄发汗解表，酒行血通络以助药力，以使汗出，适用于黄疸兼风寒表实者。

小结

本篇专论黄疸相关病证，病机主要有"脾色必黄""瘀热以行""肾虚""虚损"等，分湿热发黄、寒湿发黄、火劫发黄、燥结发黄、女劳发黄及虚劳发黄等论治，但重点讨论湿热发黄。从病名来说，将黄疸分为谷疸、酒疸、女劳疸。谷疸因脾胃湿热郁蒸，治以茵陈蒿汤清利湿热。酒疸因饮酒过度，酒湿熏蒸引起，治用栀子大黄汤清热除烦。女劳疸因肾虚劳热夹瘀，治以金匮肾气丸或六味地黄丸配伍硝石矾石散。此外，本篇还论述黄疸相关病证，如诸黄表虚者，以桂枝加黄芪汤益气固表、调和营卫；津枯血瘀、胃肠燥结萎黄者，用猪膏发煎润肠通便；湿重于热之黄疸者，用茵陈五苓散通阳化气、行水退黄；热盛里实之黄疸者，用大黄硝石汤；黄疸误治胃气上逆而哕者，以小半夏汤和胃降逆；黄疸属肝胆脾胃不和者，治以小柴胡汤；虚劳萎黄者，方用小建中汤温补中焦；诸黄邪在上者，用瓜蒂汤行水化湿；外感风寒、湿热在表者，用《千金》麻黄醇酒汤发汗解表。

惊悸吐衄下血胸满瘀血病脉证治第十六

导读

    本篇原文共计 17 条，载方 6 首，论惊悸、吐血、衄血、下血和瘀血等病，胸满是瘀血的一个症状，不是独立疾病。以上病证均与心和血脉密切相关，故合为一篇讨论。惊，多因受外界刺激所致，表现为惊恐、精神恍惚、卧起不安、时发时止，病情较轻。悸多由气血虚弱，心失所养或痰热扰心所致，自觉心慌、跳动不安，后世称其为怔忡，病情较重。惊、悸虽然轻重程度不同，但往往并见，故常并称为惊悸。吐血、衄血、下血和瘀血均属血证范畴，有寒热虚实之分，治法有温、清、补、泻等不同，病位有上、中、下之别，故其治疗应辨证论治。

一、惊悸证治

16-01 寸口脉动而弱，动即为惊，弱则为悸。

【释义】论惊和悸的病因病机。

    诊寸口脉时，脉搏跳动如豆粒转动者为动脉，多主惊，因外界的刺激如惊吓等，使心无所倚，气血逆乱，神无所归，故曰"动即为惊"。脉象细软无力，重按为弱脉，主悸，多因气血不足，心神失养所致，故曰"弱则为悸"。若动、弱并见，则是心之气血两虚，又为惊恐所扰，临床可见精神惶恐、心中悸动不宁、坐卧不安等症，这属于惊悸证。

1. 桂枝去芍药加蜀漆牡蛎龙骨救逆汤证

16-12 火邪者，桂枝去芍药加蜀漆牡蛎龙骨救逆汤主之。

桂枝救逆汤方

桂枝三两,去皮　甘草二两,炙　生姜三两　牡蛎五两,熬　龙骨四两　大枣十二枚　蜀漆三两,洗去腥

上为末，以水一斗二升，先煮蜀漆，减二升，内诸药，煮取三升，去滓，温服一升。

【释义】论火劫致惊的治法方药。

所谓"火邪"，泛指因使用温针、烧针、火灸、火熏等治法所引发的病变。火热邪气可迫津外泄，汗伤心阳；因壮火食气，耗伤心阳；同时也能炼液为痰，蒙蔽心窍。由此形成心阳亏虚、痰浊上扰心神的惊狂证。治用桂枝去芍药加蜀漆牡蛎龙骨救逆汤，温复心阳、镇潜安神、祛痰化浊。因芍药酸寒阴柔，不适宜心阳虚衰证，故去之。加龙骨、牡蛎重镇潜敛、安神定惊；蜀漆即常山嫩枝叶，可涤痰化饮。诸药合用，共同发挥补益心阳、镇静安神、涤痰逐邪的功效。

【应用】蜀漆为常山之苗，功同常山，若无蜀漆可用常山取代，二药皆能涌吐痰涎，临证常借涌吐之势而达祛痰目的，以蜀漆与大黄黄连泻心汤及远志、菖蒲合用，治疗精神分裂症辨证属痰热上扰者，效果较好。

2. 半夏麻黄丸证

16-13 心下悸者，半夏麻黄丸主之。

半夏麻黄丸方

半夏　麻黄等分

上二味，末之，炼蜜和丸，小豆大，饮服三丸，日三服。

【释义】论水饮致悸的证治。

心下指胃脘部。水饮内停于心下，上凌于心，心阳被遏，则自觉心中与胃脘部悸动不安。水饮所致心悸，治用半夏麻黄丸，以方测证可知，本条除心悸外，尚应兼喘、呕、胸闷等肺气郁闭、胃失和降症状。药用半夏蠲饮降逆，麻黄宣通阳气，合而用之，以蜜为丸，小剂服用，缓缓图之，使饮邪得降，心阳得宣则悸动自宁。

【应用】以半夏麻黄丸为主可用于治疗室性心动过速、心律不齐、心肌炎、风湿性心脏病、胃炎、支气管炎等见水饮内郁致悸者，以心悸、胸脘满闷、咳唾清

水涎沫、舌苔白滑为主症。

二、吐衄下血证治

16-02 师曰：尺脉浮，目睛晕黄，衄未止；晕黄去，目睛慧了，知衄今止。

【释义】论衄血的预后。

尺部脉主候下焦肾，脉象一般应沉而不浮。若浮，多为肾阴亏虚、虚火上炎；水（肾）生木（肝），肝肾同源，肾阴虚则肝失所养，阳亢于上，肝开窍于目，虚火上扰于目，则目睛晕黄、视物不清。虚火损伤阳络则衄血，火不去则衄血不止。治疗后若晕黄退去、目睛清明、视物清晰，说明阴火得除，血络不再受伐，故知衄血当止。

16-03 又曰：从春至夏，衄者，太阳；从秋至冬，衄者，阳明。

【释义】论四时气候与衄血的关系。

太阳包括手太阳小肠、足太阳膀胱；阳明包括手阳明大肠、足阳明胃。手足太阳、阳明经脉皆循行于鼻。春夏阳气升发于外，属于太阳（表），多因感受外邪，阳热扰动血脉以致鼻衄；秋冬阳气收敛潜藏于里，属于阳明（里），多因里热炽盛，迫血上溢而衄血。

16-04 衄家不可汗，汗出必额上陷脉紧急，直视不能眴（shùn），不得眠。

【释义】论衄家禁汗。

《灵枢·营卫生会》云："夺血者无汗，夺汗者无血。"经常鼻衄的人，阴血必亏。衄家虽感受外邪，也不能贸然使用辛温发汗剂，因汗血同源，若误发其汗，汗出则阴血更亏，阴血亏损、络脉空虚，筋脉失养则额角两侧陷脉紧急。目得血而能视，阴血亏不能荣养于目，故目睛直视而转动不灵活；血虚则心神失养，故不得眠。

16-05 病人面无色，无寒热，脉沉弦者，衄；浮弱，手按之绝者，下血；烦咳者，必吐血。

【释义】论衄血、下血和吐血的不同脉症。

患者面色白而无华，是脱血的征象。"无寒热"即无外感表证，提示"面无色"非外感引起，而是内伤出血所致。但内伤出血有吐血、衄血和下血不同，所以需要凭脉辨证。若脉见沉弦，沉主病在肾，弦主病在肝，说明肾阴亏虚不能涵养肝木，虚火上炎，伤及阳络而衄血。若脉见浮弱无力、重按则无，浮为阴不敛阳，虚阳外浮；弱为血亏，脉体不充，可知此为阴血脱于下、虚阳浮于上，故为下血或妇人崩漏；面无血色，而虚烦咳嗽，提示阴虚而有热，虚热灼伤肺络，故而吐血。

16-06 夫吐血，咳逆上气，其脉数而有热，不得卧者死。

【释义】 论吐血的预后。

吐血的患者，同时见到咳嗽、气喘，其血当自肺出，即咯血。血虽咳逆而出，不仅伤血，而且耗气，气阴两虚，虚阳浮越，不但咳喘不止，而且因为阴不敛阳，故而身热、脉数；虚火上扰心神，故心烦不得安卧。阴血亏虚与虚热灼阴互为因果，形成恶性循环，吐血不止，气随血脱，故而预后不良。

16-07 夫酒客咳者，必致吐血，此因极饮过度所致也。

【释义】 论酒客咯血、吐血的机制。

平素嗜酒之人，多湿热蕴胃。湿热熏肺，肺失清肃则咳逆，久咳伤络导致咯血。湿热蕴胃，胃络受损则吐血。本条提示酒客吐血，不能专治其血，而是应该治疗饮酒所致的湿热。

16-08 寸口脉弦而大，弦则为减，大则为芤，减则为寒，芤则为虚，寒虚相击，此名曰革，妇人则半产漏下，男子则亡血。

【释义】 论虚寒亡血的脉象。

本条在"血痹虚劳病脉证并治第六"第12条已有论述，此处专论失血，所以本条末尾无"失精"二字，并与第6、7条作对比，说明亡血不一定都是阴虚，也可因阳虚所致。

16-09 亡血不可发其表，汗出即寒栗而振。

【释义】 论亡血禁用汗法。

气帅血行，血为气府，故失血之人，必气血两亏，易感受外邪，虽有表证，也不可以单用汗法解表，因血汗同源，再汗则不但阴血更伤，阳气也随之外泄，导致血亏阳虚，温煦失职，所以寒战怕冷。

1. 柏叶汤证

16-14 吐血不止者，柏叶汤主之。

柏叶汤方

柏叶 干姜 各三两 艾 三把

上三味，以水五升，取马通汁一升，合煮取一升，分温再服。

【释义】论虚寒吐血的证治。

柏叶汤由侧柏叶、干姜、艾叶、马通汁组成。侧柏叶味苦涩性微寒，能直折上逆之势而收敛止血；干姜温中止血，艾叶温经止血，合用可振奋阳气而摄血。马通汁即马屎加水过滤取汁而成，性微温，可引血下行以止血。四药共同发挥温中止血的功效，适用于虚寒型吐血证。

【应用】柏叶汤临床用于吐血、衄血、咯血或下血等，症见面色萎黄或苍白、血色淡红或暗红、神疲畏寒、舌淡苔白、脉细无力等。治疗溃疡出血，证属虚寒者，加黄芪、党参、白术等健脾益气摄血；吐血多者加藕节炭、棕榈炭、仙鹤草等；兼血虚者，可与四物汤合用。方中马通汁，后世医家多以童便代之，亦有将侧柏叶、干姜、艾叶均炒炭应用者，以加强止血效果。

2. 黄土汤证

16-15 下血，先便后血，此远血也，黄土汤主之。

黄土汤方：亦主吐血衄血。

甘草　干地黄　白术　附子炮　阿胶　黄芩各三两　灶中黄土半斤

上七味，以水八升，煮取三升，分温二服。

【释义】论虚寒性便血的证治。

血从下窍而出，称为下血，后世称为便血。大便在先，出血在后，因气血多来自直肠以上，距离肛门较远，故称远血，多因中焦虚寒、脾不统血所致，症见血色暗红或呈棕黑色、混杂于大便中，面色萎黄，舌淡苔白，脉沉细无力等。治用黄土汤温脾摄血。

灶中黄土，又名伏龙肝，既能温中，又可涩肠止血；炮附子、白术温阳健脾以摄血；地黄、阿胶滋阴养血止血；反佐黄芩苦寒以清内热，制约术、附温燥动血的弊端；甘草和中缓急。本方刚柔相济，具有温中健脾、养血止血的功效。

【应用】黄土汤是治疗虚寒性便血的代表方，广泛用于中气虚寒，统摄无权所致的吐血、呕血、衄血、崩漏、尿血等，结合临床所见，当有血色紫暗稀薄、腹痛便溏、面色无华、神疲懒言、手足不温、舌淡脉细等症。方中灶中黄土现今药房多不备，可代以赤石脂。

3. 赤小豆当归散证

16-16 下血，先血后便，此近血也，赤小豆当归散主之。方见狐惑中。

【释义】论湿热性便血的证治。

近血，指出血部位距肛门较近，以便血在先、大便在后、血色鲜红、腹痛、大便不畅为特征，多因湿热蕴结大肠，迫血下行所致。治以赤小豆当归散（第40页），清热利湿、活血止血。方中赤小豆清热利湿解毒，当归活血止血，浆水清凉解毒、清热除湿。

【应用】赤小豆当归散在《金匮要略》中，一是用于治疗狐惑酿脓证，二是用治近血，二者病机均属湿热为患，故可用同一方治疗。使用本方时可酌加金银花、连翘、蒲公英等以增强清热解毒之力。也有用本方治疗渗液性皮肤病、白塞综合征。

4. 泻心汤证

16-17 心气不足，吐血衄血，泻心汤主之。

泻心汤方 亦治霍乱。

大黄 二两　黄连　黄芩 各一两

上三味，以水三升，煮取一升，顿服之。

【释义】论热盛吐衄的证治。

泻心汤由大黄、黄连、黄芩三药组成。大黄苦寒降泄，引火下行，可推陈出新、止血消瘀；黄连清心火、降胃热；黄芩清泻上焦邪热；三药共用，功在苦寒清泻实火。所以本方主治的吐衄，应属于火热炽盛、迫血妄行所致，多伴有心烦不安、面赤舌红、烦渴便秘、脉数等症。

【应用】本方对热盛迫血妄行所致的吐血、衄血、便血、尿血等多种出血均有良好效果，尤其对上消化道出血效果甚佳。在临床上可用于治疗急性菌痢、上消化道出血、急性脑血管病、肝豆状核变性、肝性血卟啉病、精神分裂症、支气管扩张、复发性口腔溃疡、生殖器疱疹、烧伤、戒断综合征，以及高血压、带状疱疹、肾盂肾炎尿血等。

【按语】吐血、衄血、下血四方证的鉴别见表16-1。

表 16-1　吐血、衄血、下血四方证鉴别

方证名称	证候特点	病因病机	治则治法	方药组成
柏叶汤证（虚寒吐血）	吐血不止、色暗红，面色苍白或萎黄，舌淡苔白，脉细无力	中气虚寒，气不摄血	温中止血	干姜 三两、侧柏叶 三两、艾叶 三把、马通汁 一升

方证名称	证候特点	病因病机	治则治法	方药组成
泻心汤证（热盛动血）	吐血衄血、量多、色红，来势急迫，面红口渴，心烦便秘，舌红苔黄，脉数	心火亢盛，迫血妄行	泻火凉血止血	大黄二两、黄芩一两、黄连一两
黄土汤证（虚寒下血）	先便后血，下血暗紫，便溏腹痛，面色无华，神疲懒言，手足不温，舌淡脉细	中气虚寒，统摄无权	温中健脾，养血止血	甘草三两、干地黄三两、白术三两、炮附子三两、阿胶三两、黄芩三两、灶中黄土半斤
赤小豆当归散证（湿热下血）	先血后便，下血鲜红或伴脓液，大便黏滞不畅，苔黄腻，脉数	大肠湿热，迫血下行	清热利湿，凉血止血	赤小豆三升、当归三两、浆水

三、瘀血辨证

16-10 病人胸满，唇痿舌青，口燥，但欲漱水，不欲咽，无寒热，脉微大来迟，腹不满，其人言我满，为有瘀血。

【释义】论瘀血的脉症。

瘀阻气滞，气机不利，故自觉胸满；瘀血内停，新血不生，气血不能上荣，故唇色暗而无光泽。心主血脉，开窍于舌，瘀血阻滞而血脉不畅，则舌色青紫，或有青紫斑点。瘀血阻滞，阴津不能上承，故口干燥；因血分无热，故但欲漱水不欲咽；瘀血阻滞，脉行不利，故脉象虽大但往来艰涩而缓；腹满有水气、宿食、瘀血之分，而瘀血腹满为病人自觉腹满，外形并无胀满之征，是血瘀在里，气机阻滞而成；以上均是瘀血证的辨证要点，故云"为有瘀血"。

16-11 病者如热状，烦满，口干燥而渴，其脉反无热，此为阴伏，是瘀血也，当下之。

【释义】论瘀血化热的脉症和治法。

瘀血阻滞，日久化热，故病人自觉发热、口干、口渴、满而心烦等；热不在气分而在血分，故不见洪大滑数的脉象，这是因为瘀血阻滞日久，郁热伏于血分的缘故，故云"此为阴伏"。治当攻下瘀血，瘀血去则郁热得解。可据症选用桃核承气汤、大黄䗪虫丸、下瘀血汤、抵当汤等。

小　结

本篇论惊悸、吐血、衄血、下血的证治及瘀血的脉症。惊自外来，多因突然受到外界刺激而发；悸自内生，多因气血亏虚，心失所养引起。证属心阳不足、神气浮越者，方用桂枝去芍药加蜀漆牡蛎龙骨救逆汤，以通阳镇惊安神；寒饮凌心所致的心悸，方用半夏麻黄丸蠲饮通阳。吐血、衄血、下血等，证分虚实。虚寒吐血者，方用柏叶汤温中止血；虚寒下血、先便后血，方用黄土汤温中健脾、养血止血；湿热下血、先血后便，方用赤小豆当归散清利湿热、活血止血；热盛吐衄者，方用泻心汤苦寒清泄、降火止血。出血之后，离经之血，蓄结成瘀血，对此本篇有法无方，可在"当下之"治疗原则下，据症选用大黄䗪虫丸、桃核承气汤、抵当汤、下瘀血汤、桂枝茯苓丸、温经汤等论治。

呕吐哕下利病脉证治第十七

导读

　　本篇原文共计49条，载方25首，论呕吐、哕、下利三种病证的病因、病机和证治。呕吐指食物、痰涎等自胃中上涌、从口而出的病证。哕即呃逆，指胃气冲逆而上，喉间"呃呃"做声，不能自已的病证。下利包括泄泻和痢疾。鉴于呕吐、哕、下利病位皆在胃肠，且常相互影响、合并发病，病机上多与脾胃运化失职、肠道传导失司有关。治法上实证热证多责之于阳明胃，治以和胃降逆、通腑祛邪，虚证多责之于太阴脾，治以温中健脾，方药上也常常互相借鉴，故合为一篇讨论。

一、呕吐哕证治

17-01 夫呕家有痈脓，不可治呕，脓尽自愈。

【释义】论痈脓致呕的治疗原则。

　　"呕家"指经常呕吐、久呕不愈的人。呕吐的治疗一般以止呕为基本法则，但如果因痈脓热毒内蕴所致，则应以清热解毒、消痈排脓为原则，待热消脓尽则呕吐自止。至于方药，清代医家张璐提出轻则《金匮》排脓汤、重则射干汤（射干、栀子、赤茯苓、升麻、赤芍、白术、地黄汁）或犀角地黄汤加金银花、连翘等，皆因势利导之法，可据症选用。

17-02 先呕却渴者，此为欲解；先渴却呕者，为水停心下，此属饮家；呕家本渴，今反不渴者，以心下有支饮故也，此属支饮。

【释义】论水饮内停导致呕吐的辨证。

水饮内停，气化不利，津不上承，可出现口渴。饮水后呕吐者，是因为饮水后加重饮邪，逆而上行，故而饮后作吐。若呕吐后出现口渴欲饮者，提示呕吐使水饮排出，津液一时不足，这时应该"稍稍与饮之，令胃气和则愈"。久呕不愈的人多会出现津液耗伤，应见口渴，若口不渴，说明这种呕吐是由于胃中停饮所致。本条所说的"支饮"，意指水饮内停，胃脘支撑胀满的感觉，不是四饮中的"支饮"。

17-03 问曰：病人脉数，数为热，当消谷引食，而反吐者，何也？师曰：以发其汗，令阳微，膈气虚，脉乃数。数为客热，不能消谷，胃中虚冷故也。脉弦者，虚也，胃气无余，朝食暮吐，变为胃反。寒在于上，医反下之，今脉反弦，故名曰虚。

【释义】论虚寒胃反的脉症和病机。

胃反指以朝食暮吐、暮食朝吐，吐出不消化食物为特征的一种胃病，俗称"反胃"。本条重在凭脉论胃反的病机。一般而言，脉数为热、脉迟为寒。若胃中实热亢盛，当消谷引食；若脉虽数，但不能食而呕吐，说明其病机不属于实热证，而是虚热，即所谓"客热"，其脉必数而无力。这种虚热是如何形成的呢？本条指出是因为发汗不当伤胃阳，耗损胃气，必使胸中宗气不足，故曰"令阳微，膈气虚"。弦脉主寒，因虚而生。由于胃气虚寒，虚阳浮越而脉数，医者误认为实热，反用苦寒药攻下，再损胃阳，使胃阳更虚，不能腐化水谷，以致发生朝食暮吐的"胃反"。当然判断虚寒、虚热，不能单凭脉象，临床应脉症合参，审证论治，方不致误。

17-04 寸口脉微而数，微则无气，无气则荣虚，荣虚则血不足，血不足则胸中冷。

【释义】论胃反气血两虚的病机。

寸口脉指两手寸、关、尺三部。脉微而数指脉象数而无力，其机理与上条基本相同，但本条还说明胃中虚冷，不能消谷，气血生化之源不足，故而气血俱虚，全身虚寒，故云"微则无气"。"无气"，即气虚。因卫气营血是相互资生的，营以气为主，气虚则营血虚；营为血之源，营虚则血亏；气血俱虚，则宗气不足而胸中寒冷。由此可见，气血不足、胸中寒冷是胃反证常见的一种病理反映。与上条互参，可体会心肺与脾胃生理相关、病理相互影响，对从脾胃入手辨治肺心相关疾病具有指导意义。

17-05 趺阳脉浮而涩，浮则为虚，涩则伤脾，脾伤则不磨，朝食暮吐，暮食朝吐，宿谷不化，名曰胃反。脉紧而涩，其病难治。

【释义】再论胃反的脉症和预后。

趺阳脉候脾胃之气，其脉象以和缓不数为正常状态。"浮则为虚，涩则伤脾"为互文见义文法，即趺阳脉由和缓变为浮而涩，说明脾胃虚寒。脾胃两虚，不能腐熟水谷、运输水谷精微，则水谷逆而上出，形成以朝食暮吐、暮食朝吐、宿谷不化为特征的胃反病。若脉转紧涩，因紧主虚寒、涩主津亏，说明脾胃虚寒逐渐发展为阴阳两虚，病情更重，故云"难治"。

17-06 病人欲吐者，不可下之。

【释义】论欲吐者的治疗禁忌。

欲吐是想吐而又能吐出，提示病邪在上，正气欲驱邪外出，这时候宜根据"其高者，因而越之"的原则，采用吐法，因势利导。当然，时时欲呕，也有属于胃热亢盛甚或腑气壅滞者，此时则又应该采用清热或通腑攻下法治疗。

17-07 哕而腹满，视其前后，知何部不利，利之即愈。

【释义】论哕证属实的治疗原则。

哕，证分虚实。本条哕与腹满并见，而且用通利的方法治疗，说明这种呃多属实证。"前"指小便，"后"指大便，"前后"即二便。"视其前后"，即观察病人大小便情况，若小便不利，提示这种哕的病因为水湿阻滞、气机不利，应采用通利小便的方法治疗；若大便不通，提示哕的病因是里实积滞、肠腑不通，则应采用通腑泻下法治疗。

1. 吴茱萸汤证

17-08 呕而胸满者，茱萸汤主之。

茱萸汤方

吴茱萸一升　人参三两　生姜六两　大枣十二枚
上四味，以水五升，煮取三升，温服七合，日三服。

【释义】论胃虚寒饮呕吐的证治。

吴茱萸汤由吴茱萸、人参、生姜、大枣组成，方中吴茱萸、生姜温胃散寒、和胃降逆；人参、大枣甘温，益脾安胃、温中补虚。全方具有温中补虚、化饮降逆的功效，故而适用于胃虚寒饮内盛的呕吐。胃阳虚，寒饮内停，以致胃气上逆，胸阳不展，故见呕而胸满。

【应用】吴茱萸汤对急性胃肠炎、慢性胃炎、溃疡病、头痛、耳源性眩晕、高血压、妊娠恶阻等病，证属肝胃虚寒、浊阴上逆者有显著疗效，以呕吐涎沫、胸脘痞满，或干呕、巅顶冷痛，甚则手足厥冷，苔白而腻，脉弦迟为辨证要点。若阳虚恶寒重者，可加附子、肉桂；呕吐甚者加半夏、丁香；腹胀加豆蔻、大腹皮、厚朴；烧心、泛酸者加煅瓦楞子、煅牡蛎；胃寒痛甚加高良姜、制香附、荜茇；气虚者重用党参、黄芪；头晕头痛较甚者，加钩藤、半夏、川芎、泽泻等。

17-09 干呕吐涎沫，头痛者，茱萸汤主之。

【释义】论肝胃虚寒、浊阴上逆的证治。

足厥阴肝脉，夹胃贯膈，上抵巅顶。厥阴肝寒犯胃，胃阳不布，寒饮内停则干呕或吐涎沫；厥阴肝寒循经上逆，故见头痛，多见头顶部疼痛。治以吴茱萸汤，暖肝和胃、降逆止呕。

2. 四逆汤证

17-14 呕而脉弱，小便复利，身有微热，见厥者难治，四逆汤主之。

四逆汤方

附子一枚,生用　干姜一两半　甘草二两,炙

上三味，以水三升，煮取一升二合，去滓，分温再服。强人可大附子一枚，干姜三两。

【释义】论虚寒呕吐见厥的证治。

呕吐而脉弱无力，说明脾阳虚而胃气上逆；小便复利，即小便清长，说明肾阳虚衰；身有微热而四肢厥冷，为阳虚欲脱、阴盛格阳之象。此为少阴之阴盛阳衰的危重证，大有阳气欲脱之势，故曰"难治"。治宜四逆汤，回阳救逆。

3. 半夏泻心汤证

17-10 呕而肠鸣，心下痞者，半夏泻心汤主之。

半夏泻心汤方

半夏半升,洗　黄芩　干姜　人参各三两　黄连一两　大枣十二枚　甘草三两,炙

上七味，以水一斗，煮取六升，去滓再煮，取三升，温服一升，日三服。

【释义】论寒热错杂呕吐的证治。

半夏泻心汤由小柴胡汤去柴胡，加黄连，易生姜为干姜而成。方中半夏、干姜辛温而开，可化痰开结、温脾散寒、降逆止呕；黄芩、黄连苦寒而泄，清热燥湿，可降胃气之热；人参、甘草、大枣甘温补中、调和脾胃，恢复脾胃升降。全方寒热并用、攻补兼施，适用于寒热错杂呕吐的治疗。寒指中焦脾气虚寒，热指

胃肠湿热。脾胃虚弱，痰湿内蕴，气机痞塞于中，胃气不降而逆，故见呕吐、噫气、恶心等症；脾气下陷不升，多见下利、肠鸣或大便干湿不调等症。脾胃受伤，腐熟运化功能失职，则痰饮内生。方后注"去滓再煮"，意在使药性和合，利于调和脾胃。

【应用】半夏泻心汤临床广泛应用于急性胃炎、胃及十二指肠溃疡、口腔溃疡、慢性肠炎、消化不良、慢性胰腺炎等属于寒热错杂证者，以呕而肠鸣，或呕而下利，伴有心下痞满、按之自濡为主症。若心下痞、按之痛、舌苔黄腻者，可与小陷胸汤合用；胃火盛者加蒲公英，重用黄连，苔便溏腹胀者，可加苍术、厚朴；泛酸可加用左金丸。

4. 小半夏汤证

17-12 诸呕吐，谷不得下者，小半夏汤主之。方见痰饮中。

【释义】论寒饮停胃呕吐的证治。

诸呕吐，泛指各种原因所致的呕吐。小半夏汤药用半夏与生姜两味，可散寒化饮、降逆和胃，适用于寒饮停于胃脘所致的呕吐，所以本条所说的"诸呕吐"，应属于水饮停聚、胃失和降所致的呕吐。谷不得下，言其呕势较剧，得食则呕，呕吐物以清稀痰涎为特征。半夏与生姜是和胃降逆的基本药对，故后世称小半夏汤（第129页）为止呕祖方。

5. 生姜半夏汤证

17-21 病人胸中似喘不喘，似呕不呕，似哕不哕，彻心中愦愦然无奈[1]者，生姜半夏汤主之。

生姜半夏汤方

半夏半升　生姜汁一升

上二味，以水三升，煮半夏，取二升，内生姜汁，煮取一升半，小冷，分四服，日三夜一服。止，停后服。

【释义】论寒饮搏结胸中的证治。

胸中为气海，心肺居其中，为呼吸往来的通道；若寒饮停于胸中，肺胃气机升降不利，心胸阳气受阻，则出现似喘不喘、似呕不呕、似哕不哕，以致心胸烦闷懊憹、痛苦难忍、难以名状。治用生姜半夏汤宣散寒饮、开郁调气。本方重用生姜汁宣阳散饮，配半夏化饮降逆，饮去阳通，肺胃气机得以舒展，则病可愈。方后云"小冷"，即药物需小冷服，是遵循"治寒以热，凉而行之"的反佐法，防止热药因格拒不纳而吐；"分四服"，即量少频服，以持续发挥药力，也可避免因服用药量过多而加重呕吐。

6. 大半夏汤证

17-16 胃反呕吐者，大半夏汤主之。《千金》云：治胃反不受食，食入即吐。《外台》云：治呕，心下痞硬者。

大半夏汤方

半夏 二升，洗完用　人参 三两　白蜜 一升

上三味，以水一斗二升，和蜜扬之二百四十遍，煮取二升半，温服一升，余分再服。

【释义】论虚寒胃反呕吐的证治。

"胃反呕吐"即指本篇第5条（第183页）所论述的"朝食暮吐，暮食朝吐，宿谷不化"的病证，病机为脾胃虚寒，不能腐熟、运化水谷，反出于胃而为呕吐。因宿食不化，则气血不足，且宿食停留于胃，阻遏气机，故本病还可见到心下痞硬、神疲乏力、形体消瘦、大便燥结等症。治用大半夏汤，以半夏开结降逆、人参和中益气、白蜜润燥，共同发挥和胃降逆、补虚润燥的功效。

【应用】大半夏汤化裁可用于食管癌梗阻、癌症化疗所致呕吐、妊娠呕吐、噎膈、胆囊术后胃食管反流症、顽固性贲门失弛症等，证属脾虚痰阻气逆者。清代医家叶天士以茯苓代白蜜，配伍生姜或生姜汁以化饮止呕，配石斛滋阴润燥，配枳实、陈皮理气和胃，配桃仁、柏子仁、当归以辛润养血通络。

7. 半夏干姜散证

17-20 干呕吐逆，吐涎沫，半夏干姜散主之。

半夏干姜散方

半夏　干姜 各等分

上二味，杵为散，取方寸匕，浆水一升半，煮取七合，顿服之。

【释义】论脾胃阳虚，寒饮内盛所致呕逆的证治。

半夏干姜散药用半夏燥湿化痰开结；干姜温胃散寒、通阳化饮；浆水甘酸，调中止呕。三药相伍，具有温中助阳、化饮降逆的功效，适用于脾胃阳虚而寒饮呕逆的病证。脾胃虚寒，健运失司，浊饮停聚，胃气不降则呕；饮随胃气上逆而吐涎沫。"顿服之"，意在使药力集中，加强温中止呕的功效。

【按语】

本篇所载小半夏汤、生姜半夏汤、半夏干姜散以及大半夏汤均主治脾胃中虚、

痰饮呕吐（表 17-1）。小半夏汤重用半夏降逆化饮，其病证以饮为主。半夏和生姜组成的小半夏汤是治疗呕吐的常用经典方剂，被后世誉为治呕祖方。半夏干姜散以干姜代生姜，守而不走，且半夏与干姜等量，可知温中散寒与化饮降逆并重，知其证候有中阳不足。生姜半夏汤重用生姜汁辛开散结，可见其病证重在寒饮搏结，气机被遏。大半夏汤用人参、白蜜而不用姜，可见其病证偏气阴两虚。

表 17-1　小半夏汤、生姜半夏汤、半夏干姜散、大半夏汤证治鉴别

方证名称	证候特点	病因病机	治则治法	方药组成与煎服法
小半夏汤	频频呕吐痰涎,谷不得下,口不渴,心下痞	饮停中焦,胃气上逆	温散寒饮,降逆和胃(侧重降,走而不守)	半夏_{一两}、生姜_{半斤};煮取一升半,分温再服
生姜半夏汤	似喘不喘,似呕不呕,似哕不哕,心中烦乱	寒饮搏结,气机被遏	散寒化饮,舒展气机(侧重散,走而不守)	半夏_{半升}、生姜汁_{一升};水煮半夏取汁,与生姜汁合服
半夏干姜散	干呕,吐逆,吐涎沫	脾胃阳虚,寒饮上逆	温中散寒,降逆止呕(侧重温,守而不走)	半夏、干姜_{各等分};杵为散,取方寸匕,以浆水一升半,煎服
大半夏汤	朝食暮吐,暮食朝吐,宿谷不化	中焦虚寒,肠中干燥	益气补虚,和胃降逆(侧重补,益气养阴)	半夏_{二升}、人参_{三两}、白蜜_{一升};先煮半夏、人参,和蜜再煎,温服

8. 猪苓散证

17-13 呕吐而病在膈上，后思水者，解，急与之。思水者，猪苓散主之。

猪苓散方

猪苓　茯苓　白术_{各等分}

上三味，杵为散，饮服方寸匕，日三服。

【释义】 论饮邪内停致呕的证治。

"病在膈上"指饮停于胃，上逆于膈；"后思水者"指呕吐之后口渴欲饮，这是水饮随呕吐而去，胃阳将复，呕吐将愈的佳兆。这时可以令患者少量饮水，令胃气和则愈。若饮水后口渴不解者，提示水饮内停，气化不利，津不上承，可以用猪苓散健脾运水。本方以猪苓、茯苓淡渗利水，白术健脾化湿，共同发挥复运中阳、气化行水的功效。

9. 茯苓泽泻汤证

17-18 胃反，吐而渴欲饮水者，茯苓泽泻汤主之。

茯苓泽泻汤方：《外台》云治消渴脉绝，胃反吐食之，有小麦一升。

茯苓半斤　泽泻四两　甘草二两　桂枝二两　白术三两　生姜四两

上六味，以水一斗，煮取三升，内泽泻，再煮取二升半，温服八合，日三服。

【释义】 论饮阻气逆而呕渴并见的证治。

此处的"胃反"指反复呕吐。因饮停于胃，气逆不降而致呕吐；水饮内停，气不化津，津不上承，故渴欲饮水；饮水则助饮，饮入不化则吐，吐又伤津，复渴而饮，遂成胃反。方用茯苓泽泻汤。方中茯苓、白术健脾利水，泽泻渗湿利水，桂枝通阳化气，生姜辛散水邪、降逆止呕，甘草和中补虚、兼调诸药。诸药合用，具有恢复脾胃升降、通阳化气、消散水饮的功效，故而适用于水饮停聚胃脘的呕吐。

【应用】 茯苓泽泻汤可用于风痰上扰型眩晕、缺血性眩晕、梅尼埃病、高脂血症、糖尿病胃轻瘫等，以头晕目眩、恶心、呕吐痰涎、浮肿、舌质淡胖苔白腻而润、脉弦滑等为主症。

10. 小柴胡汤证

17-15 呕而发热者，小柴胡汤主之。

小柴胡汤方

柴胡半斤　黄芩三两　人参三两　甘草三两　半夏半斤　生姜三两　大枣十二枚

上七味，以水一斗二升，煮取六升，去滓，再煎取三升，温服一升，日三服。

【释义】 论少阳邪热迫胃致呕的证治。

小柴胡汤为和解少阳的主方，呕而发热，用小柴胡汤治疗，可见本条所说的呕是少阳邪热迫胃，胃气上逆所致，以方测证，还应伴有往来寒热、心烦喜呕、口苦、胸胁苦满、脉弦细等症。

11. 黄芩加半夏生姜汤证

17-11 干呕而利者，黄芩加半夏生姜汤主之。

黄芩加半夏生姜汤方

黄芩三两　甘草二两,炙　芍药二两　半夏半升　生姜三两　大枣十二枚

上六味，以水一斗，煮取三升，去滓，温服一升，日再，夜一服。

【释义】论黄芩加半夏生姜汤的证治。

本条叙证精简，解释本条原文时，可根据方证相应的原则以方测证。黄芩加半夏生姜汤用黄芩苦寒清少阳胆热；芍药酸苦微寒，泻热敛阴、缓急止痛，同时能于土中伐木，以制胆木之横逆；甘草、大枣益气和中；半夏、生姜和胃降逆、化浊止呕。全方具有清解少阳、和中止利、降逆止呕的功效，因此适用于呕而下利，证属胆热克犯胃肠的病证。

【应用】本方可用于热痢初起、赤白痢、阿米巴痢疾、干呕而暴注下迫的急性胃肠炎等证属胆热客犯胃肠者，以口苦而渴、心烦、小便短赤、里急后重、舌红苔黄、脉弦数为主症。胃肠热盛者，可酌加黄连、白头翁、马齿苋等；治湿热痢可合用芍药汤；治急性胃肠炎，常与藿朴夏苓汤、平胃散等合用。

12. 大黄甘草汤证

17-17 食已即吐者，大黄甘草汤主之。《外台》方，又治吐水。

大黄甘草汤方

大黄四两　甘草一两

上二味，以水三升，煮取一升，分温再服。

【释义】论胃热而吐的治疗。

"食已即吐"指食入于胃，旋即吐出。病由实热壅滞胃肠，腑气不通，胃气上冲而致。本证在下则肠失传导而便秘；在上则胃不能受纳水谷，且有火邪上逆，故食已即吐。本证还可见便秘、脘腹胀满疼痛、舌红等。治用大黄甘草汤。方中大黄通腑泻热，荡涤胃肠实热以畅通腑气；甘草既能缓和吐势之急迫，又可缓和攻下之势。两者相伍，使实热去、胃气和，适用于胃肠实热积滞、失于通降的呕吐病证。

【应用】大黄甘草汤可内服或灌肠治疗脓毒症胃肠功能障碍、急性胰腺炎、顽固性呕吐、小儿厌食、尿毒症呕吐等证属胃肠实热者，以口苦口臭、大便干结、小便短赤、舌红苔黄少津、脉滑有力等为主症。

13. 文蛤汤证

17-19 吐后，渴欲得水而贪饮者，文蛤汤主之。兼主微风，脉紧，头痛。

文蛤汤方

文蛤五两　麻黄　甘草　生姜各三两　石膏五两　杏仁五十枚　大枣十二枚

上七味，以水六升，煮取二升，温服一升，汗出即愈。

【释义】论饮热互结兼表邪的证治。

"吐后，渴欲得水"，因吐后伤津，想饮水自救，为正常现象；上文为吐而贪饮，并没用出现再吐，是因为内有热而化饮之故。治用文蛤汤。如兼微风、脉紧、头痛，亦可用本方。方中以咸寒之文蛤生津止渴，配石膏辛寒清热；麻杏石甘汤清宣肺热，生姜、大枣、甘草安中和营卫；全方具有清热生津、宣散表邪的功效，适用于饮热互结兼表邪不解的病证。

14. 橘皮汤证

17-22 干呕，哕，若手足厥者，橘皮汤主之。

橘皮汤方

橘皮四两　生姜半斤

上二味，以水七升，煮取三升，温服一升，下咽即愈。

【释义】论胃寒气逆而呕哕的证治。

橘皮汤以橘皮理气和胃，生姜温胃散寒、降逆止呕，两者相伍具有散寒降逆、通阳和胃的功效，适用于寒邪客胃而致呕逆的证治。因此，本条所说的干呕、哕，应属于寒邪袭胃，胃气失和而上逆，其呃声应沉缓有力，遇寒则剧，得热则减；手足厥冷则是胃阳被遏，阳气不能通达温煦四肢所致，这种厥冷多表现为轻度的寒冷感，不同于阳微阴盛之四逆汤证，故方后云"温服一升，下咽即愈"。

【应用】橘皮汤可用于急性胃炎、幽门不全梗阻、神经性呕吐等证属胃寒气逆者，若脾胃气虚可加人参、炙甘草；里寒较重，加吴茱萸、荜茇等散寒降逆；兼实滞而致脘闷嗳腐，加厚朴、枳实、半夏等；气机阻滞、呃逆频作者，加旋覆花、赭石、木香等。

15. 橘皮竹茹汤证

17-23 哕逆者，橘皮竹茹汤主之。

橘皮竹茹汤方

橘皮二升　竹茹二升　大枣三十枚　生姜半斤　甘草五两　人参一两

上六味，以水一斗，煮取三升，温服一升，日三服。

【释义】论胃虚夹热哕逆的证治。

原文叙证较简，可以药测证。橘皮竹茹汤由橘皮、竹茹、大枣、生姜、甘草、人参组成。方中橘皮、生姜辛温理气和胃，降逆止呃；竹茹甘寒清热，安中止呕；人参、甘草、大枣益气补虚。本方虽然有竹茹清热，但重用生姜半斤、甘草五两、大枣三十枚，并配伍橘皮、人参，可见本方以理气温胃、补中益气为主，清热安中为辅，可知本条所论之呃逆因胃中虚热、气逆上冲所致，临床应伴见虚烦不安、少气、口干、手足心热、脉虚数等脉症。

【应用】橘皮竹茹汤可用于糖尿病胃轻瘫、化疗相关性呕吐、胃食管反流、妊娠恶阻、胆汁反流性胃炎等证属脾胃虚寒兼虚热者；热重津亏者，宜酌加麦冬、石斛等清热养阴之品。本方加赤茯苓、半夏、麦冬、枇杷叶，名为济生橘皮竹茹汤，治气阴两虚、胃气上逆之呕吐、呃逆等。

【按语】胃寒气逆而呕哕与胃虚夹热哕逆的鉴别见表17-2。

表 17-2　橘皮汤证与橘皮竹茹汤证鉴别

方证名称	证候特点	病因病机	治则治法	方药组成
橘皮汤证	干呕，哕，手足厥冷	胃寒气逆	通阳和胃降逆	橘皮四两、生姜半斤
橘皮竹茹汤证	哕逆，虚烦，少气，口干	胃虚夹热	清热补虚，和胃降逆	橘皮二升、竹茹二升、生姜半斤、人参一两、大枣三十枚、炙甘草五两

二、下利证治

17-24　夫六腑气绝于外者，手足寒，上气，脚缩；五脏气绝于内者，利不禁，下甚者，手足不仁。

【释义】论呕吐、哕、下利的病机及预后。

本篇第1～23条主要论呕哕病证，第24条承上启下，兼论下利。六腑属阳，阳主卫外，若"六腑气绝于外"，诸腑之气不能通达于外，则手足寒冷、蜷卧脚缩；六腑虚衰，中焦胃气不足，宗气亦随之虚弱，故上气喘促；胃气上逆则呃逆或呕吐。五脏属阴，阴主内守，"若五脏气绝于内"，则脾肾虚衰；脾虚失运，肾虚失摄，则清气下陷，故下利不止；利下日久，阴阳两虚，阳失温煦，阴不濡养，故手足麻木不仁。本条强调呕吐、哕、下利病变与脾胃、肾密切相关，初病在脾胃，终必涉肾，是其基本规律；治疗时初以治脾胃为主，日久则需要脾（胃）肾同治。

17-25 下利脉沉弦者，下重；脉大者，为未止；脉微弱数者，为欲自止，虽发热，不死。

【释义】 论脉症合参，判断下利的预后。

脉沉主里，弦主痛；下利而脉沉弦，为病位在里，邪阻气机，腑气不畅，症见下利脓血、里急后重，多属湿热内蕴、肠道壅滞。脉大者，主邪气盛实，病情将继续发展。脉微弱，主邪气渐衰，虽有发热，通过积极的治疗，疾病很快将痊愈。

17-26 下利，手足厥冷，无脉者，灸之不温。若脉不还，反微喘者，死。少阴负趺阳者，为顺也。

【释义】 论脾肾虚寒下利的预后。

虚寒下利、手足厥冷、脉微欲绝，这是脾肾阳虚，阳气将脱的证候。此时虽然用艾灸温之，但阳气衰微，艾灸难以使阳气恢复，故厥冷不去，即"灸之不温"。若更见微喘，是阴气下竭、阳气上脱，预后不良。"少阴"与"趺阳"，指脉位而言。少阴为肾脉，其部位在太溪穴；趺阳为胃脉，其部位在冲阳穴。少阴肾为先天之本，阳明胃为后天之本。"少阴负趺阳"，即太溪脉小于趺阳脉，提示脾胃之气不败，生化有源。有胃气则生，其病虽重，仍可救治，故云"顺"。对下利等消化系统疾病，本条突出既要重视先天的作用，同时也强调后天脾胃之气的存亡。

17-27 下利有微热而渴，脉弱者，今自愈。

【释义】 论虚寒下利将愈的脉症。

虚寒下利，出现发热口渴，如何判断预后？若为阳气有余的实热，应必渴而脉不微；若为虚阳外越的虚热，应热而不渴。若身有微热而渴，提示阳气来复，阴寒渐衰，故云"自愈"。

17-28 下利脉数，有微热汗出，今自愈；设脉紧为未解。

【释义】 再论虚寒下利将愈及未解的脉症。

本条下利、微热汗出与上条下利、微热而渴都提示阳气来复，上条脉弱为邪衰，本条脉数主阳复，故推测将愈。紧主寒邪，虚寒下利而脉紧，提示阴寒仍盛、阳气未复，故知病为未解。

17-29 下利脉数而渴者，今自愈；设不差，必清脓血[1]，以有热故也。

【词解】

[1]清脓血：即便脓血。

【释义】论虚寒下利而阳复太过成便脓血的病机。

虚寒下利，脉应沉迟无力。若脉浮数而渴，是阴证见阳脉，提示阳气来复，疾病向愈。若下利之后，脉数实，发热，甚或下利脓血，属于邪热下陷阴中，肉腐成脓，随利下泄。

17-30 下利脉反弦，发热身汗者，自愈。

【释义】再论虚寒下利向愈的脉症。

虚寒下利，为病在里，阳气不足，邪气内陷，脉应本沉。若脉反弦，脉有力而大，又见发热、汗出，这属于下利后阳气来复，里和表解，故疾病叫愈。

17-31 下利气者，当利其小便。

【释义】论下利气的证治。

下利气指下利与矢气并见，气随利失，频作不已，这属于脾虚湿盛，气机被阻。中焦湿困，则大便溏泄；气机阻滞，故腹胀窜痛，得矢气而舒，气滞随下利之外泄，故为下利气。治宜利其小便，使肠中水湿从小便而去，大便实而矢气消。

17-32 下利，寸脉反浮数，尺中自涩者，必清脓血。

【释义】论阳复太过成便脓血的证候。

虚寒下利，脉当沉迟无力，若寸脉浮数，是阴证见阳脉，提示阳气来复，其病向愈。尺脉属阴以候血，尺脉涩为阳热有余，阴血反受热伤。阴不足则阳往乘之，邪热下陷阴中，肉腐成脓，随利下泄，故便脓血。临证兼见腹胀腹痛、里急后重、肛门灼热、小便黄赤、舌苔黄腻、脉滑数等症。

17-33 下利清谷，不可攻其表，汗出必胀满。

【释义】论虚寒下利，不可攻表发汗。

下利清谷指大便澄澈清冷，完谷不化。因脾肾阳虚，不能腐熟水谷所致，治宜温肾健脾、运中化湿。在里虚较重的情况下，即便夹有表证，本着"急则先治"的原则，应该先温里、后治表。若误攻其表，阳气更虚，阴寒更重，气化被阻，气机壅滞则出现腹中胀满。

17-34 下利脉沉而迟，其人面少赤，身有微热，下利清谷者，必郁冒，汗出而解，病人必微热。所以然者，其面戴阳，下虚故也。

【释义】论虚寒下利戴阳轻证有郁冒作解之机。

下利清谷，脉沉而迟，证属脾肾虚寒。阳虚阴盛，格阳于外，故而出现面红如妆、身微热。虚阳上浮，还可出现头昏目瞀、郁闷不舒的郁冒证，此时经急用通脉四逆汤回阳救逆，若阳气来复，与邪相争，争而既胜则可汗出而解。

17-35 下利后脉绝[1]，手足厥冷，晬时[2]脉还，手足温者生，脉不还者死。

【词解】

[1]脉绝：脉伏不见。

[2]晬（zuì，最）时：即一昼夜，亦称周时。

【释义】 论虚寒下利的预后。

虚寒下利后脉伏不见、手足厥冷，为阳气衰竭，病情凶险，预后的关键在于阳气之存亡与脉能还与否。若一昼夜后，脉气来复，手足转温，说明尚有生还之望，否则预后不佳。

1. 四逆汤证

17-36 下利，腹胀满，身体疼痛者，先温其里，乃攻其表。温里宜四逆汤，攻表宜桂枝汤。

【释义】 论虚寒下利兼表，治应先里后表。

脾肾阳虚，阴寒内盛，故下利清谷；温运无力，气机壅滞则腹胀满。身体疼痛是风寒外袭，外有表证。本证为表里同病，里虚为急为重，故先用四逆汤治其里；待里和而表不解，再与桂枝汤调和营卫而解身疼痛。

2. 通脉四逆汤证

17-45 下利清谷，里寒外热，汗出而厥者，通脉四逆汤主之。

通脉四逆汤方

附子 大者一枚，生用　干姜 三两，强人可四两　甘草 二两，炙

上三味，以水三升，煮取一升二合，去滓，分温再服。

【释义】 论寒厥下利阴盛格阳的证治。

"下利清谷"指利下清冷、完谷不化，多因脾肾阳虚，阴寒内盛，腐化无权所致，故曰"里寒"。里寒为何见到"外热"？这种"热"是因为阴寒内盛、格阳于外所致，为真寒假热之象。病情危重，故急用通脉四逆汤，破阴回阳、通达内外。

3. 桃花汤证

17-42 下利便脓血者，桃花汤主之。

桃花汤方

赤石脂 一斤，一半锉，一半筛末　干姜 一两　粳米 一升

上三味，以水七升，煮米令熟，去滓，温服七合，内赤石脂末方寸匕，日三服；若一服愈，余勿服。

【释义】论虚寒下利便脓血的证治。

桃花汤由赤石脂、粳米、干姜组成。方中赤石脂性温而涩，一半入煎，一半为末（少量粉末冲服），可涩肠固脱；干姜守而不走，温中散寒；粳米甘温益气，养胃和中。三药合用，有温摄固脱的功效，适用于虚寒下利。故本证虽然有脓血便，也应腹痛绵绵、喜温喜按，而无里急后重、大便臭秽等症。

4. 诃梨勒散证

17-47 气利，诃梨勒散主之。

诃梨勒散方

诃梨勒十枚，煨

上一味，为散，粥饮和，顿服。疑非仲景方。

【释义】论虚寒性肠滑气利的证治。

与第31条均为气利病证，因虚实不同而治法有异。上条是湿郁而气机不利，故利其小便。本条是中气虚寒，不能固摄，矢气而便出，甚者利下无度、滑脱不禁。治用诃梨勒散温涩固脱、涩肠止利。方中诃梨勒即诃子，煨用专以敛肺涩肠固脱，并用粥饮和服，能益胃肠而健中气。

【应用】诃梨勒散主要用治久泻、下利属气虚不固者。本方药力稍逊，一般多加黄芪、党参、升麻等补气升提，加补骨脂、吴茱萸、肉豆蔻等温肾固涩。

5. 小承气汤证

17-41 下利谵语者，有燥屎也，小承气汤主之。

小承气汤方

大黄四两　厚朴二两，炙　枳实大者，三枚，炙

上三味，以水四升，煮取一升二合，去滓，分温二服。得利则止。

【释义】论燥实内阻、热结旁流的证治。

《伤寒论》云："实则谵语，虚则郑声。"下利而谵语，提示属实热下利、热结旁流，即下利的同时伴有脘腹满硬、按之疼痛、潮热、汗出、尿黄、舌红苔黄燥、脉数有力。治宜通因通用，以小承气汤泻下热结，使之微利，燥屎得去，则谵语除而下利止。

6. 大承气汤证

17-37 下利，三部脉皆平，按之心下坚者，急下之，宜大承气汤。

【释义】论实热下利的证治。

"三部脉皆平"指寸、关、尺三部脉如正常人一样，有力不虚，提示这种下利不是虚寒下利。按之心下坚，指脘腹部硬满疼痛、按之不减，说明为实热积滞，故用大承气汤急下实积，这属于通因通用治法。

17-38 下利，脉迟而滑者，实也。利未欲止，急下之，宜大承气汤。

【释义】续论实热下利的证治。

迟主积滞内停，滑主食积气滞。脉迟而滑，是宿食内停，积滞不去则下利不止，故宜趁正气未虚而急下之，方用大承气汤。

17-39 下利，脉反滑者，当有所去，下乃愈，宜大承气汤。

【释义】论内实下利，脉迟而滑者当下。

下利脉滑，滑主食积气滞，提示宿食停聚，故云"当有所去"，宜大承气汤急下之，通腑泄实，通因通用，邪实去则利自愈。

17-40 下利已差，至其年月日时复发者，以病不尽故也，当下之，宜大承气汤。

【释义】论休息痢的证治。

下利已止，过一段时间却有复发，这是因为疾病的病根未除，多见于休息痢，其特点是痢疾时发时至，发作时腹痛里急、下痢赤白。可用大承气汤治疗，泻下未尽的实邪，以绝其病根。

7. 白头翁汤证

17-43 热利下重者，白头翁汤主之。

白头翁汤方

白头翁二两　黄连　黄柏　秦皮各三两

上四味，以水七升，煮取二升，去滓，温服一升；不愈，更服。

【释义】论湿热下利的证治。

"热利"指出这种下利的性质属热；"下重"即里急后重，多属湿热内蕴，一般表现为下利灼热臭秽，伴口渴欲饮水、心烦、腹痛、舌红、苔黄、脉数等。治用白头翁汤清热燥湿、凉血止利。药用性寒味苦的白头翁，可清泄肠热、凉血止利；秦皮苦寒，清肝胆及大肠湿热，并可凉血坚阴而止利；黄连、黄柏苦寒清热燥湿。四药共同发挥清热燥湿、凉血止利的功效，是治疗湿热利下重的常用方剂。

8. 栀子豉汤证

17-44 下利后更烦，按之心下濡者，为虚烦也，栀子豉汤主之。

栀子豉汤方

栀子｜四枚　香豉｜四合，绵裹

上二味，以水四升，先煮栀子得二升半，内豉，煮取一升半，去滓，分二服，温进一服，得吐则止。

【释义】论下利后热邪内扰、虚烦不安的证治。

本条的"虚烦"之"虚"，不是指正气虚衰，而是指无痰、水、瘀等有形实邪停滞，所以按之柔软。栀子豉汤为清宣郁热的代表方剂，栀子清心除烦，豆豉宣泄胸中郁热，适用于下利后无形邪热内扰胸膈、虚烦不安的病证。

9. 紫参汤证

17-46 下利，肺痛，紫参汤主之。

紫参汤方

紫参｜半斤　甘草｜三两

上二味，以水五升，先煮紫参，取二升，内甘草，煮取一升半，分温三服。疑非仲景方。

【释义】论紫参汤的证治。

紫参汤由紫参、甘草组成。《神农本草经》载紫参"味苦辛寒，主心腹积聚，寒热邪气，通九窍，利大小便"。《中药大词典》拳参："《唐本草》所载紫参及《本草图经》的'晋州紫参'为蓼属拳参组植物，故本品亦即《本草》紫参中的一种。"《中华人民共和国药典》（2020年版）载蓼科植物拳参，性味苦寒，具有清热解毒、消肿止血之功，主治赤痢热泻、肺热咳嗽、口舌生疮、吐血衄血、痔疮出血等。从拳参肺、肠同治的功效来看，与甘草相配清热和中，故本条所讲的下利当属湿热利；关于"肺痛"，据后世注家，一说肺痛，一说腹痛。就临床而言，下利腹痛确实常见，但大肠湿热下利，因肠热迫肺、肺气郁滞作痛，其理亦通。

附方

1.《千金翼》小承气汤

17-48《千金翼》小承气汤：治大便不通，哕数谵语。方见上。

【释义】论《千金翼》小承气汤的主治病证。

此方载于《千金翼方》，治大便不通、哕数、口谵语。药物与《伤寒杂病论》之小承气汤相同，仅分量稍有出入，计厚朴二两（炙）、大黄四两、枳实五枚（炙），方后注煎服法："以水四升，煮取一升二合，分再服当通，不通尽服之。"因小承气汤功在通腑泻热，故可用于肠腑实热、大便秘结的哕证。

2.《外台》黄芩汤

17-49《外台》黄芩汤：治干呕下利。

黄芩　人参　干姜各三两　桂枝一两　大枣十二枚　半夏半升

上六味，以水七升，煮取三升，温分三服。

【释义】《外台》黄芩汤的主治病证。

黄芩汤中以干姜、半夏温胃止呕；人参、大枣温中补脾；桂枝散寒降逆；黄芩苦寒清热。分析本方药物与用量，寒凉药仅黄芩一味，其余药物均属于温中补虚散寒类，且用量远大于黄芩，因此本方适用于寒热错杂而偏于寒盛的干呕下利证。

小结

本篇论呕吐、哕、下利三种病的病因病机、分型证治、治疗禁忌与预后。

呕吐与哕，病位在胃，以胃失和降、气机上逆为核心病机，均分虚实论治。实热呕吐，属胃肠实热积滞、腑气上逆者，治用大黄甘草汤通腑泻热；少阳邪热迫胃者，以小柴胡汤和解少阳、和胃降逆；湿热蕴结、下迫于肠者，用黄芩加半夏生姜汤清热止利、降逆止呕。虚寒呕吐者，若脾胃虚寒，运化失司，以大半夏汤和胃降逆、补虚润燥；脾肾阳虚，阴寒内盛者，以四逆汤回阳救逆。胃热脾寒，升降紊乱者，用半夏泻心汤辛开苦降、寒热同调。属于饮邪为患者，有小半夏汤证、半夏干姜散证、生姜半夏汤证、猪苓散证、茯苓泽泻汤证及吴茱萸汤证：小半夏汤证以饮为主、偏于标实，半夏干姜散证以中焦阳虚为主，生姜半夏汤证则以气机阻滞为重，猪苓散证则以脾虚水停为主，茯苓泽泻汤证则以中阳不运、饮停于胃为主，吴茱萸汤证以肝胃虚寒、寒饮上逆为主。

治疗哕证的方剂有橘皮汤和橘皮竹茹汤：胃寒气逆而哕者，用橘皮汤；胃虚兼热哕逆者，用橘皮竹茹汤。此外，还有里热津伤，兼表邪不解，叶后贪饮，治用文蛤汤。

本篇所论的下利，包括现今临床的泄泻与痢疾，分别介绍了其治则、治禁、预后及证治。实热者，大、小承气汤均用于阳明实热积滞，属通因通用治法。厥阴热利下重者，用白头翁汤清热凉血止利；湿热壅滞下利者，用紫参汤。虚寒，属脾肾阳虚者，用四逆汤温补脾肾；阴盛格阳者，以通脉四逆汤回阳救逆；虚寒下利便脓血者，用桃花汤涩肠固脱；虚寒滑脱气利者，用诃梨勒散涩肠止利。此外，还有下利后无形邪热内扰，虚烦不安者，用栀子豉汤清宣郁热。

疮痈肠痈浸淫病脉证并治第十八

导读

　　本篇收录原文 10 条，载方 6 首，论疮痈、肠痈、金疮、浸淫疮四种病证，因其都属于外科疾病范畴，故合为一篇讨论。

　　疮痈有内痈和外痈两种，本篇所论肠痈，属于内痈之一，载有大黄牡丹汤和薏苡附子败酱散两方论治。此外，对于痈肿成脓，以排脓散治病位偏下偏热者，排脓汤治病位偏上偏寒者。

　　金疮，是指被刀枪剑戟等金属器械损伤所产生的创伤性疾病及其继发的化脓性病变，溃烂成疮者治用王不留行散。

　　浸淫疮是一种因湿热毒邪内盛引起的皮肤肌肉生疮痒痛，以痒痛难忍、浸淫成片为特点，后世又称黄水疮，可用黄连粉治疗。

一、疮痈脉症

18-01 诸浮数脉，应当发热，而反洒淅恶寒[1]，若有痛处，当发其痈。

【词解】

[1]洒淅（xiǎn xī）恶寒：形容如冷水突然洒到身上或冷风吹袭皮肤一样的寒冷感。

【释义】论痈肿初起的脉症。

出现浮数脉，一般都是外感发热的特征性表现，因浮脉主表证、数脉主热证，故云"诸浮数脉，应当发热"。外感表证中以风寒和风热两种证型最为常见：风寒表证，脉应浮紧，以恶寒为主；风热表证，脉应浮缓或浮数，很少见到明显的恶寒。外感表证，营卫郁滞不通，一般会表现出头痛、身痛、骨节疼痛等多部位疼痛。此外，营卫郁滞也可以导致痈肿的发生，尤其是痈肿初起，常表现为脉浮数、发热恶寒，这与外感表证十分相似，如《灵枢·痈疽》云："营卫稽留于经脉之中，则血泣而不行，不行则卫气从之而不通，壅遏而不得行，故热。"《素问·生气通天论》也记载："荣气不从逆于肉理，乃生痈肿。"但痈肿应呈现局部红、肿、热、痛，此即痈肿发生的征兆，故云"若有痛处，当发其痈"。

18-02 师曰：诸痈肿，欲知有脓无脓，以手掩肿上，热者为有脓，不热者为无脓。

【释义】论痈肿有脓无脓的诊察方法。

凡见痈肿，欲知其有脓无脓，可用手轻触痛处，若有热感为有脓。因痈脓的形成是因为营卫阻遏，郁滞在一处，气血不通而生热，热毒炽盛，肉腐成脓，故而发热。反之，若无热感者，则是脓未成。这种有脓无脓的触诊诊察方法，具有一定临床意义。

二、肠痈证治

1. 薏苡附子败酱散证

18-03 肠痈之为病，其身甲错，腹皮急，按之濡，如肿状，腹无积聚，身无热，脉数，此为腹内有痈脓，薏苡附子败酱散主之。

薏苡附子败酱散方

薏苡仁十分　附子二分　败酱五分

上三味，杵为末，取方寸匕，以水二升，煎减半，顿服，小便当下。

【释义】论肠痈脓已成的证治。

肠痈是热毒内聚，血肉腐败成脓。气血为内痈所夺，不得外荣肌肤，故皮肤干燥，失去荣润和光泽，如鳞甲之状。营血结聚于肠内，气血郁滞于里，故而少腹局部腹皮拘急而隆起；肠痈脓肿已成，故腹皮虽紧而隆起，但按之濡软。因热毒蓄结于肠腑，邪热不得外散，故体表发热不明显。本病虽无明显发热，但毕竟因为热毒耗伤气血，故脉数而无力。薏苡附子败酱散中，重用薏苡仁甘淡微寒、排脓利湿；败酱草清热解毒、消痈排脓；佐以附子助阳扶正、托毒散结。三药共同发挥清热解毒、排脓散结、扶正祛邪的功效。

【应用】薏苡附子败酱散除应用于肠痈外，还可用于治疗腹腔、盆腔内的多种慢性化脓性炎症，如慢性盆腔炎、慢性附件炎、卵巢囊肿、前列腺炎、精囊炎等，以及胸腔、心脏相关病变，如胸膜腔脓疡、胸痹等。若瘀热较重，可加牡丹皮、桃仁、冬瓜仁、红藤等；若气血两亏，可加黄芪、党参；腹痛甚者加白芍；发热者加金银花、连翘；局部化脓者加蒲公英、紫花地丁、天花粉等；腹胀明显者加厚朴、炒莱菔子等；大便干者加大黄、芒硝等。

2. 大黄牡丹汤证

18-04 肠痈者，少腹肿痞，按之即痛如淋，小便自调，时时发热，自汗出，复恶寒。其脉迟紧者，脓未成，可下之，当有血。脉洪数者，脓已成，不可下也。大黄牡丹汤主之。

大黄牡丹汤方

大黄四两　牡丹一两　桃仁五十个　瓜子半升　芒硝三合

上五味，以水六升，煮取一升，去滓，内芒硝，再煎沸，顿服之，有脓当下；如无脓，当下血。

【释义】论肠痈脓未成的辨证与治法。

肠痈是因热毒内聚，营卫气血壅结于肠中，导致局部气血瘀滞而致，故而可出现突起的包块。气血瘀阻，不通则痛，病情属实，故而按压时局部疼痛明显，并可放射至前阴部，出现类似淋证般的刺痛感。但肠痈病变在肠腑，并非膀胱，故而以"小便自利"与否以与淋证相鉴别。痈肿郁而化热，迫津外泄，故时时发热、汗自出。肠痈初起，邪正相争，也可症见恶寒，这与肺痈酿脓期"时时振寒"的机理相同。脓未成时，因热伏血瘀，营卫气血通行迟滞，故而脉象多迟紧有力，此时可用大黄牡丹汤泻热解毒、破血消痈。方中大黄、芒硝荡涤实热，活血化瘀，软坚散结，推陈致新；牡丹皮、桃仁凉血活血逐瘀；冬瓜子化浊利湿，排脓散痈。诸药合用，具有泻热解毒、化瘀消痈的功效，可使肠道热毒瘀血从大便而下，适用于肠痈实热瘀结的急证。

【应用】大黄牡丹汤具有泻下瘀积结热的作用，用于治疗急性阑尾炎，肠痈未成脓、轻度化脓，以及阑尾周围脓肿，以实热瘀滞证者疗效尤佳。若腹痛明显加白芍、乳香、没药等；脓成未溃加白花蛇舌草、蒲公英、紫花地丁、败酱草、薏苡仁等；肿块久结不散加穿山甲、皂角刺等。此外，本方还可用于急性胆囊炎、急性肝脓肿、肺脓肿、泌尿系统疾病、妇科病等，证属瘀热毒盛、腑气不通者。

【按语】肠痈脓成与未成的鉴别见表 18-1。

表 18-1　大黄牡丹汤证与薏苡附子败酱散证鉴别

方证名称	证候特点	病因病机	治则治法	方药组成
薏苡附子败酱散证	身甲错，腹皮急，按之濡、如肿状，腹无积聚，身无热，脉数	肠痈脓已成未溃，热毒未尽，阳气不行（痈脓已成、兼阳虚寒湿）	排脓消肿，清热解毒，通阳散结	附子一分、薏苡仁十分、败酱草五分
大黄牡丹汤证	少腹肿痞，按之即痛如淋，发热汗自出，恶寒，小便自调	热毒血结肠中，血瘀成痈，未成脓或初成（里热实证）	泻热逐瘀，消肿散结，攻下通腑	大黄四两、芒硝三合、牡丹皮一两、桃仁五十个、冬瓜子半升

三、金创证治

18-05 问曰：寸口脉浮微而涩，法当亡血，若汗出。设不汗者云何？答曰：若身有疮，被刀斧所伤，亡血故也。

【释义】论金疮出血的脉症。

寸口脉一般候上焦心肺或肌表的病变，浮微是浮而无力之象，主气虚阳浮；涩脉主津血不足。脉浮微而涩，表明气血两亏，卫阳失固，一般应汗出。若不汗出，则可能是被刀斧等利器所伤，失血过多造成的。

1. 王不留行散证

18-06 病金疮，王不留行散主之。

王不留行散方

王不留行十分,八月八日采　　蒴藋细叶十分,七月七日采　　桑东南根白皮十分,三月三日采　　甘草十八分

川椒三分,除目及闭口者,去汗　　黄芩二分　　干姜二分　　厚朴二分　　芍药二分

上九味，桑根皮以上三味烧灰存性，勿令灰过；各别杵筛，合治之为散，服方寸匕。小疮即粉之，大疮但服之，产后亦可服。如风寒，桑东根勿取之。前三

物，皆阴干百日。

【释义】论王不留行散治疗金疮。

金疮即是上条所说的刀枪剑戟等器械所致的外科疾患。由于创伤致使皮肉筋骨损伤，血脉瘀阻，治疗应以活血止血、消肿定痛、续筋接骨为主，可用王不留行散。王不留行性味苦平，功专活血行血、消肿止痛；蒴藋细叶性温味甘而酸，可续筋疗伤、活血散瘀；桑东南根白皮性味甘寒，主伤中、五劳六极羸瘦、崩中、脉绝、补虚益气。以上三味阴干烧灰存性，取其入血止血之功。黄芩、芍药清热和血；干姜、川椒、厚朴辛温散寒，理血行滞；甘草和中生肌而解毒，调和诸药。全方具有化瘀止血、镇痛续筋的功效，可用于创伤溃烂、久不收口的伤科、疡科病证，以及肋间神经痛、月经不调、子宫内膜炎、产后恶露不尽等属于气滞血瘀者。

2. 排脓散与排脓汤证

18-07 排脓散方

枳实十六枚　芍药六分　桔梗二分

上三味，杵为散，取鸡子黄一枚，以药散与鸡黄相等，揉和令相得，饮和服之，日一服。

18-08 排脓汤方

甘草二两　桔梗三两　生姜一两　大枣十枚

上四味，以水三升，煮取一升，温服五合，日再服。

【释义】论排脓散、排脓汤的方药用法。

痈肿起于营卫气血壅滞，久则郁而化热，肉腐成脓，故而治疗痈肿以理气活血排脓为大法。排脓散中，枳实配芍药，行气散结、活血止痛；枳实与桔梗相伍，一升一降，开气行郁化滞，桔梗兼有排脓之功；鸡子黄养血滋阴、扶正祛邪。全方排脓消肿、理气活血、养血生肌，适用于热性痈疡证，以舌红苔黄为要点。

排脓汤中，桔梗、甘草排脓解毒，生姜、大枣调和营卫。四药共同发挥排脓解毒、调和营卫的功效，适用于脓已成而偏寒者，以舌淡苔白为要点。

【应用】以上两方均可用于化脓性病变，如阑尾周围脓肿、急慢性阑尾炎、肺脓肿、肝脓肿或手术后脓液引流不尽、体表化脓性痈疖等。若热毒炽盛者，可加败酱草、薏苡仁、桃仁、金银花、紫花地丁、赤小豆、牡丹皮等，以增强其排脓、解毒之功。若气血两虚，疮疡难以愈合者，可与阳和汤合用。

四、浸淫疮证治（黄连粉证）

18-09 浸淫疮，从口流向四肢者，可治；从四肢流来入口者，不可治。

18-10 浸淫疮，黄连粉主之。方未见。

【释义】 以上两条论浸淫疮的治法和预后。

浸者，浸渍之意；淫者，蔓延之谓。浸淫疮多因湿热火毒而致，表现为皮肤出现顽固的小粟疮，先痒后痛，分泌黄色液体浸渍皮肤，逐渐蔓延遍及全身，故名。病变若从口部起病，然后流散于四肢，是疮毒从中心向外周散，为顺证，可治；相反，若病变从外周四肢逐渐蔓延至口，是毒热渐归于内，此为逆，故云"不可治"。黄连粉方未见，据《桂林古本伤寒论》，此方由黄连十分、甘草十分组成，具有泻火燥湿、解毒杀虫的功效，临床用其制成黄连软膏或粉剂外用治化脓性感染，煎汤内服或灌肠用于肠道炎症，确有疗效。

小结

本篇所论疮痈、肠痈、金疮、浸淫疮均属外科疾病，其中着重论述肠痈。对肠痈的辨证论治和对痈肿的诊断，对临床具有重要指导意义。所创制的大黄牡丹汤、薏苡附子败酱散是治疗肠痈的主方，现代临床用于治疗急慢性阑尾炎具有显著疗效。此外，还论述了应用王不留行散治疗金疮、黄连粉治疗浸淫疮、排脓散和排脓汤辨治金疮成脓者，均对后世有着深远影响。

趺蹶手指臂肿转筋阴狐疝蛔虫病脉证治第十九

导读

本篇共载原文 7 条，方剂 5 首，论趺蹶、手指臂肿、转筋、阴狐疝、蛔虫病五种病证，其中以蛔虫病为重点。以上诸病证候特征各异，不便归类，也无法各自成篇，故在论述杂病后，将其合为一篇讨论。

趺蹶指足踝关节以下的足背强直，或只能前行而不能往后退等筋脉关节运动失常的足部疾病，多由于太阳经脉拘急所致，治宜针刺舒缓筋脉。

手指臂肿指手指与臂部发生肿胀疼痛，并出现震颤、肌肉牵动的病证，其发病多由于风湿痰涎阻滞关节所致，故以祛风消痰、养血通络为主要治则，方如藜芦甘草汤。

转筋指筋脉拘急作痛的病证，可由湿郁化热、吐泻津亏、寒凝筋脉等引起，可用清利湿热、养阴增液、温经散寒等法治疗。

阴狐疝指男性患者阴囊时大时小，并随着阴囊的大小变化而出现以时痛时止为特征的病证，治宜辛温通阳、疏肝理气，方如蜘蛛散。

蛔虫病指患者素有蛔虫寄生，以蛔虫内扰而发生腹部疼痛，甚至吐蛔为特征的肠道寄生虫病。蛔虫窜扰不安，可用甘草粉蜜汤安蛔止痛；寒热错杂者，可用乌梅丸温脏安蛔。

一、跌蹶证治

19-01 师曰：病跌蹶[1]，其人但能前不能却[2]，刺腨[3]入二寸，此太阳经伤也。

【词解】

[1]跌蹶："跌"同"跗"，即足背。蹶，即僵直。跌蹶即足背强直、运动障碍的病证。

[2]却：后退。

[3]腨（shuàn）：小腿肚。

【释义】 论跌蹶的病因和证治。"此太阳经伤也"应在"刺腨入二寸"前，此属倒装句法。

跌蹶是足背强直、运动障碍的一种疾病，其典型症状是患者只能向前行进，而不能向后退。"此太阳经伤也"句，指出本病的病因是足太阳经脉受伤，经气不利。"刺腨入二寸"，即用针刺小腿肚穴位深入二寸，可以起到舒缓筋脉的作用。原文未言具体穴位，后世医家认为以针刺承山穴为宜。

二、手指臂肿证治（藜芦甘草汤证）

19-02 病人常以手指臂肿动，此人身体瞤瞤者，藜芦甘草汤主之。

藜芦甘草汤方： 未见。

【释义】 论手指臂肿动的证治。

手指臂肿动主要表现为手指及上肢臂部肿胀、震颤动摇，身体肌肉微微跳动，多因风湿痰涎阻滞经络所致，治宜藜芦甘草汤涌吐风痰。本方具体药物组成未见，从方名可揣其大略。方中藜芦辛寒大毒，功擅涌吐风痰；甘草能和中安正；两药相伍，应该属于涌吐风痰的方剂。师其法，后世导痰汤、指迷茯苓丸也可辨证选用。

三、转筋证治（鸡屎白散证）

19-03 转筋之为病，其人臂脚直，脉上下行，微弦。转筋入腹者，鸡屎白散主之。

鸡屎白散方

鸡屎白

上一味，为散，取方寸匕，以水六合，和，温服。

【释义】论转筋的证治。

转筋，俗称抽筋，是一种筋脉拘挛、四肢牵引作痛的病证，尤以下肢小腿部腓肠肌痉挛常见，严重时可以从两腿牵引少腹疼痛，称之为转筋入腹。寸、关、尺三部脉象均呈现劲急强直、毫无柔和之象，与痉病的"脉紧而弦，直上下行"相同。

鸡屎白性寒下气，祛湿、通利二便。《名医别录》记载鸡屎白可治转筋、利小便，其治疗的病证当以湿浊化热伤阴为宜。清代著名医家王孟英有蚕矢汤（晚蚕沙、生薏苡仁、大豆黄卷、木瓜、黄连、制半夏、黄芩、通草、栀子、吴茱萸），用治湿热内蕴所致霍乱吐泻腹痛、肢冷转筋；转筋属肝经虚寒者可选当归四逆汤加减，属阴阳两虚者宜芍药甘草附子汤加减。

四、阴狐疝证治（蜘蛛散方）

19-04 阴狐疝气者，偏有小大，时时上下，蜘蛛散主之。

蜘蛛散方

蜘蛛十四枚,熬焦　桂枝半两

上二味，为散，取八分一匕，饮和服，日再服。蜜丸亦可。

【释义】论阴狐疝气的证治。

阴狐疝气，俗称狐疝，是一种阴囊偏大偏小、时上时下的病证，犹如狐狸一样出没无常，故名。阴狐疝气每因安卧时缩入腹内，起立或行走时则下坠于阴囊，轻者仅有坠胀感，重者可牵引少腹剧痛，多为寒气凝于厥阴肝经所致。

蜘蛛散中，蜘蛛性微寒有小毒，熬焦令其毒减寒消，功善破结利气；配桂枝辛温通利，引入厥阴肝经以散寒气。两药配伍，发挥辛温通利、破郁结、散寒气的功效，可治疗阴狐疝。后世常用天台乌药散、当归四逆加吴茱萸生姜汤等治疗本病。

五、蛔虫病证治

19-05 问曰：病腹痛有虫，其脉何以别之？师曰：腹中痛，其脉当沉，若弦，反洪大，故有蛔虫。

【释义】论蛔虫病腹痛的脉诊。

腹痛是蛔虫病的主要症状，同时也可见于其他疾病，所以需要加以鉴别。若脉沉或弦者，多属里寒或气机郁滞。若腹中痛、脉反洪大，又不见热性症状，这是蛔虫扰动、气机逆动的征象。当然，诊断蛔虫病，不能仅仅凭据脉象，临床还需要结合其他体征或检查，如白睛有蓝色斑点、下唇内表皮黏膜有半透明状颗粒、面部有浅色团状白斑、嗜食异物、鼻孔瘙痒、睡中龁齿、吐蛔、大便排出蛔虫等。现代医学 X 线检查可见蛔虫阴影、患者粪便或呕吐物中有蛔虫卵或成虫则是诊断蛔虫病的直接证据。

1. 甘草粉蜜汤证

19-06 蛔虫之为病，令人吐涎，心痛，发作有时。毒药不止，甘草粉蜜汤主之。

甘草粉蜜汤方

甘草_{二两}　粉_{一两}　蜜_{四两}

上三味，以水三升，先煮甘草，取二升，去滓，内粉、蜜，搅令和，煎如薄粥，温服一升，差即止。

【释义】论蛔虫病的证治。

《灵枢·口问》载："虫动则胃缓，胃缓则廉泉（注：指舌背面的金津、玉液穴）开，故涎下。"心痛即上腹部疼痛。蛔虫乱于肠则腹痛，上扰于胆则上腹剧痛，虫入胃中则吐蛔。蛔虫扰动则疼痛发作，静止时则疼痛停止，所以发作有时。"毒药不止"，指已经用过一般的杀虫药治疗蛔虫而没有取得效果，可改用甘草粉蜜汤。方中粉有米粉、铅粉之说。如果为铅粉，与甘草、蜂蜜共煎，难以"煎如薄粥"。如果仅为米粉，但本方又无杀虫之力。有学者提出，"粉"当为"官粉"，系铅粉、豆粉、蛤粉按4：1：1混合而成，与甘草、蜂蜜共煎，又有豆粉，自然能煎如薄粥，取"笑里藏刀"之计，于甘缓中寓杀虫的功效。因铅粉有毒，故云"差即止"。

2. 乌梅丸证

19-07 蛔厥者，当吐蛔。今病者静而复时烦，此为脏寒，蛔上入膈，故烦，须臾复止，得食而呕，又烦者，蛔闻食臭出，其人当自吐蛔。蛔厥者，乌梅丸主之。

乌梅丸方

乌梅三百个　细辛六两　干姜十两　黄连一斤　当归四两　附子六两,炮　川椒四两,去汗　桂枝六两　人参　黄柏各六两

上十味，异捣筛，合治之，以苦酒渍乌梅一宿，去核，蒸之五升米下，饭熟捣成泥，和药令相得，内白中，与蜜杵二千下，丸如梧子大，先食饮服十丸，日三服，稍加至二十丸。禁生冷滑臭等食。

【释义】论蛔厥的证治。

蛔厥是因蛔虫内扰而剧烈腹痛，甚至因此而四肢厥冷、冷汗淋漓。但诊断蛔厥需要注意几点：首先患者应当有吐蛔史。其次，时烦时止，这是因为蛔虫本来寄生在肠道，喜温而恶寒，若脾虚肠寒，蛔虫避寒就温而向上窜扰，故而发烦；蛔虫得温而安，故须臾复止。得食而呕，又烦者，系蛔闻食香，复上而求食，因此烦闷又作，严重者蛔可随胃气上逆而吐出。治用乌梅丸温脏安蛔。

乌梅丸，重用乌梅为君，用醋浸则更益其酸，味酸入肝，能生津液、益肝阴、止烦渴、涩肠止泻、安蛔止呕。当归补血养肝，与乌梅相伍可养肝阴、补肝体；附子、干姜、桂枝温经回阳以制其寒；辅以川椒、细辛味辛性散，能驱杀蛔虫、通阳破阴；黄连、黄柏泻热于上，并可驱蛔虫下行；人参益气健脾，培土以制肝木。用白蜜、米饭甘甜为丸，不仅养胃气，且可作驱蛔之诱饵。本方酸苦辛甘并投，寒温功补兼用，以其酸以安蛔、辛以伏蛔、苦以下蛔，故为安蛔驱蛔良方。

【应用】乌梅丸不仅可以温脏驱蛔，同时是厥阴病寒热错杂证的主方，还可用于治疗久利。本方邪正兼顾、寒热并用，可用于抑郁症、神经性腹痛、神经性眩晕等神经系统疾病，复发性口疮、口腔溃疡、胃脘痛、溃疡性结肠炎、肠易激综合征等消化系统疾病，慢性前列腺炎、糖尿病神经源性膀胱炎、尿失禁、肾病综合征等泌尿系统疾病，崩漏、不孕、更年期综合征、痛经等妇科疾病。口腔扁平苔藓、慢性荨麻疹、蛇串疮等皮肤疾病，加减应用每能取得较好的疗效。

小结

    本篇在论述杂病之后，将不便归纳的跌蹶、手指臂肿、转筋、阴狐疝和蛔虫病合为一篇加以论述，以蛔虫病为重点。

    跌蹶以足背强直、行动不便为主症，病因为足太阳经脉受伤，可刺足太阳经穴治疗。

    手指臂肿以手指、臂部肿胀疼痛，甚或出现震颤，病因为风湿痰涎阻滞筋脉关节，治宜祛风消痰通络，载有藜芦甘草汤，后世医家推荐用导痰汤或指迷茯苓丸。

    转筋以四肢突然发生拘挛掣痛为主症，多因筋脉失养所致，载有鸡屎白散方，后世有蚕矢汤。

    阴狐疝以阴囊时大时小、伴发拘挛疼痛为主症，治宜辛温通阳、疏肝理气，方用蜘蛛散。

    蛔虫病以脐腹部剧烈疼痛、伴吐蛔为主症，本篇载有甘草粉蜜汤、乌梅丸两方，均重在温脏安蛔。

妇人妊娠病脉证并治第二十

导读

本篇专论妇人妊娠病的辨证论治，原文共计 11 条，载方 10 首。

妊娠病指妊娠（即怀孕）期间，由于机体生理上的特殊变化，出现的一些与妊娠有关的疾病。就本章内容而言，包括妊娠早期的诊断、妊娠与癥病的鉴别、妊娠呕吐、妊娠腹痛、妊娠下血、妊娠小便难、妊娠水气及妊娠养胎等，对中医妇科的发展有很大影响。

一、妊娠恶阻证治

1. 桂枝汤证

20-01 师曰：妇人得平脉[1]，阴脉小弱[2]，其人渴，不能食，无寒热，名妊娠，桂枝汤主之。方见下利中。于法六十日，当有此证，设有医治逆者，却一月，加吐下者，则绝之。

【词解】

[1]平脉：指无病之脉。

[2]阴脉小弱：尺脉微小细弱。

【释义】论妊娠的诊断及恶阻轻证的调治。

处于生育年龄的已婚妇女，无疾病原因而月经过期一月不至，脉象和缓、至数分明，唯有尺部脉微弱，出现口渴、不欲食，未见形寒发热，应考虑妊娠。这是因为妊娠初期，血聚养胎，阴血一时不足，故口渴；而胞络系于肾，尺脉主肾，故尺脉稍显弱象。这是处于生育年龄已婚妇女在初孕时的正常现象，又叫妊娠反应，呕吐重者称为妊娠恶阻。一般情况下，应当在孕60天左右出现上述证候。妊娠恶阻，轻证一般可自行缓解，少数较重的，可以用桂枝汤调和气血、和胃降逆。假若医生不知道这是妊娠反应而妄加误治，延误病情，甚至施以吐下法治疗，脾胃受损，气血生化不足，胎失荣养，可引起胎动或流产。

2. 干姜人参半夏丸证

20-06 妊娠呕吐不止，干姜人参半夏丸主之。

干姜人参半夏丸方

干姜　人参各一两　半夏二两

上三味，末之，以生姜汁糊为丸，如梧子大，饮服十丸，日三服。

【释义】论妊娠恶阻重证的证治。

妊娠恶阻常见于怀孕初期，一般持续时间不长，可自行缓解。若"呕吐不止"，呕吐持续较长时间，妊娠反应较重，则需要辨证施治。本条叙证精简，需要根据治疗恶阻所用的干姜人参半夏丸推测其证候类型。干姜人参半夏丸中，人参、干姜，即半个理中汤，可温补中气；半夏、生姜汁，有小半夏汤之意，可散饮降逆止呕。由此可知其治疗的妊娠恶阻，当属脾胃虚寒、寒饮中阻所致，推知孕妇的呕吐物多为清水黏液，或口内清涎上泛，或唾液津津，口不渴，喜热饮，或可兼见头眩心悸、舌淡苔白滑、脉弦或细滑等。

【应用】用半夏治疗妊娠恶阻，历代医家多有争议，如《名医别录》《珍珠囊补遗药性赋》等将半夏列为妊娠禁忌或慎用药，《备急千金要方》《妇人良方大全》等医籍中，又不乏用半夏治疗妊娠呕吐的记载。半夏为温中化饮之要药，尤适于胃虚寒饮所致的呕吐，故本方可用于脾虚腹泻、反胃、腹痛、痰饮眩晕等证属中虚饮停者。若用于妊娠呕吐，除对症用药外，还要注意通过合理配伍和炮制减少半夏的毒性。

【按语】妊娠恶阻轻、重证的鉴别见表20-1。

表 20-1　妊娠恶阻两方证鉴别

方证名称	证候特点	病因病机	治则治法	方药组成
桂枝汤证（轻证）	妊娠不能食，无寒热，口渴但饮水不多，或呕逆，阴脉小弱	胃气虚弱，阴阳失调（恶阻轻证）	调和阴阳，和胃降逆	桂枝三两、芍药三两、炙甘草二两、大枣十二枚、生姜三两
干姜人参半夏丸证（重证）	妊娠呕吐不止，多呕吐清水涎沫，口淡不渴，舌淡苔白滑	寒饮中阻，脾胃虚寒（恶阻重证）	温中散寒，化饮降逆	干姜一两、人参一两、半夏二两，生姜汁糊为丸

二、妊娠下血及腹痛证治

1. 桂枝茯苓丸证

20-02　妇人宿有癥病[1]，经断未及三月，而得漏下[2]不止，胎动在脐上者，为癥痼害。妊娠六月动者，前三月经水利时，胎也。下血者，后断三月衃[3]也。所以血不止者，其癥不去故也，当下其癥，桂枝茯苓丸主之。

桂枝茯苓丸方

桂枝　茯苓　牡丹去心　桃仁去皮尖，熬　芍药各等分

上五味，末之，炼蜜和丸，如兔屎大，每日食前服一丸。不知，加至三丸。

【词解】

[1]癥病：指腹中有形、固定不移的包块。

[2]漏下：指非经期阴道流血，量少而淋漓不止。

[3]衃（pēi）：即内结的瘀血，为癥痼的互词。

【释义】论癥病和妊娠的鉴别以及癥病的治法。

妇人素有癥病，若经闭不到三个月，便出现阴道流血不止，同时感觉脐上有类似"胎动"的感觉，这是素有的癥瘕痼疾所导致，不是妊娠胎漏。这是因为妊娠胎动应在脐下，一般在孕后四五个月才会出现，所以这种闭经三个月、脐上跳动的不是妊娠，所以说"为癥痼害""其癥不去故也"。自"妊娠六月动者"至"后断三月衃也"为插入语，论述了正常妊娠与癥瘕为病的不同之处，即若停经六个月左右出现胎动，而且在停经前三个月月经一直正常，当属正常妊娠。假如平

素月经不调，时有下血，停经后即"后断"三个月，又下紫暗瘀血，这是癥积为害。既然"血不止"是癥病所致，因此其治疗应该消除癥积，使瘀血去，新血可生，下血得止，方用桂枝茯苓丸。方中以桂枝、芍药通调血脉；桃仁、牡丹皮活血化瘀消癥；茯苓利水以和血脉；炼蜜和丸、调和药性，意在缓缓消癥，祛邪而不耗伤正气。

【应用】桂枝茯苓丸为治疗各种妇科疾病的常用方剂之一，古代医籍记载其用于治疗小产胎死腹中，或妊娠后误服草药或毒物而下血者，或候产母腹痛腰痛，或胎衣不下者，临床辨证要点是小腹包块疼痛拒按，下血色晦暗而有瘀块、舌质紫暗、脉沉涩等。现今临床凡妇人经、胎、产属瘀血阻滞胞宫者，皆可用之，如月经不调、闭经、痛经、子宫内膜炎、输卵管卵巢炎、子宫肌瘤、卵巢囊肿等；还可用于术后肠粘连、甲状腺增生、前列腺增生、肝脾肿大、血栓性静脉炎、腰肌劳损等属于寒凝瘀结或痰湿瘀结的病证。

2. 附子汤证

20-03 妇人怀娠六七月，脉弦，发热，其胎愈胀，腹痛恶寒者，少腹如扇[1]，所以然者，子脏[2]开故也，当以附子汤温其脏。方未见。

【词解】

[2]少腹如扇（shān）：形容少腹部发凉怕冷如被风吹的样子。

[3]子脏：子宫。

【释义】论妊娠阳虚寒盛腹痛的证治。

妊娠六七月，由于阳虚寒盛，寒凝气滞，故腹痛而脉弦；"脏寒生满病"，故自觉胎愈胀大；阳虚失温，故而恶寒、少腹作冷犹如阵阵被风扇动。"所以然者，子脏开故也"是胞宫虚寒病因的概括。证属阳虚寒盛，治用附子汤温阳散寒、暖宫安胎。附子汤有方名而无药，有医家认为可用《伤寒论》附子汤。

3. 芎归胶艾汤证

20-04 师曰：妇人有漏下者，有半产[1]后因续下血都不绝者，有妊娠下血者，假令妊娠腹中痛，为胞阻[2]，胶艾汤主之。

芎归胶艾汤方

川芎　阿胶　甘草各二两　艾叶　当归各三两　芍药四两　干地黄四两[3]

上七味，以水五升，清酒三升，合煮取三升，去滓，内胶，令消尽，温服一升，日三服。不差，更作。

【词解】

[1]半产：小产，指妊娠第 12～28 周内，胎儿已经成形，未足月而殒堕。

[2]胞阻：此处指妊娠腹痛伴下血。

[3]四两：底本无用量。据《外台秘要》卷三十三胶艾汤方补。

【释义】 论冲任虚寒所致妇人常见三种下血的证治。

女子以肝为先天、以血为用，正常情况下除月经按时来之外，其他下血均为异常。本条列举了妇人下血的三种情况：其一，经血非时而下、淋漓不断的漏下；其二，半产后下血不断；其三，妊娠下血伴腹痛的"胞阻"。以上三种下血病情虽然不同，但病机都属于冲任虚寒，阴血不能内守，所以均用胶艾汤温补冲任、养血止血。方中四物汤养血和血，阿胶养阴止血，艾叶温经暖宫，甘草调和诸药，清酒温经和血；诸药合用，能养血止血、暖宫调经、止痛安胎、调理冲任。

【应用】 胶艾汤常用于治疗妇科多种病证，如崩漏、产后恶露不绝、功能性子宫出血、宫外孕、先兆流产，以及血小板减少性紫癜、胃溃疡出血等，属冲任脉虚、气血两亏、血分虚寒者。肾虚加菟丝子、续断、桑寄生、杜仲；脾虚气血两亏者加党参、白术、山药、陈皮、砂仁等；便秘加黑芝麻、火麻仁、肉苁蓉等；肝气郁结加黄芩、荆芥、栀子、地榆等。

4. 当归芍药散证

20-05 妇人怀妊，腹中疠痛[1]，当归芍药散主之。

当归芍药散方

当归三两　芍药一斤　川芎半斤,一作三两　茯苓四两　白术四两　泽泻半斤

上六味，杵为散，取方寸匕，酒和，日三服。

【词解】

[1]疠（jiǎo）痛：指腹中拘急疼痛；疠亦读 xiǔ，指绵绵作痛。

【释义】 论肝脾不和所致妊娠腹痛的证治。

本条叙证精简，可以方测证。当归芍药散有四物汤、五苓散合方加减之义，重用芍药养血柔肝、缓急止痛，配伍当归补血活血、川芎行血中之气；白术健脾运湿；茯苓、泽泻渗湿泄浊。如此配伍，共同发挥养血疏肝、健脾利湿的功效。本着方证相应的原则，其所治疗的妊娠腹痛则是由肝脾不和引起。胎为气血所养，怀孕后，若孕妇气血素来不足，常因血聚胞中养胎，导致肝血不足，肝失条达，气血瘀滞，则见腹中绵绵而痛，或拘急而痛；如脾气不足，健运失司，则湿浊内生，可见体倦、浮肿、白带量多、小便不利、泄泻等。因此，本病因肝虚气郁而致血滞，脾虚气弱而致湿停，属于肝病及脾、肝脾失调的妊娠腹痛。

【应用】此方为治疗妇女肝脾不和而致腹痛的良方，体现了肝脾两调、血水共治的法则。可拓展应用于妊娠高血压综合征、月经不调、痛经、经行泄泻、经行水肿、带下、不孕等妇科病证，水肿、慢性肾炎、前列腺增生、慢性膀胱炎、眩晕等内科疾病，证属肝血亏虚、水湿内停、肝脾不和者。

三、妊娠小便难证治

1. 当归贝母苦参丸证

20-07 妊娠小便难，饮食如故，当归贝母苦参丸主之。

当归贝母苦参丸方：男子加滑石半两。

当归　贝母　苦参各四两

上三味，末之，炼蜜丸如小豆大，饮服三丸，加至十丸。

【释义】论妊娠血虚热郁小便难的证治。

妊娠小便难，是指妊娠期间出现小便不利，或淋沥不畅，常伴有尿道灼热涩痛，后世称之为"子淋"。本条指出以当归贝母苦参丸治疗妊娠小便难，方中当归补血润燥，贝母利肺气而通利小便，苦参清利湿热，三药共同发挥养阴润燥、清利湿热的功效，以方测证可知，本证是因血虚而湿热下注膀胱所致。

【应用】现今临床用当归贝母苦参丸治疗淋病、肾盂肾炎、崩漏、前列腺炎、慢性结肠炎久痢等病证，症见小便不利、尿黄而少、有涩痛感，小腹作胀或会阴部隐痛坠胀，舌苔黄腻，脉象细数或弦等，凡属血虚热郁、下焦湿热蕴结者，可据症灵活加减。

2. 葵子茯苓散证

20-08 妊娠有水气，身重[1]，小便不利。洒淅恶寒[2]，起即头眩，葵子茯苓散主之。

葵子茯苓散方

葵子一斤　茯苓三两

上二味，杵为散，饮服方寸匕，日三服，小便利则愈。

【词解】

[1]身重：指水湿泛滥肌肤而身肿，兼身体沉重。

[2]洒淅恶寒：形容犹如冷水喷洒一般恶寒。

【释义】论妊娠小便不利的证治。

"水气"指水寒之气，蕴有气化不利之意。此证多因胎气影响，膀胱气化受阻，水湿停聚所致。因气化不利，水停湿聚，故而身肿，并自觉身体沉重。气化不利，则小便不利；水停而卫气不行，故身体如冷水喷洒般恶寒；水气内停，清阳不升，故起则头眩。证属气化受阻、水湿停聚，治用葵子茯苓散利水通阳。重用葵子通窍利水；辅以茯苓健脾渗湿。若小便通利，水有去路，阳气得通，则诸症可消。有医家指出葵子性滑利窍，易坠胎，用之宜慎；后世有采用行气渗湿法治疗者，方如茯苓导水汤。

四、妊娠养胎证治

1. 当归散证

20-09 妇人妊娠，宜常服当归散主之。

当归散方

当归　黄芩　芍药　川芎各一斤　白术半斤

上五味，杵为散，酒饮服方寸匕，日再服。妊娠常服即易产，胎无疾苦。产后百病悉主之。

【释义】论当归散可以养胎。

当归散以当归、芍药养血调肝，川芎行气血之滞，白术健脾除湿，黄芩苦寒坚阴、清热燥湿，诸药合用，具有养血调肝、健脾清热利湿的功效。由此可见，本条所提出的"妇人妊娠，宜常服当归散"，针对的应是胎动不安证属血虚脾虚、湿滞郁热者。

【应用】当归散除用于妊娠保胎外，还可用于治疗习惯性流产、产后身热、盆腔炎、崩漏等证属血虚湿热者，方中川芎用量宜少，并可酌加菟丝子、续断、桑寄生等。

2. 白术散证

20-10 妊娠养胎，白术散主之。

白术散方[1]

白术四分　川芎四分　蜀椒三分,汗　牡蛎二分上四味，杵为散，酒服一钱匕，日三服，夜一服。但苦痛，加芍药；心下毒痛，倍加川芎；心烦吐痛，不能食饮，加细辛一两、半夏大者二十枚，服之后，更以醋浆水服之。若呕，以醋浆水服之；复不解者，小麦汁服之；已后渴者，大麦粥服之。病虽愈，服之勿置。

【词解】

[1]白术散方：原白术、川芎、牡蛎下无剂量，据《外台秘要》卷三十三引《古今录验》白术散方补。

【释义】论白术散可以养胎。

白术散以白术为主药，健脾运湿；川芎养血行血；蜀椒温中散寒；牡蛎镇逆固胎；四药共同发挥健脾温中、散寒除湿的作用。由此可见，本条所提出的"妇人养胎，白术散主之"，针对的应是胎动不安证属脾虚寒湿者。

【应用】白术散适用于素体中虚有寒或恣食生冷，脾虚寒湿内生，胎动不安者或习惯性流产等，以脘腹疼痛、呕恶吐涎、舌淡苔白腻为主症。

【按语】当归散与白术散均为安胎之剂，均有调理肝脾的功效，二者的区别是当归散偏于调肝养血，适用于血虚而湿热不化证；白术散偏于温中健脾，适用于脾虚寒湿偏盛证（表 20-2）。

表 20-2　当归散证与白术散证鉴别

方证名称	证候特点	病因病机	治则治法	方药组成
当归散证	胎动不安,体型偏瘦,伴神疲肢倦、口干口苦、纳少、面黄、舌尖微红苔薄黄	脾虚血虚,湿热不化	养血健脾,清化湿热	当归一斤、黄芩一斤、芍药一斤、川芎一斤、白术半斤
白术散证	胎动不安,体型偏胖,伴脘腹疼痛、恶心呕吐、不思饮食、肢倦、便溏、带下量多,舌淡苔白腻	胎气不和,脾虚寒湿	温中除湿,健脾安胎	白术四分、川芎四分、蜀椒三分、牡蛎二分

20-11　妇人伤胎，怀身腹满，不得小便，从腰以下重，如有水气状，怀身七月，太阴当养不养，此心气实，当刺泻劳宫及关元，小便微利则愈。

【释义】论妊娠伤胎的证治。

"伤胎"指妊娠期间脏腑功能失调，导致胎失所养而引发的病证。按中医学逐月分经养胎之说，怀孕七个月，应当是手太阴肺经养胎之时，若此阶段心火炽盛，克伐肺金，肺失治节，精微失于敷布，则胎失所养；肺水之上源，失于通调，水湿泛溢，则腹部胀满、小便不通、腰以下沉重，如患水气病。治宜针刺劳宫、关元两穴，劳宫为手厥阴心包经荥穴，刺之可清心泻火；关元为小肠经募穴，刺之可行气利水。

小结

本章论述妊娠恶阻、妊娠腹痛、妊娠下血、妊娠小便难以及胎动不安的辨证论治，以及妊娠诊断和养胎法。

妊娠恶阻轻证，因脾胃不和、营卫不和者，宜用桂枝汤；恶阻重证，因脾胃虚弱、寒饮内停者，治用干姜人参半夏丸。

妊娠腹痛，属阳虚寒盛者，治用附子汤温阳散寒；冲任虚寒者，治以芎归胶艾汤；肝脾不和者，用当归芍药散养肝健脾。

妊娠下血，若素有癥积，方用桂枝茯苓丸；若冲任不固，方用芎归胶艾汤。

妊娠小便难，若血虚热郁者，方用当归贝母苦参丸；若水气内停者，用葵子茯苓散。

胎动不安，证属血虚湿热者，用当归散；证属脾虚寒湿者，用白术散。

妇人产后病脉证治第二十一

导读

本篇原文共计13条，载方11首，专论妇人产后常见病的证治。首先提出产后多虚多瘀的病机特点，继而依次论述了产后三大证、产后腹痛、产后中风、产后下利、产后呕逆等的辨证论治，强调产后虽然多虚，但不要动辄温补，而是要辨证论治；体现了既要照顾气血亏虚的特点，又要根据病情，可汗则汗，当下则下，宜消则消，对后世论治产后诸病具有重要指导意义。

一、产后三大证证治

21-01 问曰：新产妇人有三病，一者病痉，二者病郁冒[1]，三者大便难，何谓也？师曰：新产血虚、多汗出，喜中风，故令病痉；亡血复汗，寒多，故令郁冒；亡津液，胃燥[2]，故大便难。

【词解】

[1]郁冒：指头昏目眩。

[2]胃燥：指胃肠失濡而致大便燥结。

【释义】论产后痉病、郁冒、大便难的病机。

产后痉病的形成，是由于产后失血，营卫俱虚，腠理不固，外感风邪而致。

风为阳邪，容易化燥伤阴，使筋脉失养，因而出现挛急抽搐，甚至角弓反张、口噤不开，而形成痉病。产后郁冒是由于产后亡血复汗，亡血伤津，复汗又耗伤阳气，寒邪乘虚而入，表气郁闭，里气不宣，更因血亏阴虚，阳气偏盛而上厥，故见头昏目眩、郁闷不适等症。产后大便难则是由于产后失血，且多汗伤津，血虚津枯，胃肠失于濡润，传导失司而成。

以上三种病证，都是妇人产后的常见病证，虽然临床表现不同，但在病机上都有亡血伤津耗气的共性，由此也产生了治疗上都需要照顾血虚津亏的核心原则。关于产后痉病的治疗，本篇未载方药，根据产后阴血亏虚的特点，后世有医家主张用三甲复脉汤加天麻、钩藤等育阴滋液、柔肝息风。

1. 小柴胡汤证

21-02 产妇郁冒，其脉微弱，呕不能食，大便反坚，但头汗出，所以然者，血虚而厥，厥而必冒[1]。冒家欲解，必大汗出[2]。以血虚下厥，孤阳上出[3]，故头汗出。所以产妇喜汗出者，亡阴血虚，阳气独盛，故当汗出，阴阳乃复。大便坚，呕不能食，小柴胡汤主之。方见呕吐中。

【词解】

[1]血虚而厥，厥而必冒：血虚而阳气上逆，进而导致郁冒。

[2]大汗出：指相对"头汗出"，表现为周身汗出，有阴阳调和之意。

[3]孤阳上出：指阳气独盛的意思。

【释义】论产后郁冒的证治。

如前所述，产妇郁冒是由于产后亡血伤津，复感寒邪，邪气闭阻，阳气上逆所致，故见头昏目眩、郁闷不舒。由于津亏血少，阳气因而相对偏盛，偏盛之阳上逆，故而但头汗出。邪气内阻，气机郁闭，胃失和降，则呕不能食；津亏肠燥，故大便难；气血不足则脉微弱。

欲使郁冒病解，应当全身汗出津津，使阴阳恢复相对平衡状态，此即"冒家欲解，必大汗出"之意。而对郁冒兼见呕不能食、大便秘结，属血虚津伤、邪阻气机、胃失和降者，治用小柴胡汤和利枢机、扶正达邪，使枢机调和，则郁冒诸症可解。正如《伤寒论》第230条小柴胡汤证所云"上焦得通，津液得下，胃气因和，身濈然汗出而解"，故云"小柴胡汤主之"。

2. 大承气汤证

21-03 病解能食，七八日更发热者，此为胃实，大承气汤主之。方见痉病中。

【释义】论郁冒解除后转为阳明腑实的证治。

产后郁冒，本有呕不能食，服用小柴胡汤后胃气已和，故而呕止能食，郁冒病解。若七八日以后，又出现发热，恐是未尽的余热与没有消化的食滞相搏结，转为阳明腑实证，故治以大承气汤攻泻实热、荡涤实邪。当然应用大承气汤攻下，应有腹部满痛拒按、大便秘结、脉沉而有力、苔黄厚等症，否则不可妄行攻下。

二、产后腹痛证治

1. 当归生姜羊肉汤证

21-04 产后腹中痞痛，当归生姜羊肉汤主之。并治腹中寒疝，虚劳不足。

当归生姜羊肉汤方：见寒疝中。

【释义】论产后血虚里寒腹痛的证治。

产后气血不足，冲任空虚，寒邪乘虚入里，凝滞不行，导致腹中挛急疼痛、喜温喜按，治用当归生姜羊肉汤补虚散寒、通络止痛。药用当归补血养血；生姜温中散寒；妙用羊肉大补气血，是《素问·阴阳应象大论》"形不足者，温之以气；精不足者，补之以味"的具体体现。凡血虚兼寒者，不论产后腹痛、寒疝腹痛，还是虚劳腹痛，皆可以本方加减治疗。

2. 枳实芍药散证

21-05 产后腹痛，烦满不得卧，枳实芍药散主之。

枳实芍药散方

枳实_{烧令黑,勿太过}　芍药_{等分}

上二味，杵为散，服方寸匕，日三服，并主痈脓，以麦粥下之。

【释义】论产后气血郁滞成实的腹痛证治。

产后具有多虚多瘀的特点，上条当归生姜羊肉汤主治的产后腹痛，证属血虚寒凝。本条腹痛与烦满不得卧并见，病属里实，但本证为产后气血郁滞而成，不同于阳明里实，故治用枳实芍药散。取枳实行气散结，烧黑则入血分行瘀滞；芍药和血行滞，缓急止痛；以大麦粥和胃安中；三药共同发挥行气散结、和血止痛的功效，故而适用于产后腹痛证属气血郁滞者。

3. 下瘀血汤证

21-06 师曰：产妇腹痛，法当以枳实芍药散，假令不愈者，此为腹中有干血[1]着脐下，宜下瘀血汤主之。亦主经水不利。

下瘀血汤方

大黄三两　桃仁二十枚　䗪虫二十枚,熬,去足

上三味，末之，炼蜜和为四丸，以酒一升，煎一丸，取八合，顿服之，新血[2]下如豚肝。

【词解】

[1]干血：指陈旧性瘀血。

[2]新血：指服药后新攻下的瘀血。

【释义】论产后瘀血内结而腹痛的证治。

产后腹痛属气滞血瘀者，可用枳实芍药散行气散结、和血止痛。如果药后腹痛仍未痊愈者，这恐怕是有陈旧性瘀血内结于腹，枳实芍药散已经不能胜任。因瘀阻较重，故用下瘀血汤攻下瘀血。药用大黄荡逐瘀血，推陈出新；桃仁化瘀润燥；䗪虫破血逐瘀。三药合用，破血之力峻猛，为防止伤正，以蜜为丸，使其缓缓发挥药力；又用酒煎丸，不但能行气活血，更能引药入血分而发挥作用。药后如果见到排出色如猪肝的瘀血，则是体内停留的瘀血被攻下的验证。

【应用】下瘀血汤为攻下逐瘀的基础方，可用于产后恶露不下、闭经、盆腔炎、宫外孕等病证，常与桂枝茯苓丸、四君子汤、当归补血汤等合用，或据症加牛膝、当归、香附、蜈蚣、丹参、鳖甲等理气活血、软坚散结之品，用于治疗多种与瘀血有关的病证，以瘀血蓄积、久病体实者为最宜，常见刺痛拒按、痛处固定不移、按之有块、舌紫暗有瘀斑瘀点等症。

4. 大承气汤证

21-07 产后七八日，无太阳证，少腹坚痛，此恶露不尽[1]。不大便，烦躁发热，切脉微实，再倍发热，日晡时[2]烦躁者，不食，食则谵语，至夜即愈，宜大承气汤主之。热在里，结在膀胱[3]也。方见痉病中。

【词解】

[1]恶露不尽：指产妇分娩后恶露排出不畅，未能去尽。

[2]日晡时：指下午3～5点。

[3]膀胱：此处泛指下焦。

【释义】论述产后瘀血内阻兼阳明里实的证治。

产后七八日，无太阳表证，症见少腹坚痛，应当考虑是产后恶露排出未尽，瘀血内阻于胞宫，可用破血逐瘀的下瘀血汤治疗。若兼有不大便、烦躁发热且下午3～5点加剧，不能饮食、食则谵语，脉数实者，则属于实热结于阳明的腑实证。这种情况是不仅有瘀血内阻于胞宫，同时有燥实内结于肠腑，可以用大承气汤治疗，既能使胃肠实热去，又可使下焦瘀血行。

【按语】产后腹痛四方证的鉴别见表21-1。

表 21-1　产后腹痛四方证鉴别

方证名称	证候特点	病因病机	治则治法	方药组成
当归生姜羊肉汤证	腹中绵绵作痛或拘急感，喜温喜按	血虚里寒	养血补虚，温中散寒	当归三两、生姜五两、羊肉一斤
枳实芍药散证	腹胀疼痛，心烦胸满不得卧	气血郁滞	行气散结，和血止痛	枳实烧令黑、芍药等分；杵为散，服方寸匕，以麦粥下之
下瘀血汤证	腹部刺痛拒按，或有硬块	瘀血内阻	破血逐瘀止痛	大黄三两、桃仁二十枚、䗪虫二十枚，炼蜜为丸，酒煎服
大承气汤证	少腹坚痛，发热烦躁、日晡所剧，便秘，谵语	胃肠实热，胞宫瘀阻	泻热通便，攻下瘀热	酒洗大黄四两、厚朴半斤、枳实五枚、芒硝三合

三、产后中风证治

1. 阳旦汤证

21-08 产后风[1]，续之数十日不解，头微痛，恶寒，时时有热，心下闷，干呕汗出，虽久，阳旦证[2]续在耳，可与阳旦汤。即桂枝汤，方见下利中。

【词解】

[1]产后风：指产后感受风寒。

[2]阳旦证：据本条小字注释，阳旦汤即桂枝汤。阳旦证亦即桂枝汤证。

【释义】论产后表虚中风不愈的证治。

产后气血营卫俱虚，易感外邪。若见头微痛、恶风寒、时时发热、干呕、汗出等，这属于太阳中风证，虽持续数十日不解，但太阳中风证仍在，仍可用桂枝汤解肌祛风、调和营卫。"可与"寓有斟酌之意，提示临床可据症加减，方如桂枝加芍药生姜各一两人参三两新加汤、桂枝加附子汤等。

2. 竹叶汤证

21-09 产后中风，发热，面正赤，喘而头痛，竹叶汤主之。

竹叶汤方

竹叶一把　葛根三两　防风一两　桔梗　桂枝　人参　甘草各一两　附子一枚,炮

大枣十五枚　生姜五两

上十味，以水一斗，煮取二升半，分温三服，温覆使汗出。颈项强，用大附子一枚，破之如豆大，煎药扬去沫。呕者，加半夏半升洗。

【释义】论产后中风兼阴阳两虚的证治。

产后气血多虚，卫外不固，易感外邪，从而形成表证；太阳经行气不利，营卫不和，故症见发热、头痛；肺卫不利，宣降失司则气喘；外邪怫郁在表，不得发越，郁而化热，故面色赤。若只解表邪，则虚阳易脱；若只用补正，则表邪不解，故只能扶正祛邪。治用竹叶汤益气扶阳、养阴和营、疏风清热。方中竹叶、葛根、桔梗、防风、桂枝疏风散热以解表；人参、甘草、大枣补气养血和营；附子温阳益气；诸药合用，扶正祛邪，方后注云"温覆使汗出"，提示服用时遵循桂枝汤方后注的药法，注意加衣盖被温覆，有助于汗出邪散。

【应用】竹叶汤配伍严密，邪正兼顾，为后世扶正祛邪法的代表方剂，可用于产后外感发热、妊娠发热、虚人外感、产后缺乳、复发性口疮、脂溢性皮炎、2型糖尿病等。

四、产后呕逆证治（竹皮大丸证）

21-10 妇人乳中虚[1]，烦乱呕逆[2]，安中益气，竹皮大丸主之。

竹皮大丸方

生竹茹二分　石膏二分　桂枝一分　甘草七分　白薇一分

上五味，末之，枣肉和丸弹子大，以饮服一丸，日三夜二服。有热者，倍白薇，烦喘者，加柏实一分。

【校注】

[1]乳中虚：指产后本虚，加之哺乳，使气血两亏。

[2]烦乱呕逆：心中烦乱而伴有呕逆。

【释义】 论产后虚热烦呕的证治。

妇女以血为本，平时定期化为经水，孕时留聚胞中以养胎，产后化生乳汁以育养婴儿。妇人产后气血本虚，加之哺乳育儿，阴血更加亏虚。阴虚生内热，虚热中扰，胃失和降而呕逆；虚热上扰则心烦意乱。治用竹皮大丸清热除烦、和胃止呕。方中竹茹甘而寒，善清热除烦、降逆止呕，配伍生石膏、白薇以清热除烦；桂枝、甘草、人枣辛甘扶阳、建中补虚。本方甘草用量重达七分，而余药相合仅六分，又以枣肉和丸，意在甘温建中、益气养血；诸药共同发挥清热除烦、和胃止呕、建中益气的功效。若虚热甚，可加重白薇用量，以增强其清虚热之力；虚热烦喘，则加柏子仁以宁心润肺。

【应用】 竹皮大丸除用于产后气阴两虚所致心烦呕逆外，还可用于妊娠呕吐、神经性呕吐、更年期综合征、癔症、失眠、小儿夏季热等属阴虚有热者，常与栀子豉汤、竹叶石膏汤合用以清心除烦、和胃降逆；与生脉散、甘麦大枣汤合用以养心除烦；与百合地黄汤等合用以清心除烦、养阴清热。

五、产后下利证治（白头翁加甘草阿胶汤证）

21-11 产后下利虚极，白头翁加甘草阿胶汤主之。

白头翁加甘草阿胶汤方

白头翁　甘草　阿胶各二两　秦皮　黄连　柏皮各三两

上六味，以水七升，煮取二升半，内胶令消尽，分温三服。

【释义】 论产后热利伤阴的证治。

妇人产后阴血不足，下利后阴津更加亏虚，故云"虚极"。白头翁汤具有清热燥湿、凉血止利的功效，是治疗热利下重的主方，一般适用于下利腹痛、里急后重、发热、便脓血等证属湿热壅滞者，在其基础上，考虑到产后血亏的特点，加甘草补虚和中、阿胶滋阴养血，如此则清热而不伤阴，养阴但不恋邪，适用于热利阴亏的病证。

【应用】 以上诸产后病证的治疗方证提示，诊治产后病，既勿忘于产后，也不应该拘泥于产后；既要照顾到产后多虚多瘀的特点，又不可因此而不敢据症施以汗、下、消等法，所以临证一定要观其脉症，因人、因时、因地而制宜。白头翁加甘草阿胶汤不仅用于产后热利伤阴，凡阴血亏虚而病热利下重者，皆可据症选用。

附方

1.《千金》三物黄芩汤

21-12《千金》三物黄芩汤：治妇人在草蓐[1]，自发露得风[2]。四肢苦烦热，头痛者，与小柴胡汤；头不痛但烦者，此汤主之。

黄芩一两　苦参二两　干地黄四两

上三味，以水八升，煮取二升，温服一升，多吐下虫。

【词解】

[1]草蓐（rù）：草垫。古代有把草铺在床上，妇女在草垫上分娩的习俗，以草蓐代产床，此处寓指妇人产后。

[2]发露得风：指产妇分娩时，不慎感受外邪。

【释义】论《千金》三物黄芩汤的证治。

本方出自《备急千金要方》第三卷，载其"治妇人在蓐得风，盖四肢苦烦热，皆自发露所为……头痛，与小柴胡汤方，头不痛但烦热，与三物黄芩汤。"可知产后发热、头痛者为有外邪，治用小柴胡汤；头不痛但烦热，是邪已化热入里，陷于血分，治用三物黄芩汤清热凉血养血。方中黄芩清热除烦、燥湿解毒；苦参清热燥湿、利尿杀虫；干地黄凉血养血、滋阴除烦。三药共同发挥清热凉血、养阴除烦的作用。

2.《千金》内补当归建中汤

21-13《千金》内补当归建中汤：治妇人产后虚羸不足，腹中刺痛不止，吸吸少气[1]，或苦少腹中急摩痛[2]引腰背，不能食饮。产后一月，日得服四五剂为善，令人强壮宜。

当归四两　桂枝三两　芍药六两　生姜三两　甘草二两　大枣十二枚

上六味，以水一斗，煮取三升，分温三服，一日令尽。若大虚，加饴糖六两，汤成内之，于火上暖，令饴消。若去血过多，崩伤内衄不止，加地黄六两、阿胶二两，合八味，汤成，内阿胶。若无当归，以川芎代之；若无生姜，以干姜代之。

【词解】

[1]吸吸少气：忍痛吸气时伴有气短不足之象。

[2]少腹中急摩痛：少腹拘急挛痛。

【释义】 论《千金》内补当归建中汤的证治。

本方载于《备急千金要方》第三卷产后心腹痛门，除生姜用六两、大枣用十枚、干姜用三两外，其余主药、用法、加减均与当归建中汤基本相同。内补当归建中汤，既名"建中"，其组方中应有饴糖，方后注中"若大虚，加饴糖六两"，意在此虚且皆更重用饴糖，强调了饴糖的补虚建中功效。方中小建中汤健运中焦、补益气血，使气血生化有源，加当归和血养血，全方共奏补血和血、补虚止痛之功，故而用于治疗产后虚寒性腹痛。若失血过多，或崩伤内衄，阴血大亏，可酌加地黄、阿胶补血敛阴。

小结

本篇首先论述了妇人产后因气血两亏，易患痉病、郁冒、大便难三大证，对产后郁冒、大便难者，载有小柴胡汤和解枢机、大承气汤荡涤邪实；产后腹痛证属血虚里寒者，治用当归生姜羊肉汤；气血郁滞者，治用枳实芍药散；瘀血内阻者，治用下瘀血汤；瘀阻兼阳明里实者，治用大承气汤。产后中风发热、营卫不和者，治用阳旦汤（即桂枝汤）；阴阳两虚者治用竹叶汤。产后烦乱呕逆，治用竹皮大丸。产后热利阴伤者，治用白头翁加甘草阿胶汤。此外，还载有《千金》三物黄芩汤治产后血亏阴虚、风邪入里而发热、头不痛者，《千金》内补当归建中汤治产后血虚中寒而腹痛者。总之，本篇论述了妇人产后几种常见病的病因证治，对后世妇科学发展奠定了基础，具有重要的理论和临床指导意义。

妇人杂病脉证并治第二十二

导读

    本篇专论妇人杂病，原文共计23条，载方20首。在内容上，其范围包括除妊娠、产后疾病外的妇科常见疾病，包括热入血室、梅核气、脏躁、痞证、月经病、腹痛、转胞、带下、前阴疾患等，其中以热入血室、月经病为重点，治疗手段包括汤、散、丸、酒、膏等内治法，同时也有针刺、洗剂、坐药等外治法，并附小儿疳虫蚀齿方，至今仍有效指导着临床实践。

一、妇人杂病的病因病机

    22-08 妇人之病，因虚、积冷、结气，为诸经水断绝。至有历年，血寒积结，胞门[1]寒伤，经络凝坚。在上呕吐涎唾，久成肺痈，形体损分[2]。在中盘结，绕脐寒疝，或两胁疼痛，与脏相连。或结热中，痛在关元，脉数无疮，肌若鱼鳞，时着男子，非止女身。在下未多，经候不匀，冷阴掣痛，少腹恶寒，或引腰脊，下根气街，气冲急痛，膝胫疼烦。奄忽眩冒[3]，状如厥癫[4]，或有忧惨，悲伤多嗔[5]。此皆带下[6]，非有鬼神。久则羸瘦，脉虚多寒。三十六病，千变万端，审脉阴阳，虚实紧弦，行其针药，治危得安。其虽同病，脉各异源，子当辨记，勿谓不然。

【词解】

[1]胞门：即子宫。

[2]形体损分：指形体消瘦，与未病之前判若两人。

[3]奄忽眩冒：突然发生眩晕昏冒。

[4]厥癫：指昏厥、癫狂一类的病证。

[5]多嗔（chēn）：经常发怒。

[6]带下：此处指广义的带下，包括妇人经带诸病，即妇科杂病。

【释义】 论妇人杂病的病因病机、证候变化和论治原则。本条可分以下三段理解。

"妇人之病……经络凝坚"为第一段，论虚、积冷、结气是妇人杂病的主要病因。"虚"即气虚血少；"积冷"即寒冷久积，甚则积久而成坚；"结气"即气机郁结，多与情志刺激有关。以上三种病因均可导致妇人经水不调，时间越久，寒凝气滞血瘀越重，病证就更加复杂，蕴有治病务必要早之意。

"在上呕吐涎唾……脉虚多寒"为第二段，论虚、积冷、结气可引起上、中、下三焦多种疾病，并可相互影响。若在上焦，因寒饮伤肺，故咳吐涎沫；日久寒郁化热，邪热壅结，结而不散，损伤肺络，实者形成肺痈，日久不愈损伤正气，则形体消瘦。在中焦则肝脾受病，因体质不同而有寒化或热化不同。阳虚寒化者，出现寒疝疼痛或两胁疼痛。阳亢热化者，热灼血瘀，肌肤失养，可见肌肤状如鳞甲、干燥等证候。在下则多见月经失调、前阴彻痛、少腹恶寒甚至牵及腰背等杂病；此外，情志不遂，气机失调，还可引起眩冒、昏厥、忧伤、恼怒等疾病，以上病变非独见于妇人，也非鬼神作祟，均属妇人杂病范畴。

"三十六病……勿谓不然"为最后一段，论妇人杂病的论治方法和原则。再次强调妇人杂病应当及时治疗，如果延久失治，损伤气血，形体消瘦，易为外邪侵袭所伤，成为虚实夹杂的病变。妇人杂病变化多端，临床应该凭脉辨证，详细审查阴阳、寒热、虚实、表里等，辨证知机，灵活采用针灸、药物，或针药并投等针对性的治疗。针对病名相同，但证候类型不同的病证，更要注意详加审查，脉症合参，仔细辨别，避免误治。

二、热入血室证治（小柴胡汤证）

22-01 妇人中风，七八日续来寒热，发作有时，经水适断，此为热入血室[1]，其血必结，故使如疟状，发作有时，小柴胡汤主之。

【词解】

[1]血室：狭义指胞宫，广义则包括胞宫、肝、冲脉、任脉。

【释义】论热入血室的证治。

妇人中风，症见恶寒、发热等，七八日之后，转为寒热往来，犹如疟状。此时如果经行中断，则为外邪乘行经时血室空虚而内陷，郁而化热与经血互结，形成热入血室证。陷入血室之邪与血互结，因血室内属于肝，肝与胆相表里，故见寒热如疟之少阳证。治用小柴胡汤和解少阳，兼散其血室之结。因本证有经水适断、血瘀不行的病变特点，可在小柴胡汤中酌加川芎、当归、红花、桃仁等养血活血之品，以助血行。

22-02 妇人伤寒发热，经水适来，昼日明了，暮则谵语，如见鬼状者，此为热入血室，治之无犯胃气及上二焦，必自愈。

【释义】论妇人热入血室的证候和治禁。

妇人外感发热，如果正值月经来潮，邪热可乘虚内陷血室，与血相结，而成热入血室。血属阴，夜暮也属阴；气属阳，昼日亦属阳。人之阳气昼行于阳、夜行于阴，入夜阴分之中阳热炽盛，上扰心神则谵语，甚至妄言如见鬼状。这种病证不同于阳明腑实证的谵语，又不是邪犯心包、热扰心神的谵语，因此在治疗时不可以攻伐胃气及上焦邪热。"必自愈"并不是说不需要用药治疗而被动地等待疾病自愈，而是因为邪热虽然已入血室，但经水未断，邪热尚可随经血而外出，故有自愈的可能性，这其中也蕴含了给邪气以出路的治法思想，对临床实践有所启发。

22-03 妇人中风，发热恶寒，经水适来，得七八日，热除、脉迟、身凉和，胸胁满，如结胸[1]状，谵语者，此为热入血室也，当刺期门[2]，随其实而取之。

【词解】

[1]结胸：指邪气与痰水等有形之邪结于胸膈的病证，以胸闷、胸痛、短气等为主症。

[2]期门：足厥阴肝经之募穴，位于乳中线上乳头下二肋，当第六肋间隙。

【释义】论热入血室如结胸状的证治。

妇人外感，症见发热恶寒，恰逢月经来潮，七八日之后，症由发热恶寒转为热除身凉，脉由浮转迟，脉症合参，提示表热已罢，邪衰病愈。如果又出现胸胁胀满疼痛如结胸状、谵语等症，这是表邪乘经水下行、血室空虚之时内陷，与血互结，而形成热入血室证。因血室为肝所主，肝主藏血，其经脉布胸胁，与冲任脉、胞宫密切相关。热入血室，肝之经脉不利则胸胁胀满、疼痛。热入血分，上扰心神则谵语。在治疗上可以针刺肝经募穴期门以清泻肝经郁热，同时辅以小柴胡汤加活血化瘀之品，使内陷血室的邪热得以外泄，则疾病可愈。

22-04 阳明病，下血谵语者，此为热入血室，但头汗出，当刺期门，随其实而泻之，濈然汗出者愈。

【释义】论阳明病热入血室的证治。

阳明病，指阳明经受邪。妇女患阳明病时，虽不逢经期，但阳明里热亦可循经入侵血室，这是因为冲脉起于胞宫，与足阳明胃经会于气街，阳明邪热循冲脉内入胞宫，迫血下行，故前阴下血；血室之热上扰神明则谵语；热郁于上，迫津外泄，故见但头汗出。从病理机转而言，热邪虽从阳明而来，但已转入血室，当以血室为重，治疗上仍刺肝之募穴期门以泻血分实热，待实热随周身汗出而外解，则疾病可愈。

三、梅核气证治（半夏厚朴汤证）

22-05 妇人咽中如有炙脔，半夏厚朴汤主之。

半夏厚朴汤方：《千金》作胸满，心下坚，咽中帖帖，如有炙肉，吐之不出，吞之不下。

半夏一升　厚朴三两　茯苓四两　生姜五两　干苏叶二两

上五味，以水七升，煮取四升，分温四服，日三夜一服。

【释义】论气滞痰凝于咽的证治。

妇人自觉咽中异物感，如有烤肉块梗阻，吞之不下，咯之不出，饮食吞咽也未受到明显影响，这是痰气交阻在咽喉所致，世称之为梅核气。多因情志郁结，肝失条达，气机郁滞，气滞痰凝，上逆于咽喉后而为病。治用半夏厚朴汤顺气降逆、化痰散结。方中半夏降气涤痰；厚朴开凝散结、通利痰气；茯苓利饮化痰；生姜温中化饮、去痰凝；紫苏叶气味芳香疏散，宣气解郁。诸药同用，使气郁得解、痰凝得开。

【应用】梅核气，现代医学称为癔球症，常被诊为咽部神经官能症。除咽部症状外，常伴有焦虑抑郁、急躁易怒、善叹息等症。故临床常以半夏厚朴汤合四逆散或逍遥散加减治疗，并据症配伍白芥子、瓜蒌仁、浙贝母、夏枯草、桔梗、海浮石等清热利咽、软坚散结之品。该方除治疗梅核气外，还可用于治疗因痰凝气滞而致的抑郁症、咳喘、食管炎、慢性咽炎、胃食管反流、更年期综合征、咳嗽变异性哮喘及胸痹等。

四、脏躁证治（甘麦大枣汤证）

22-06 妇人脏躁，喜悲伤欲哭，象如神灵所作，数欠伸，甘麦大枣汤主之。

甘草小麦大枣汤方

甘草三两　小麦一升　大枣十枚

上三味，以水六升，煮取三升，温分三服。亦补脾气。

【释义】论脏躁的证治。

妇人脏躁病，多由于情志不遂或思虑过度，郁而化火，伤阴耗液，心脾两伤，以致心神失养，经常悲伤欲哭，喜怒无常，不能自制，"象如神灵所作"，并伴有频作伸欠、神疲乏力等症。治用甘麦大枣汤（即甘草小麦大枣汤）补益心脾、宁心安神。方中甘草益气和中，小麦养心安神，大枣养血安神，三味药物均为甘味。甘者，能补能缓能和。甘补，补正气之不足；甘缓，调紊乱之气机；甘和，和动乱之阴阳、平五脏之躁动。诸药共同发挥补益心脾、缓急安神的功效。

【应用】脏躁病多见于妇女，以甘麦大枣汤原方或加味治疗，确有疗效。本方还被拓展用于治疗神经精神疾患，如神经衰弱、癔症、精神分裂症、更年期综合征、癫痫等，常与小柴胡汤、百合地黄汤、六味地黄汤、半夏厚朴汤、温胆汤、酸枣仁汤等方合用，或酌加养血、安神、解郁之药，以增强疗效。

五、心下痞证治（泻心汤证）

22-07 妇人吐涎沫，医反下之，心下即痞，当先治其吐涎沫，小青龙汤主之。涎沫止，乃治痞，泻心汤主之。

小青龙汤方：见痰饮中。

泻心汤方：见惊悸中。

【释义】论妇人上焦寒饮误下成痞的先后治法。

"吐涎沫"为上焦有寒饮所致，如"水气病脉证并治第十四"第2条（第150页）谓"上焦有寒，其口多涎"，治当温阳化饮。不料医生却用苦寒攻下，更伤中焦脾胃之气，则运化失司，气机升降失常，因而形成心下痞证。治宜小青龙汤温散寒饮，待寒饮已除，再用泻心汤治其心下痞满。原文泻心汤方有小字注"见惊悸中"，泻心汤由大黄、黄芩、黄连三药组成，即三黄泻心汤，重在泻热消痞；本证素有寒饮内停，当属阳虚气化不利，三黄泻心汤苦寒伤中，与病证不符，后世有医家提出可用生姜泻心汤、甘草泻心汤，临证可视具体病证，遣方用药。

六、月经病证治

1. 温经汤证

22-09 问曰：妇人年五十所，病下利数十日不止，暮即发热，少腹里急，腹满，手掌烦热，唇口干燥，何也？师曰：此病属带下[1]。何以故？曾经半产[2]，瘀血在少腹不去，何以知之？其证唇口干燥，故知之。当以温经汤主之。

温经汤方

吴茱萸三两　当归　川芎　芍药　人参　桂枝　阿胶　生姜　牡丹皮去心
甘草各二两　半夏半升　麦门冬一升，去心

上十二味，以水一斗，煮取三升，分温三服。亦主妇人少腹寒，久不受胎，兼取崩中去血，或月水来过多，及至期不来。

【词解】
[1]带下：此处指妇人经、带、胎、产诸病，属广义带下范畴。
[2]半产：小产，指妇人怀孕 12~28 周，未足月而产。

【释义】论妇人冲任虚寒兼有瘀血内阻所致崩漏的证治。

程云来、吴谦等注家认为文中"下利"当是"下血"，于理更通。妇人五十岁左右，七七则任脉虚，太冲脉衰，经水当止。若下血数十日不止，则属于崩漏。原因何在？"曾经半产，瘀血在少腹不去"指出患者曾经小产，致使冲任虚寒夹瘀，血不归经而致下血。冲任阴血亏虚，虚热内生，故暮即发热、手掌烦热。冲任虚寒，少腹失于温阳，寒凝气滞血瘀，因而少腹里急、腹满，或伴有刺痛、拒按等症。以上诸症反映出冲任虚寒、瘀血内停的病证特点，治用温经汤温经散寒、养血行瘀、调补冲任。

温经汤中，吴茱萸、桂枝、生姜温经散寒，以暖胞宫，兼通血脉；当归、川芎、芍药、阿胶补血养血，活血祛瘀；麦冬滋阴润燥而退虚热；半夏辛温，既能开结行瘀，又可辛以化气润燥，正是《素问·脏气法时论》"肾苦燥，急食辛以润之"理论在经方配伍中的体现；人参、甘草补中益气，以�化源。诸药合用，使温经散寒而不留瘀，活血化瘀而不伤正，血得温则行，瘀去则崩漏自止，故名温经汤。

【应用】温经汤是妇科调经的名方祖方，既能温经散寒，又能滋养阴血，使寒者温而燥者润、瘀血行而下血止，经少能增，经多能减，达到经血和调的目的，被广泛应用于月经不调、痛经、赤白带下、崩漏、胎动不安、不孕等病证属瘀血内阻、冲任气血不足者。

2. 土瓜根散证

22-10 带下，经水不利，少腹满痛，经一月再见者，土瓜根散主之。

土瓜根散方： 阴㿗肿亦主之。

土瓜根　芍药　桂枝　䗪虫 各三两

上四味，杵为散，酒服方寸匕，日三服。

【释义】论瘀血而致月经不调的证治。

文中"带下"，在此应属广义带下，泛指妇人病。妇人经行不畅，证有虚实。本条治用土瓜根散，土瓜根即王瓜根，《神农本草经》载其"主消渴，内痹，瘀血，月闭，寒热酸疼，益气愈聋"。可见土瓜根具有清热行瘀的功效。芍药和阴止痛；䗪虫破血通瘀；桂枝辛温通阳、温经行血，并加米酒以助药势。诸药相伍，共同发挥化气行滞、活血通瘀的功效，适用于瘀血停滞、冲任失调的经行不畅证，可伴有少腹硬块、月经量少淋漓、色紫黑有块，或月经过期不至，舌紫暗，脉涩等症。

3. 旋覆花汤证

22-11 寸口脉弦而大，弦则为减，大则为芤，减则为寒，芤则为虚，寒虚相搏，此名曰革，妇人则半产漏下，旋覆花汤主之。

旋覆花汤方

旋覆花 三两　葱 十四茎　新绛 少许

上三味，以水三升，煮取一升，顿服之。

【释义】论半产漏下的脉象和治法。

本条亦见于"血痹虚劳病脉证并治第六"和"惊悸吐衄下血胸满瘀血病脉证治第十六"，但少"男子则亡血失精"，多"旋覆花汤主之"句。可见本条列于本篇，是专为妇人病所设。妇人半产漏下多属精血亏损，旋覆花汤为疏肝散结、理血通络之方，用于治疗半产漏下，意在治从肝经入手，助其生化之气，行其气血之滞，进而实现结开而漏止，其血自止。

4. 胶姜汤证

22-12 妇人陷经，漏下黑不解，胶姜汤主之。臣亿等校诸本无胶姜汤方，想是前妊娠中胶艾汤。

【释义】论妇人陷经的证治。

妇人经气下陷，前阴下血不止，谓之陷经，多因冲任虚寒、气虚不能摄血所致，往往以下血色暗、淋漓不止、如屋之漏为特征，故云"漏下黑不解"，治用胶姜汤温经散寒、养血止血。胶姜汤组方药物，书中未载。据宋臣林亿等注云"想是前妊娠中胶艾汤"（由阿胶、川芎、地黄、芍药、当归、艾叶、甘草组成）；据《黄帝内经》"陷而举之"的理论，可酌加人参、黄芪补气摄血，以助其效。

5. 大黄甘遂汤证

22-13 妇人少腹满如敦[1]状，小便微难而不渴，生后[2]者，此为水与血俱结在血室也，大黄甘遂汤主之。

大黄甘遂汤方

大黄四两　甘遂二两　阿胶二两

上三味，以水三升，煮取一升，顿服之，其血当下。

【词解】

[1]敦（duì）：是古代盛放食物的器具，上下稍锐，中部肥大。

[2]生后：产后。

【释义】论妇人水血俱结于血室的证治。

妇人小腹满胀，形状如敦，多见于有形实邪凝结于下焦，有蓄水和蓄血两种情况。若少腹满而小便不利、口渴，当属蓄水；若少腹满而小便自利，为蓄血。"小便微难而不渴"即小便略有困难，且不口渴，可知蓄水轻微，然与"少腹胀满如敦状"并见，而且病见于产后，由此测知不独蓄水，更兼蓄血，属于水血互结于血室。治用大黄甘遂汤破血逐水。方中以大黄攻瘀血，甘遂逐水，阿胶补血扶正，全方攻补兼施，共奏逐瘀泄水的功效。

【应用】大黄甘遂汤主治产后、小产、难产、闭经等多种妇科病"水与血俱结在血室"的病证，现今临床用其治疗产后恶露不下、肝硬化腹水、月经不调、癥闭、臌胀等病证属水血互结者。

6. 抵当汤证

22-14 妇人经水不利下，抵当汤主之。亦治男子膀胱满急有瘀血者。

抵当汤方

水蛭_{三十个,熬}　虻虫_{三十枚,熬,去翅足}　桃仁_{二十个,去皮尖}　大黄_{三两,酒浸}

上四味,为末,以水五升,煮取三升,去滓,温服一升。

【释义】论血瘀经水不利的证治。

妇人"经水不利下",指由经水不利发展为月经停闭,"经水不利"为重。原文叙述简略,当以方测证。抵当汤方以水蛭、虻虫破血攻瘀,大黄、桃仁下其血,共成破血逐瘀之峻剂。由此可知本条所论,必属瘀血内结之实证,尚有少腹硬满结痛或腹不满而病人自诉腹满、大便色黑易解、小便自利、脉沉涩等症。

【应用】《伤寒论》用抵当汤治太阳病蓄血重证、阳明蓄血证,以小便自利、发狂、善忘、大便色黑易解为主症。临床用其治疗子宫肌瘤、急性盆腔炎、急性输卵管卵巢炎、胎盘滞留、急性尿潴留、前列腺增生、偏头痛、静脉血栓形成、顽固性痛经、精神分裂症等属瘀血内结较重者。

7. 矾石丸证

22-15　妇人经水闭不利,脏坚癖不止[1],中有干血,下白物[2],矾石丸主之。

矾石丸方

矾石_{三分,烧}　杏仁_{一分}

上二味,末之,炼蜜和丸枣核大,内脏中[3],剧者再内之。

【词解】

[1]脏坚癖不止:指胞宫内有坚硬积块不去。

[2]白物:白带。

[3]内脏中:"内"通"纳","脏"指阴道。"内脏中"即将药物放入阴道。

【释义】论瘀血经闭、湿热带下的外治法。

妇女经闭不行或经行不畅,同时伴有子宫内有坚硬积块不去,这是内有瘀血所致。瘀阻气滞,湿聚化热,湿热下注,热腐肉败,而成湿热带下,出现下白物。此证可外用矾石丸,将其纳入阴道中,以除湿热带下。矾石丸中,以矾石清热解毒、燥湿杀虫、敛疮生肌,经煅烧后则成为枯矾,燥湿之功更加显著;杏仁多脂质润,与蜂蜜同用制丸,可防枯矾燥涩太过而引起阴道干涩不适,同时也有助于将药物顺利纳入阴道中,缓慢溶解而发挥作用。

【应用】矾石丸加减外用可治疗生殖系统炎症,如宫颈炎、真菌性阴道炎、滴虫性阴道炎属于湿热内蕴者。但矾石有毒,用时要注意避免剂量过大而中毒,同时也应减少其刺激性。

七、腹痛证治

1. 红蓝花酒方证

22-10 *妇人六十二种风，及腹中血气刺痛，红蓝花酒主之。*

红蓝花酒方

红蓝花一两

上一味，以酒一大升，煎减半，顿服一半，未止再服。

【释义】 论妇人血瘀气滞腹痛的证治。

"六十二种风"，泛指一切风邪。风为百病之长，善行数变、无处不到。妇女在经期或产后，气血不足，风邪易乘虚而入，与血气相搏，血瘀气滞，经脉阻滞不通，则腹中刺痛，治用活血化瘀、通经止痛的红蓝花酒方。红蓝花即红花，其花红色、叶颇似蓝色，故名；其性味辛温，可活血通经，借酒之辛热，以助血行，气行血开，则风邪可散，而刺痛得除。

2. 当归芍药散证

22-17 *妇人腹中诸疾痛，当归芍药散主之。*

当归芍药散方： 见前妊娠中。

【释义】 论妇人腹中诸痛的证治。

当归芍药散见于妊娠病篇，具有调和肝脾、养血和营、健脾利水的功效。以方测证，本证还应有小便不利、腹微胀满、下肢微肿、带下清稀等症。本篇用其治疗"妇人腹中诸疾痛"，并不是说当归芍药散可以治疗各种妇人腹痛，而是强调妇人腹痛属于肝脾不调者居多。

3. 小建中汤证

22-18 *妇人腹中痛，小建中汤主之。*

小建中汤方： 见前虚劳中。

【释义】 论妇人中焦虚寒腹痛的证治。

小建中汤具有建中培土、补气生血、调和阴阳的作用，以方测证可知，本条所说的妇人腹中痛，应该是由于脾胃虚寒，生化无权，气血不足，不能濡养经脉所致，一般应见腹中绵绵作痛、喜温喜按、虚烦心悸、面色无华、神疲食少、大便溏薄、舌质淡嫩、脉弦细而涩等症。

【应用】小建中汤在《伤寒论》中用于治疗"伤寒二三日，心中悸而烦"及"伤寒，阳脉涩，阴脉弦，法当腹中急痛，先与小建中汤"，《金匮要略》用其治疗虚劳、黄疸、妇人腹痛。病名虽然不同，但中焦脾胃虚寒、气血亏虚的病机是一致的，所以都可以用小建中汤甘温建中治疗。

八、转胞证治（肾气丸证）

22-19 问曰：妇人病，饮食如故，烦热不得卧，而反倚息[1]者，何也？师曰：此名转胞[2]不得溺也。以胞系了戾[3]，故致此病，但利小便则愈，宜肾气丸主之。方见虚劳中。

【词解】

[1]倚息：指端坐呼吸。

[2]转胞：病证名。以小便不通、小腹急胀疼痛为主症，与膀胱扭转不顺有关。

[3]胞系了戾：因膀胱及其相连的脉络等组织曲折，导致排尿功能失常的病变。

【释义】论妇人转胞的证治。

转胞是因膀胱及其相连的脉络等组织缭绕不顺，水道闭塞，以小便不通、小腹急痛为主症的一种病证。其发病机制复杂，本条所论转胞是因为肾气虚弱，气化不利所致。病在下焦，中焦脾胃功能正常，故饮食如故。肾气虚弱，膀胱气化不行，故少腹胀满而不得小便；水道闭阻，水邪不能下行，浊阴上逆，虚阳上扰，故烦热、倚息、不能平卧。治用肾气丸温阳化气行水。

【按语】肾气丸在《金匮要略》中可用于治疗"脚气上入，少腹不仁""虚劳腰痛，少腹拘急，小便不利""男子消渴，小便反多，以饮一斗，小便一斗""短气有微饮""妇人转胞"。以上五病，病机皆为肾虚气化失职，体现了异病同治的原则。肾气丸作为治肾虚之祖方，通过调补肾阴肾阳达到化生肾气之效。

九、阴冷带下证治（蛇床子散证）

22-20 蛇床子散方，温阴中坐药。

蛇床子散方

蛇床子仁

上一味，末之，以白粉少许，和令相得，如枣大，绵裹内之，自然温。

【释义】论妇人阴冷寒湿带下的外治法。

从原文"温阴中"及方后注"绵裹内之，自然温"可知，病人自觉阴中寒冷，且蛇床子性味苦温，有暖宫除湿、止痒杀虫的功效，适用于阴寒湿浊凝着下焦所致的病变，一般还应具有带下清稀、腰酸困重、少腹寒冷、阴痒、阴冷等症。除蛇床子外，本方还用到了白粉。关于白粉，一说为铅粉，可燥湿除梣而杀虫；一说为米粉，可作为外用药的赋形剂。有学者提出，"粉"当为"官粉"，系铅粉、豆粉、蛤粉按4：1：1混合而成，既能杀虫止痒，又可作为赋形剂。坐药是将药纳入阴道或肛门中的一种外治法，即现代的栓剂，本条指纳药于阴道中，可使药物直达病所。

【应用】蛇床子散可用于治疗宫颈糜烂，滴虫性、真菌性阴道炎，湿疹，外阴瘙痒症，包皮或龟头念珠菌病等证属寒湿者。但应用时应注意时间和用量，避免中毒；有研究报道本方具有性激素样作用，可与温肾壮阳药配伍，治疗阳痿或宫寒不孕等病证。

十、阴疮证治（狼牙汤证）

22-21 少阴脉滑而数者，阴中即生疮，阴中蚀疮烂者，狼牙汤洗之。

狼牙汤方

狼牙_{三两}

上一味，以水四升，煮取半升，以绵缠筋如茧^[1]，浸汤沥阴中，日四遍。

【词解】

[1]以绵缠筋如茧：筋（zhù），指筷子。将棉花缠在筷子上，像蚕茧一样大。

【释义】论下焦湿热而阴疮蚀烂的证治。

少阴脉以候肾，肾主前后二阴。少阴脉滑主湿，脉数主热，滑数并见，则湿热并见。湿热下注，聚于前阴，热盛肉腐，故生疮；湿热毒盛，腐蚀前阴而糜烂，此即"阴中蚀疮烂"之谓，治以狼牙汤清热燥湿、杀虫止痒。

【应用】据当代医家叶橘泉先生考证，狼牙为仙鹤草（又名龙芽草），有清热燥湿、杀虫止痒之功，煎汤外用，一日四次清洗阴道。据临床报道，仙鹤草用治滴虫性阴道炎，确有疗效，也可以配伍蛇床子、苦参、龙胆、黄柏、地肤子、明矾等煎汤外洗，疗效更佳。

十一、阴吹证治（猪膏发煎证）

22-22 胃气下泄，阴吹而正喧，此谷气之实也，膏发煎导之。

膏发煎方： 见黄疸中。

【释义】论血虚津亏、胃肠燥结之阴吹的证治。

所谓"阴吹而正喧"，即前阴排气有声如矢气状，连续不断。导致阴吹的原因很多，本条指出为"胃气下泄""谷气之实"，说明血虚津亏、胃肠燥结而腑气不通，浊气不能由肠道排出，迫走前阴所致。治用（猪）膏发煎养血润燥。方中猪膏即猪油，可养血润燥、滑润大肠；乱发可活血化瘀通淋。二者配伍具有养血润燥、通导大便的功效，可以使浊气下归肠道，以止阴吹。

十二、小儿疳虫蚀齿证治

22-23 小儿疳虫蚀齿方：疑非仲景方。

雄黄　葶苈

上二味，末之，取腊月猪脂镕，以槐枝绵裹头四五枚，点药烙之。

【释义】论小儿疳虫蚀齿的外治法。

小儿因喂养不当或乳食失调，如嗜食肥甘厚味等，易酿生湿热。湿热困阻，蕴久成毒，蛀蚀牙齿，可用小儿疳虫蚀齿方外治。方中雄黄解毒疗疮、杀百虫；葶苈子泻肺排毒；两药为末，用猪油脂初溶，趁热点药烙其局部，有清热利湿杀虫的功效。

小结

本篇首先将妇人杂病的病因概括为"虚，积冷，结气"，强调三者皆可影响气血运行及其温养功能的发挥，导致月经、带下、情志以及前阴疾患。继而论述热入血室、梅核气、脏躁、腹痛等病证的论治。

热入血室，多因外邪化热，乘虚内陷胞宫引起，根据热与血结程度的轻重不同，以清泄瘀热为治疗大法，或刺肝经募穴期门或用小柴胡汤治疗。

月经病是妇人杂病中的常见病，包括月经不调、漏下、闭经等；本篇计有冲任虚寒、夹瘀崩漏的温经汤证，冲任虚寒、经血下陷漏下的胶姜汤证，少腹瘀血、经水不利的土瓜根散证，虚寒瘀阻致半产漏下的旋覆花汤证，瘀热成实经闭的抵当汤证。

带下与前阴疾患也是妇科常见杂病，计有专治瘀积湿热阻滞的矾石丸证，阳虚寒湿饮冷的蛇床子散证，湿热蕴毒、阴疮蚀烂的狼牙汤证，血虚津亏、胃肠燥结阴吹的（猪）膏发煎证。尤为可贵的是除阴吹外，诸症皆为坐药、纳药等，开创了妇科外治法的先河。

腹痛也是妇科常见病证，多与气滞、血瘀、湿阻、水停或肝脾不和有关，计有水血俱结于血室、少腹如敦的大黄甘遂汤证，血瘀腹中刺痛的红蓝花酒证，肝脾不和、气滞血瘀湿阻的当归芍药散证，脾胃虚寒、气血不足的小建中汤证。

情志疾患也是妇科常见病，本篇列有痰凝气滞、咽中如有炙脔的半夏厚朴汤证；脏躁喜悲伤欲哭的甘麦大枣汤证；此外，还载有肾虚转胞、小便不通的肾气丸证和小儿疳热生虫、致牙龈蚀烂或龋齿的小儿疳虫蚀齿方。

附录　古今剂量折算表[1]

附表 1　汉代度量单位换算

重量	1 斤＝16 两
	1 两＝24 铢
容量	1 斛＝10 斗
	1 斗＝10 升
	1 升＝10 合

附表 2　汉代与现代剂量折算

	汉代	现代
重量	1 斤	240 克
	1 两	15 克
	1 铢	0.625 克
容量	1 斛	20000 毫升
	1 斗	2000 毫升
	1 升	200 毫升
	1 合	20 毫升
一方寸匕	金石类	2～3 克
	草木类	1～2 克

附表 3　常用药物剂量核算

	药物剂量	约合（克）
容量	半夏半升	60 克
	五味子半升	40 克
	芒硝半升	80 克
	麦冬半升	50 克
	麻仁半升	45 克
	葶苈子半升	70 克
	杏仁半升	60 克
	赤小豆一升	170 克
	吴茱萸一升	85 克
	粳米六合	120 克
	豆豉一升	120 克
	胶饴一升	275 克
个数	大枣十二枚	36 克
	杏仁七十枚	28 克
	附子一枚　小者	≤10 克
	附子一枚　中等者	10～20 克
	附子一枚　大者	20～30 克
	栀子十四枚	12 克
	瓜蒌实一枚	55 克
	乌梅三百枚	600 克
	水蛭三十个	45 克
	虻虫三十个	4 克
	竹叶二把	40 克
	桃仁五十个	15 克
	石膏如鸡子大	90 克

---

[1]　以上折算依据为李宇航.《伤寒论》方药剂量与配伍比例研究［M］. 北京：人民卫生出版社，2015.

主要参考文献

[1] 赵以德 衍义，周扬俊 补注．金匮玉函经二注 [M]．北京：人民卫生出版社，1990．

[2] 徐忠可．金匮要略论注 [M]．邓明仲，张家礼，点校．北京：人民卫生出版社，1993．

[3] 魏荔彤．金匮要略方论本义 [M]．杜雨茂，等点校．北京：人民卫生出版社，1997．

[4] 尤怡．金匮要略心典 [M]．鲁兆麟 点校．沈阳：辽宁科学技术出版社，1997．

[5] 吴谦．医宗金鉴．订正仲景全书·金匮要略注 [M]．北京：人民卫生出版社，1973．

[6] 郭霭春，王玉兴．金匮要略方论校注语译 [M]．北京：中国中医药出版社，1999．

[7] 何任．中医古籍整理丛书重刊·金匮要略校注 [M]．北京：人民卫生出版社，2010．

[8] 何任．金匮要略通俗讲话 [M]．上海：上海科技卫生出版社，1958．

[9] 刘渡舟．金匮要略诠解 [M]．天津：天津科学技术出版社，1984．

[10] 杨百弗．金匮集释 [M]．武汉：湖北科学技术出版社，1984．

[11] 周仲瑛，于文明．中医古籍珍本集成·伤寒金匮卷·金匮要略方论 [M]．长沙：湖南科学技术出版
社，2014．

[12] 陈纪藩．中医药学高级丛书：金匮要略 [M]．北京：人民卫生出版社，2000．

[13] 李克光．高等医药院校教材：金匮要略讲义 [M]．上海：上海科学技术出版社，1988．

[14] 范永升．全国中医药行业高等教育"十三五"规划教材：金匮要略 [M]．北京：中国中医药出版
社，2016．

[15] 李克光，张家礼．金匮要略译释 [M]．2版．上海：上海科学技术出版社，2010．

[16] 苏宝刚．金匮要略讲义 [M]．北京：学苑出版社，1995．

[17] 王新佩．新世纪全国高等中医药院校创新教材：金匮要略 [M]．北京：中国中医药出版社，2011．

[18] 吕志杰．伤寒杂病论研究大成 [M]．2版．北京：中国医药科技出版社，2018．

[19] 李宇航．邓珍本《金匮要略》全释 [M]．北京：人民卫生出版社，2022．

[20] 于俊生，于惠青．《金匮要略》方证解析与应用 [M]．北京：人民卫生出版社，2014．

[21] 蒋健，朱抗美．金匮要略方药临床应用研究 [M]．上海：上海科学技术出版社，2012．

方剂索引